Hand- en voetreflexologie

Kevin & Barbara Kunz

Complete
voetreflexologie

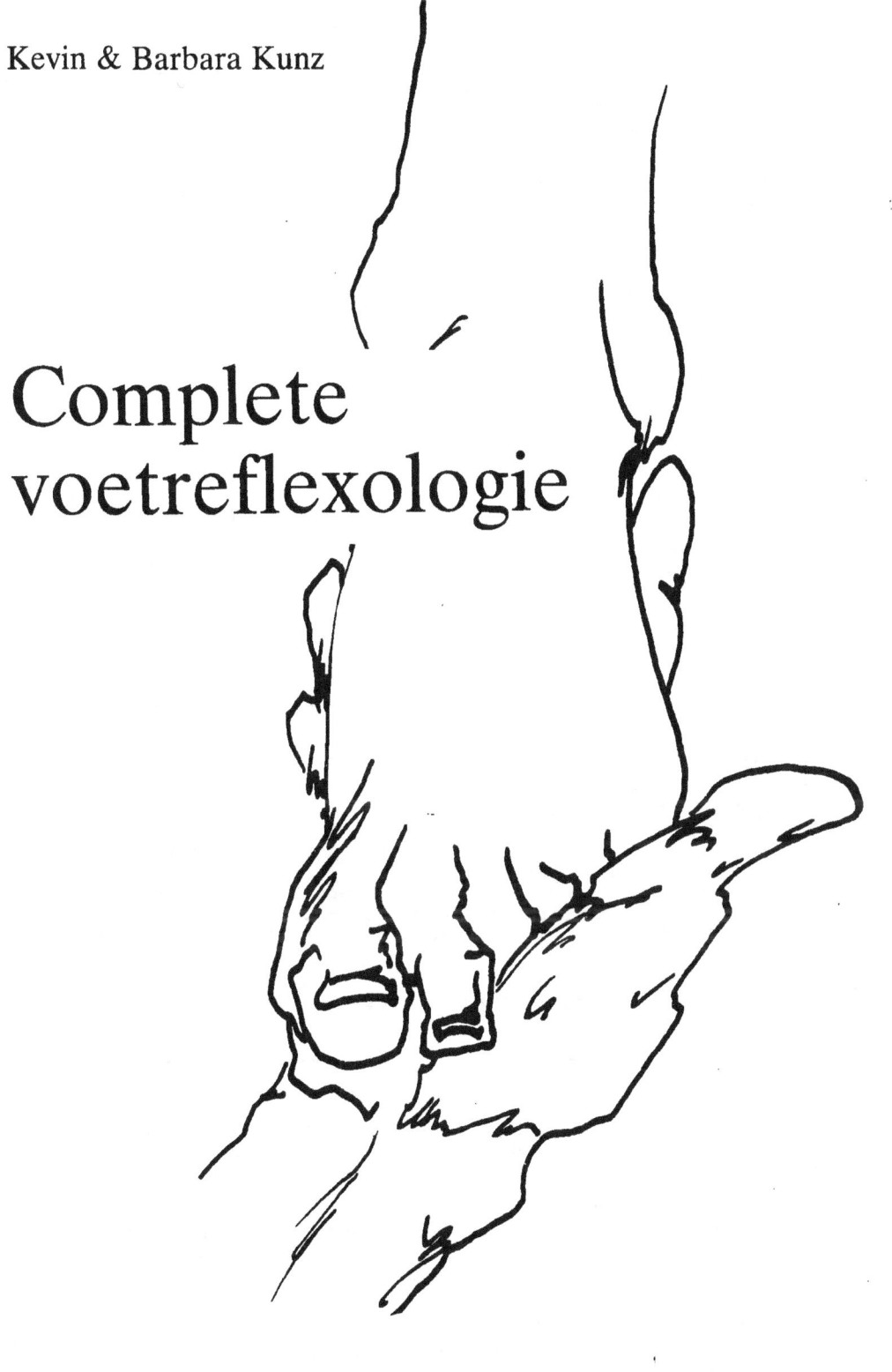

Oorspronkelijke titel: *The Complete Guide to Foot Reflexology*, uitgegeven door Prentice-Hall, Inc., Englewood Cliffs, N.J., USA.

Vertaling: Margot Bakker
Illustraties: Barbara Kunz, tussen de hoofdstukken: Camille Young.

```
CIP-GEGEVENS KONINKLIJKE BIBLIOTHEEK, DEN HAAG

Kunz, Kevin

Complete voetreflexologie / Kevin & Barbara Kunz ; [vert.
uit het Engels door Margot Bakker ; ill.: Barbara Kunz
... et al.]. - Deventer : Ank-Hermes. - Ill., tab.
Vert. van: The complete guide to foot reflexology. -
Englewood Cliffs N.J. : Prentice-Hall, 1980. - Met reg.

                          562
Trefw.: reflexzonetherapie / voetzoolmassage.
```

Inhoud

5

Voorwoord

De traditionele reflexologie heeft tot op heden de vraag: 'Waarom werkt reflexologie eigenlijk?', onbeantwoord gelaten. De effecten die meestal worden genoemd zijn: betere bloedsomloop; normalere werking van klieren en organen; en het bewerkstelligen van ontspanning. Er bestaat echter geen nauwkeurig omschreven of gefundeerd antwoord op de vraag, waarom het bewerken van handen en voeten zulke opmerkelijke resultaten geeft.

Een dergelijke vage en onduidelijke stellingname heeft ons genoopt naar antwoorden te zoeken. Een ex-cursiste en goede vriendin, Ruth Hahn, bracht ons ertoe zintuiglijke ervaringen te nemen als basis voor ons onderzoek. Ze heeft de leiding over het revalidatiecentrum voor volwassenen en kinderen met hersenaandoeningen in Piqua, Ohio. Ze past reflexologie toe als belangrijke behandelwijze binnen een uitgebreider programma met sensorische stimulatie (zintuiglijke prikkeling) als doel. Via gesprekken met haar over problemen die we bij een bepaalde cliënt tegenkwamen, leerden we erg veel over ons zintuigstelsel en de werking ervan. We besloten weldra, in navolging van Ruth, 'geïnteresseerde zelfonderzoekers' te worden. Daarna richtten we onze aandacht op de wetenschappelijke literatuur over dit onderwerp. Onze voeten bleken in een dermate fundamentele relatie met de rest van ons lichaam te staan, dat er in onderzoeksrapporten of andere literatuur waarschijnlijk wel iets over te vinden zou zijn.

Feitelijk was het echter zo dat we voor het eerst iets in deze richting tegenkwamen in een standaard anatomieboek over het menselijk lichaam. Daar dook het woord 'proprioceptie' opeens op.

Toen we verder lazen begrepen we dat er een verband moest bestaan. In definities van het woord proprioceptie werden herhaaldelijk de voetzolen genoemd. Daarbij werd aangegeven dat de voeten ons klaarblijkelijk belangrijke informatie kunnen verschaffen over het communicatiesysteem van het lichaam en routinematig informatie met de rest van het lichaam uitwisselen.

Naast deze fundamentele relatie tussen voeten en lichaam, bracht verder onderzoek aan het licht hoe onze voeten bijdragen aan de constante staat van paraatheid waarin ons lichaam verkeert.

Teneinde bewegingen efficiënt te kunnen uitvoeren, dient over de hele linie de juiste soort spierspanning, tonus genoemd, in stand te worden gehouden. Dat spanningspeil kan van tevoren worden ingesteld zodat verschillende lichaamsdelen in de juiste positie kunnen worden gebracht. Ondanks invloeden van buitenaf kunnen deze lichaamsdelen in dezelfde positie gehouden worden. 'Een goed voorbeeld om dit te verduidelijken is het voortroeien van een boot; de roeier bepaalt met heel zijn beweging de mate van krachtsinspanning.' (blz. 461 van *Basic Human Physiology*)

Er is zelfs voor het normale lopen een bepaald soort basisspanning nodig die van tevoren moet worden opgebouwd om de beweging vloeiend te doen verlopen.

De tonus bepaalt ook onze fundamentele overlevingskansen.

Door invloeden van buitenaf stijgt het spanningspeil van het gehele lichaam. Vluchten of vechten wordt beschouwd als een reflexhandeling die zich aandient als het lichaam onder extreme druk komt te staan. Via de spanningstonus van het lichaam wordt deze handeling ten uitvoer gebracht. De tonus fungeert ook als verbinding tussen handen, voeten en inwendige organen. Als het lichaam vanuit de slaap weer wakker wordt of vanuit rust weer heel actief moet worden, is het de tonus die bepaalt hoe doeltreffend en snel dit gebeurt.

De reflexologie is altijd uitgegaan van de verbinding tussen handen, voeten en de inwendige organen. Tijdens ons onderzoek merkten we dat dit in de literatuur vaak via een soort 'lus' wordt uitgelegd. Door prikkeling van de zintuigen (sensorische stimulatie) wordt er niet alleen een toepasselijke reactie van spieren en zenuwen in gang gezet, maar worden via deze 'lus' ook de inwendige organen geraakt. Een belangrijke rol hierbij spelen de proprioceptieve boodschappen die een 'grotere staat van paraatheid' veroorzaken. De automatisch verlopende activiteiten kunnen, samen met aanpassingen elders in het lichaam, inspelen op de toegenomen eisen vanuit de omgeving. Met andere woorden, proprioceptieve boodschappen koppelen vanuit handen en voeten informatie naar het lichaam terug (feedback) – informatie over voortdurend extern plaatsvindende gebeurtenissen. Het zintuigstelsel stelt zich in zijn geheel op de nieuwe situatie in en gaat vervolgens op zoek naar bijkomende informatie om het beeld te completeren. De inwendige organen worden van voldoende brandstof voorzien zodat ze tegen de eisen van de nieuwe situatie opgewassen zijn.

Het zintuigstelsel van het lichaam is op de eerste plaats op overleven gericht. Het gehele lichaam heeft tot taak gevaren op te sporen en daar een adequate reactie tegenover te stellen.

Vechten of vluchten (de verdedigingsmechanismen van het lichaam bij gevaar) is een methode waardoor het lichaam in een verhoogde staat van paraatheid wordt gebracht, zodat in die bepaalde situatie op de juiste wijze gehandeld kan worden. Beweging is een manier om het vechten of vluchten mogelijk te maken. We zijn daardoor in staat ons van de ene plaats naar de andere te begeven, zodat onze overlevingskansen toenemen.

Het lopen geeft op zichzelf al aan dat er een speciale band bestaat tussen de voeten en de rest van ons lichaam. De voeten hebben binnen dat zintuigstelsel de functie van waarnemingsorgaan dat de veranderingen van de grond onder onze voeten moet constateren. De informatie die de voeten ons verstrekken helpt ons in veranderende omstandigheden het evenwicht te bewaren. Een voetstap verandert onze lichaamshouding en zorgt er daardoor voor dat ons hele lichaam in balans kan blijven.

Als zintuiglijk orgaan is de voet in staat zich aan zeer wisselende bodemgesteldheid en omstandigheden aan te passen.

Door schoenen en vlakke oppervlakken is deze uitdaging voor de waarnemingsfunctie van de voet grotendeels verloren gegaan. En net als ieder ander zintuig verliest het zijn aanpassingsvermogen als het niet gebruikt wordt.

De voet verbruikt ook energie. De hoeveelheid hangt af van de mate waarin de zintuiglijke functie gebruikt wordt. Door stimulatie wordt de voet geprikkeld en bloeit het vermogen om op efficiënte wijze werkzaam te zijn, weer op. Door te trainen verlopen bijvoorbeeld de bewegingen van een atleet soepeler en is er minder energie voor nodig. Door training gaat de voet weer krachtiger functioneren en wordt er minder energie verbruikt.

Elke voetstap heeft dus de mogelijkheid in zich om te besparen op de eindige energievoorraden in het lichaam.

Door verfijningen aan te brengen in de tonus of de paraatheid van het lichaam worden ook de bewegingen verfijnder uitgevoerd.

De lichaamstonus kan, zoals een thermostaat, op een te hoog niveau blijven 'steken' waardoor er een bepaalde vecht- of vluchtreactie ontstaat die helemaal niet in overeenstemming is met de daadwerkelijke situatie. Door opzettelijk druk op handen en voeten uit te oefenen kan men die vooropgezette spanningsniveaus (tonus) opsporen en daarna wijzigen.

Elke zintuiglijke prikkel verandert de tonus een beetje.

Reflexologie is ontworpen om frequent en op doordachte wijze die tonus te onderbreken. Elke onderbreking leidt tot een hernieuwde inschatting van de situatie en een geleidelijke terugkeer naar een evenwichtstoestand. De theorie over reflexologie voorziet niet in een verklaring van de idee dat de afbeelding van het lichaam geprojecteerd wordt op en terug te vinden is in de voet.

Dit is de zogenaamde *zonetheorie*, die ervan uitgaat dat verschillende delen van de voet in onderlinge samenhang staan met verschillende delen van het lichaam. Deze theorie hanteert men als basisgedachte om een geordende voorstelling te kunnen geven van het zintuigstelsel. In de hersenen wordt de informatie van de zintuigen vertaald in de meest geschikte motorische (spier)reacties. Dit geschiedt in de sensomotorische hersenschors. Hetgeen geprojecteerd wordt is een ruimtelijke voorstelling van lichaamsdelen die het totale lichaamsbeeld weerspiegelen.

Dr. Ralph Alan Dale verwijst naar dit verschijnsel in een serie artikelen over het verband tussen reflexologie en acupunctuur, als hij spreekt over samenhangende lichaamszones. De reflexologie en andere systemen die het gehele lichaam in een bepaald lichaamsdeel geprojecteerd zien (voeten, handen, hoofd, gezicht enz.) gaan in feite allemaal van deze zonetheorie uit.

In een heel vroeg stadium van zijn ontwikkeling 'omwikkelt' het embryo zich met de zeer belangrijke zintuiglijke organen.

Deze prenatale 'wikkels' vormen wellicht de basis voor de zonetheorie. Vanuit de neurologie beschouwt men elke cel afzonderlijk als onderdeel van het communicatiesysteem van het lichaam. Binnen een uitermate goed ontwikkeld waarnemingssysteem, dat een goocheltoer als het rechtop lopen van de mens mogelijk maakt, zou heel goed geleidelijk aan zo'n zonemechanisme tot ontwikkeling kunnen zijn gekomen. Er is nog meer onderzoek nodig om de exacte werking van deze onderling samenhangende zones verder te verklaren en hopelijk ook nog andere deelnemers aan dit proces op te sporen.

Inleiding

Nadat we ons eerste boek *Complete voetreflexologie* hadden voltooid, lag onze volgende uitdaging in het vinden van een antwoord op de vraag hoe reflexologie nu in feite werkt. Door onderzoek kwamen we bij antwoorden uit die niet alleen heel aannemelijk leken maar ook leidden tot de technieken die in dit boek staan vermeld.

Het antwoord op de vraag is dat door elk soort zintuiglijke prikkel de tonus of het spanningsniveau van het lichaam wordt veranderd. De informatie die door deze ervaringen wordt verkregen is van levensbelang wil het lichaam kunnen lopen. Bij het staan of lopen zorgt diepgaande druk op de voetzolen er mede voor dat het lichaam zijn positie kan behouden. Het lichaam heeft een enorme hoeveelheid informatie nodig om zich rechtop staande te houden. Wat deze opgave zo moeilijk maakt is dat het lichaam zich staande moet weten te houden op twee smalle voetstukjes: de voeten. Het hele lichaam doet hier als een soort eenheid aan mee, en reageert op de informatie die de diepgaande druk op de voetzolen oplevert. De eisen die dit principe van rechtop gaan stelt, hebben ons gewezen op de verbindende schakel tussen de voeten en het lichaam en veroorzaakten de ongelooflijke reacties die we gezien hebben op de reflexologie.

We hebben deze informatie niet alleen gebruikt om tot een beter begrip te komen van de verbinding tussen het lichaam en de voeten, maar ook om nieuwe wegen te ontdekken waarlangs we tot interactie met de voeten kunnen komen. We kwamen daarbij tot het besef dat diepgaande druk slechts een van de vele actieve zintuiglijke prikkels was die herhaald konden worden en als communicatiemiddel met het lichaam kon fungeren. Zowel het strekken van de spieren als het buigen van de gewrichten waren eveneens zintuiglijke signalen die ons met onze onderzoekingen weer verder brachten. Als groep worden deze zintuiglijke prikkels doorgaans aangeduid met de term 'proprioceptie', het zelfwaarnemend mechanisme van het waarnemingssysteem. Voor elke beweging is een dergelijk zelf-waarnemingsvermogen noodzakelijk.

Het is een kwestie van overleven, de mogelijkheid om te vechten of te vluchten, hetgeen zeer nauw met een dergelijk systeem samenhangt.

Verder zorgt dit zelf-waarnemingsvermogen van het lichaam ervoor, dat het tegen de spanningen van het dagelijkse leven opgewassen is. Door nauwkeuriger lichaamswaarnemingen kunnen de reacties op alles wat de hele dag op ons afkomt, ook veel verfijnder zijn. We zijn er nu wel van overtuigd dat interactie met het zelfwaarnemend mechanisme mogelijk is en dat dit kan worden gebruikt om spanningspatronen te doorbreken. Dit is een heel intrigerende mogelijkheid. De kracht van het individu ligt dus in de mogelijkheid een interactie aan te gaan met het mechanisme dat de spanning in het lichaam regelt; in wezen komt dit erop neer dat er gewerkt wordt met de elementen gezondheid, welbehagen, creativiteit, fitheid en de kwaliteit van het leven zelf.

Dit boek vormt een handboek vol mogelijkheden, Het is een onderzoek naar zintuiglijke ervaringen, uitgaande van een doordacht, fundamenteel patroon. De vele mogelijkheden van deze benaderingswijze zal men zich slechts door individuele toepassing kunnen realiseren. We spreken de hoop uit dat degene die deze informatie gaat benutten, zijn of haar eigen onderzoeksproces als erg waardevol zal gaan ervaren.

Deel I.

Theorie en grondbeginselen

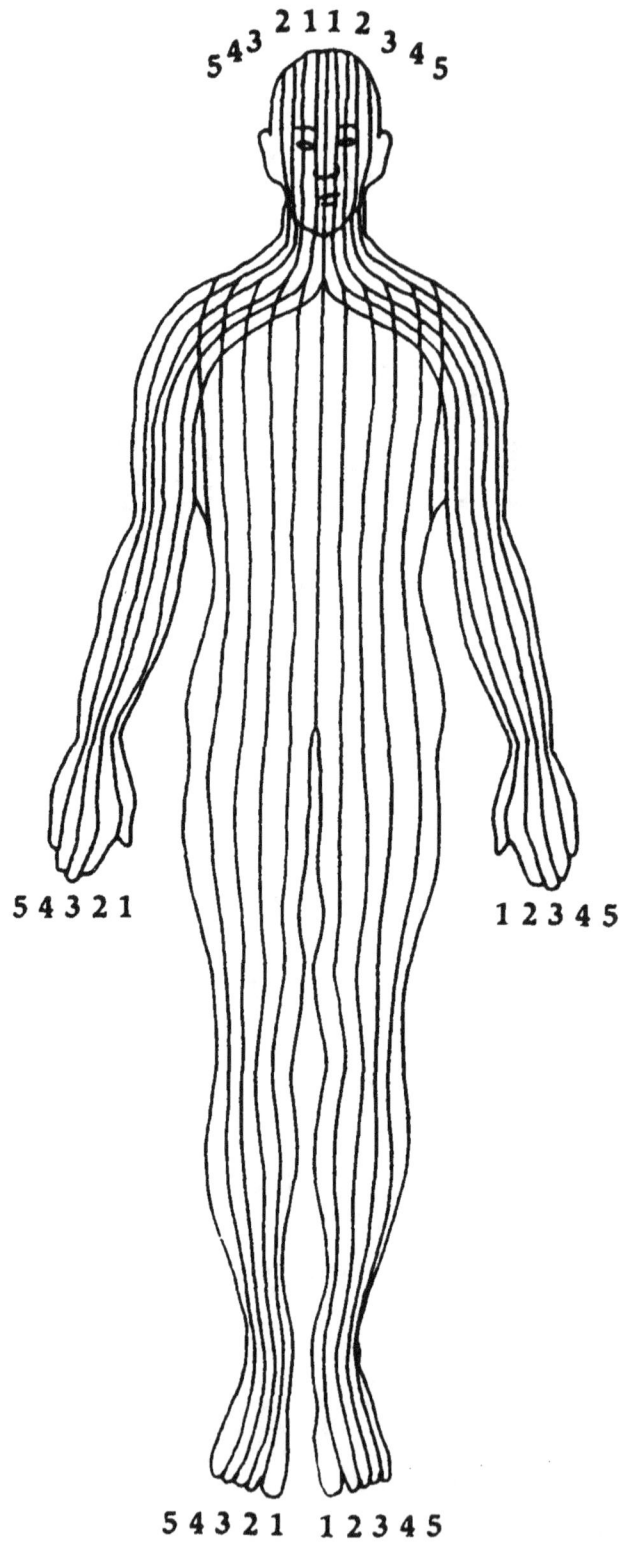

1. Voeten, handen en lichaam: een speciale band

Voeten en handen zijn voor het lichaam van speciale betekenis. Geen ander zintuiglijk orgaan reikt in deze mate uit naar de wereld om ons heen, om er doorheen te kunnen trekken en deze te kunnen manipuleren. Voeten en handen nemen waar wat er onder de voetzolen en in de handpalm gebeurt. Het is een hele opgave. Een kind leert met moeite rechtop staan en begint dan aan een levenslange activiteit waarbij het lichaamsgewicht op twee benen meegedragen wordt, hetgeen doorgaans 'lopen' wordt genoemd. Hoewel dit niet de snelste manier is om door het leven te gaan, zorgt dit lopen op twee benen voor een mobiele basis van waaruit de twee handen met de wereld kunnen communiceren.

Dit vereiste om recht overeind te blijven, vraagt om een bijzonder soort communicatie tussen de voeten, de handen en de rest van het lichaam. De 'taal' die het lichaam gebruikt om dit ten uitvoer te brengen is in feite een combinatie van het strekken van de spieren, het buigen van de gewrichten en het uitoefenen van diepgaande druk op de voetzolen. Deze vorm van communicatie verloopt inderdaad stilzwijgend maar is wel van levensbelang, omdat het bepalend is voor onze manier van overleven.

Voeten en handen maken het ons niet alleen mogelijk op dreigend gevaar te reageren, maar ze gebruiken zelf ook heel veel energie om aan allerlei alledaagse eisen te kunnen voldoen. Dit overleven en de energie die nodig is om te overleven maken dat voeten en handen een speciale band met het lichaam hebben. Bij gevaar maken zowel handen als voeten deel uit van de totale lichaamsreactie om te overleven. Deze reactie staat wel bekend als 'vechten of vluchten' aangezien het lichaam zijn inwendige structuren in gereedheid brengt om brandstof te kunnen leveren voor eventualiteiten. Handen en voeten staan ook klaar om hun bijdrage te leveren. De handen zijn gereed om een wapen te pakken en de voeten treffen voorbereidingen om stevig te gaan staan of te vluchten.

Op deze wijze komt de nauw verbonden samenhang tussen handen, voeten en lichaam tot stand. Handen en voeten zorgen voor de noodzakelijke bewegingen, terwijl de inwendige organen voor de brandstof zorgen. Voor een dergelijk systeem is een speciaal soort communicatie en verwantschap een eerste vereiste.

Het systeem neemt ook deel aan meer aardse, alledaagse activiteiten. Bij het wakker worden stelt het lichaam niet alleen de toestand van de inwendige organen vast, maar wil het ook informatie over de lichaamshouding. De voeten hebben met dit houdinggevende proces te maken. De rest van de dag volgt er een stille dialoog tussen de inwendige organen en de bewegingsorganen. Voor elke beweging die wordt gemaakt, lopen, zitten, staan, springen, rennen of huppelen, is recente informatie en voortdurende communicatie nodig. Voor elke beweging is een bepaalde hoeveelheid lichaamsenergie nodig.

Vandaar dat handen en voeten onderdeel zijn van dagelijks plaatsvindende, energieverbruikende activiteiten. Deze behoefte vormt de basis voor heel sterke onderlinge banden binnen het communicatiesysteem van het lichaam. Om van dag tot dag de continuïteit te waarborgen leert het lichaam zichzelf een bepaald soort communicatiepatroon aan. In beweging is de continuïteit heel belangrijk; elke onderbreking van de communicatie of de energiesystemen zou catastrofaal kunnen zijn, denk maar aan een valpartij. Daarom zijn de bewegingssignalen van grote invloed op het energiesysteem, het zintuigstelsel en het algehele spanningsniveau van het lichaam. Spanning brengt het lichaam in een bepaalde staat van paraatheid. Voor een voetstap is heel wat spanning nodig wil deze goed worden uitgevoerd.

Voor deze hoge paraatheid van de spieren is niet alleen veel energie nodig, maar deze dient ook te worden afgemeten aan de paraatheid van het 'milieu interieur'. De paraatheid van het lichaam waardoor dit op eventualiteiten kan reageren vindt men terug in de *tonus* of spanning door het hele lichaam heen. Deze tonus geeft de voortdurende communicatie tussen alle lichaamsdelen aan, waardoor het lichaam in staat is zich te bewegen en te overleven. Dit vereist kennis van de positie van elke spier, elk gewricht en pees. Dit vermogen om te overleven vereist waarneming van zowel het milieu interieur als exterieur. Door de informatie van beide kanten samen te voegen ontstaat de mogelijkheid dat ook de lichaamsdelen waar we niet bij kunnen, met elkaar in contact komen. Als actieve waarnemers van het milieu exterieur, communiceren handen en voeten op deze wijze met het milieu interieur.

Elke via de zintuigen verkregen informatie dient als mogelijke dreiging te worden aangemerkt. Dat is de reden dat elk zintuiglijk signaal als stressfactor kan worden beschouwd, waardoor interactie met de lichaamstonus noodzakelijk wordt. Als zintuiglijke organen leveren handen en voeten hun bijdrage aan de lichaamstonus. Deze bijdrage vindt plaats binnen de lichaamstaal van de proprioceptie. Bij het verzamelen van informatie over de bewegingen gaat het om waarnemingen van zeer verfijnd kaliber, zoals diepgaande druk op de voetzolen, het buigen van de gewrichten en het strekken van spieren en pezen.

Kort samengevat kunnen we zeggen dat handen en voeten, aangezien ze zintuiglijke bewegingsorganen zijn, een speciale relatie met het lichaam hebben. Bovendien doen ze vanwege deze speciale relatie, dienst als interactiemiddel ten aanzien van de mate van spanning en energieverbruik in het gehele lichaam.

2. Baas over eigen lichaam: doe uw voordeel met de wijze waarop uw lichaam werkt

Ieder mens heeft de mogelijkheid via handen en voeten met het hele lichaam te communiceren. De speciale band tussen handen, voeten en lichaam kan worden gebruikt om:
- spanningen te verminderen,
- energie te besparen,
- het lichaamsbewustzijn te vergroten.

De mogelijkheid tot interactie kan de gelegenheid bieden om baas over eigen lichaam te worden wanneer zintuiglijke ervaringen op een frequente en consistente basis worden toegepast. *Degene die baas is over eigen lichaam is iemand die met opzet met een deel van zijn of haar lichaam, in dit geval handen of voeten, communiceert om het hele lichaam te beïnvloeden.* Door een dergelijk soort interactie is men in staat de energiebronnen van het lichaam efficiënter te gebruiken en in wezen gaat het hier om het basisprincipe van 'zelfhulp'.

Energie
Energie is een krachtbron van het lichaam en vormt de basis van de lichaamshuishouding. Energie komt slechts in beperkte mate voor, maar de mogelijkheid bestaat deze te reguleren en te conserveren.
Er is een zekere hoeveelheid energie nodig om een bepaalde afstand af te leggen. Elke voetstap kan worden vertaald in daarvoor benodigde eenheden energie. Als bij elke voetstap een beetje energie gespaard wordt kan dat uiteindelijk veel winst opleveren. Wanneer men via dit programma meer zintuiglijk met handen en voeten gaat waarnemen, zal dat spanningspatronen doen afbreken en energiebesparing opleveren, waardoor het mogelijk wordt deze besparing te investeren in de totale energiereserve van het lichaam. Vanuit een praktisch conserveringsprogramma kunnen energiebesparende technieken voor dagelijks voorkomende activiteiten aangeleerd worden. De energie die wordt besteed aan de tonus of de totale lichaamscommunicatie kan dus veranderingen ondergaan door toegepaste zintuiglijke informatie.

Zintuiglijke signalen
Via zintuiglijke signalen ontstaat er communicatie met de buitenwereld en krijgt men vanuit de zintuigen 'plaatselijke informatie' die van invloed is op de lichaamshuishouding. Door de grond onder de voetzolen te voelen, zoals bij lopen door los zand, wordt van de lichaamshuishouding een andere instelling gevraagd en zullen tevens de lichamelijke hulpbronnen anders moeten worden aangewend.
Toediening van voortdurende, frequente zintuiglijke prikkels zorgt voor een grote hoeveelheid signalen die het lichaam op een ander spanningsniveau brengen. Zoals in elke leersituatie zal een lichaam bedrevener in iets raken naarmate het meer tijd aan 'oefenen' besteedt. Door de gevarieerdheid van

de oefeningen worden er ook minder eisen aan elk lichaamsdeel afzonderlijk gesteld.

Beweging

Beweging is:
- besteding van energie,
- een zintuiglijk signaal,
- deelnemen aan het paraatheidssysteem van het lichaam.

Tonus

In termen van lichaamshuishouding is de tonus een belangrijke afnemer van de lichamelijke hulpbronnen. De mogelijkheid tot interactie en tot het halen van profijt uit de wijze waarop het lichaam werkt, bestaat alleen doordat beweging organisatie vereist. Handen en voeten zijn onderdelen van die organisatie, de lichaamshuishouding. Ze maken deel uit van:
1. het energieverbruik van het lichaam,
2. het spanningsniveau/de tonus van het lichaam, en
3. het lichaamsbewustzijn.

De tonus bepaalt hoeveel energie er nodig is, waarbij rekening gehouden wordt met eerder verbruik, huidige behoeften en wat er in de toekomst nodig zal zijn. Het actieve besluitvormingsproces is bij de besteding van energie nodig om de paraatheid te handhaven. Voor slapen is bijvoorbeeld een andere staat van paraatheid nodig dan voor waken.

De tonus is een doorgaand veranderingsproces dat onder invloed staat van zintuiglijke signalen, met name die uit de beweging.

Het lichaam benut heel frequent en consistent de interactie met handen en voeten om:
- energie te besparen,
- spanningen te doen verminderen,
- een verhoogde mate van lichaamsbewustzijn op te bouwen.

Basisprincipes van het lichaam

1. Het is mogelijk het lichaam via zintuiglijke signalen te beïnvloeden.
2. Handen en voeten zijn zintuiglijke organen die informatie verzamelen.
3. Belangrijkste informatie die verzameld wordt is die over het bewegen (lopen, rennen, staan).
4. Beweging maakt deel uit van het overlevingsmechanisme dat ervoor zorgt dat men kan vechten of vluchten.
5. Informatie over het bewegen en het functioneren van de inwendige organen wordt samengevoegd om te kunnen overleven en om door de dag heen steeds weer opnieuw de lichaamsspanning te bepalen. Beweging als activiteit heeft erg veel invloed op de spanningsniveaus door het hele lichaam heen.
6. Beweging kost energie.
7. De energie die nodig is om te bewegen kan het slijtageproces van het lichaam helpen bevorderen.
8. Als aangeleerde activiteit kunnen onderdelen van het bewegen geoefend

worden zodat het een meer efficiënte activiteit wordt die niet zoveel energie kost.

9. De diverse bewegingsonderdelen communiceren onderling via drukken, rekken en het bewegen van gewrichten, pezen en spieren.

10. Het is mogelijk het lichaam te beïnvloeden door de zintuiglijke prikkels van de beweging na te bootsen. De voeten nemen binnen dit sensomotorisch systeem een belangrijke plaats in. Het frequent toepassen van wisselende zintuiglijke prikkels op handen en voeten veroorzaakt een opstapelingseffect. Nettoresultaat hiervan is dat er spanningspatronen worden doorbroken, waardoor het energieverbruik door het hele lichaam heen opnieuw wordt ingesteld en men over een grotere mate van lichaamsbewustzijn gaat beschikken.

3. Leren herkennen van lichaamstaal

De taak van de lichaamsgerichte therapeut is om enkele wezenlijke zintuiglijke prikkels van het lichaam na te bootsen om ermee te kunnen communiceren. Het gereedschap dat we hiervoor kunnen gebruiken bestaat uit de reflexologie, het stapsgewijs kopiëren en propriocise. (Propriocise zal in andere geschriften uitgebreid worden behandeld.) Deze drie terreinen zorgen voor een georganiseerde toepassing van belangrijke zintuiglijke signalen op handen en voeten.

De zintuiglijke sleutelsignalen zijn die van de beweging. Om sensomotorische informatie te vergaren worden proprioceptieve sensaties nagebootst. Proprioceptie is het zelfwaarnemingsmechanisme van het lichaam, het beeld dat het lichaam in beweging van zichzelf heeft. Reflexologie, stapsgewijze kopiëring en propriocise brengen deze proprioceptie goeddeels in praktijk.

Proprioceptie: taal van de beweging

Het proprioceptiemechanisme van het lichaam treedt al in de kinderjaren in werking en blijft het hele leven in tact (pag. 14). De spanning die het lichaam te verduren krijgt als het gaat lopen vormt samen met de zintuiglijke proprioceptieve signalen door het hele lichaam een spanningspatroon. Herhaalde blootstelling aan stressfactoren zorgt, als dat voortdurend gebeurt, voor slijtage. De levenslang gestelde eisen die het lopen met zich brengt kunnen in belangrijke mate bijdragen aan het slijtageproces dat ook wel veroudering wordt genoemd.

Als echter het spanningspatroon doorbroken wordt kan deze cyclus onderbroken worden waardoor er een 'gat' ontstaat in de gebruikelijke routine. Een programma dat de proprioceptie nabootst onderbreekt het gebruikelijke spanningspatroon doordat er nieuwe en andere eisen aan het lichaam worden gesteld. Een 'oefening' in proprioceptie levert resultaten op die overeenstemmen met de manier waarop het lichaam werkt. Een verbeterd aanpassingsvermogen, flexibiliteit en verandering in de energiebehoefte kunnen allemaal het gevolg zijn van herhaalde onderbreking van de spanning. Regelmatige training bevordert immers de spiertonus en de bloedsomloop. Waarom zou het lichaam dan niet reageren op bewuste training van de proprioceptie door op gelijksoortige wijze zijn totale werking te verbeteren? Training van de proprioceptie richt zich met name op de verschillende onderdelen ervan. Informatie van spieren, pezen en gewrichten wordt in de lichaamstaal van druk en beweging opgenomen. Op deze wijze ontstaat de mogelijkheid dat iemand in zijn eigen taal met het lichaam communiceert.

Lichaamsbewustzijn

'Proprioceptieve sensaties zijn gewaarwordingen die de hersenen op de hoogte brengen van de fysieke toestand van het lichaam, waaronder sensaties als 1. spierspanning, 2. spanning van de pezen, 3. buiging van de gewrichten en 4. diepgaande druk vanuit de voetzolen.'

Guyton, Arthur C., <i>Function of the Human Body,</i> W. B. Saunders Co., 1969, blz. 272.

'Ieder die een kind heeft zien opgroeien, heeft weet van het complexe proces om het lichaam een houding te geven, met name als het gaat om zitten, staan en lopen. Het wapperen met handen en voeten bij de pasgeborene geeft al een begin aan van houdingsbewustzijn. Het rechtop gaan zitten is dermate ingewikkeld dat het twee maanden duurt eer het kind dit onder de knie heeft. Gaan staan kost meestal zes maanden experimenteren, lopen duurt negen maanden en controle over urine en ontlasting neemt doorgaans twee jaar in beslag. Zelfs op tweejarige leeftijd zijn nog steeds niet alle kinderen deze taken meester. Men kan gedurende de hele kindertijd het kind nog met mogelijke houdingen en bewegingen zien experimenteren. Het rijden op drie- en tweewielers zijn evenwichtsoefeningen. Schommelen, touwtjespringen en andere activiteiten die als 'spelletjes' worden beschouwd, maken in feite deel uit van het opvoedingsproces van het lichaam. De onhandige teenager is het levende bewijs van het feit dat dit opvoedingsproces minstens zestien tot achttien jaar duurt.'

Reflexions, Mei/juni, 1981, Deel 2, nr. 3.

Houding leren geven aan het lichaam is een experiment dat de hele kindertijd duurt en vaak nog doorloopt bij jonge volwassenen in de leeftijd van 18 tot 20 jaar. Voorbeeld van zo'n lichamelijk leerproces is het oefenen van vrije worpen bij basketbal. Bij de eerste poging komt de bal ver van de korf terecht, maar het lichaam zorgt geleidelijk voor het aanpassen van de spieren zodat het doel bereikt wordt: de bal door de korf heengooien. Het is mogelijk heel bewust de worpen te omschrijven met 'op doel maar te kort' of 'lang genoeg maar te veel zijwaarts'. Maar de feitelijke weg waarlangs het lichaam deze spier en die spier richting geeft om dit 'langszij' of 'te kort' te corrigeren, verloopt onbewust en wordt helemaal overgelaten aan het lichaamsmechanisme waardoor de houding automatisch veranderd wordt. Dit mechanisme leert tijdens de kinderjaren heel veel bij.

Wat gebeurt er bij een volwassene met dit houdingsmechanisme? Het leerproces gaat door. Er wordt steeds gezorgd voor proprioceptieve feedback waarop voortdurend wordt gereageerd. Zoals bekend zijn de lichamelijke reactie en uitvoering op volwassen leeftijd echter niet meer dezelfde. Die vrije worp gaat iemand van veertig of vijftig niet meer zo gemakkelijk af als toen hij of zij twintig of zelfs dertig was. Misschien maakt die stijve nek dat de arm niet meer zo gemakkelijk bewogen kan worden. Of misschien zorgt de knie niet meer voor zo'n hoge sprong als weleer. Wat is er gebeurd?

Het voortgaande leerproces om het lichaam een houding te geven, bevat bij een volwassene elementen die er in de kinderjaren niet in zaten. Naast het natuurlijke verouderingsproces van het lichaam gaan ook allerlei lichaams-ervaringen meetellen – de verstuikte enkel, de stijve nek omdat men er verkeerd op geslapen heeft, maagpijn. Door al deze ervaringen moet het lichaam zich een andere houding geven. Activiteiten als lopen, staan en het gooien van een basketbal worden allemaal door de lichaamservaringen bepaald. Die verstuikte enkel maakt dat het lichaam op een andere manier moet lopen om zo weinig mogelijk pijn in de enkel te veroorzaken. Dergelij-ke veranderingen kunnen heel opvallend tot haast niet waarneembaar zijn. Als er echter slechts een paar spiervezels verkrampen, brengt dit toch al een verschuiving in andere vezels teweeg. De gevolgen hiervan hebben hun weerklank door het hele lichaam heen. Door het opstapelingseffect dat deze lichamelijke ervaringen op het houdingsmechanisme hebben, is de vrije worp voor een twintig jaar oud lichaam heel anders dan voor een lichaam van veertig jaar.'   *Reflexions,* Juli/aug. 1981, Deel 2, Nr. 4.

'De sensaties die in spieren, gewrichten en pezen worden ervaren, zijn gemakshalve onder één noemer gebracht, niet vanwege hun anatomische achtergrond maar omdat ze onderling samenwerken om de hersenen van specifieke informatie te voorzien. Sherrington noemde dit 'proprioceptieve sensatie'. Hierdoor weet een individu wat het aan het doen is en wat er gebeurt als gevolg van wat het aan het doen is: verlopen de bewegingen volgens plan of worden ze belemmerd. Met andere woorden: hetgeen een individu met zijn spieren onderneemt wordt voortdurend geregistreerd en herschikt.
Zonder dergelijke informatie zou iemand niet weten hoe zijn of haar lede-maten er bij stonden of hingen en zou het onmogelijk zijn om in het donker zijn of haar eigen neus te vinden. Door het proprioceptieve systeem verkrij-gen de hersenen een samenhangend overzicht van alle beschikbare spier-bronnen en hun huidige staat van paraatheid.'

Uit: *The body in question,* door Jonathan Miller.

'. . . dat uit experimenten is gebleken dat blootstelling aan. . . stressfactoren net zolang kan worden volgehouden. Na de aanvankelijke alarmreactie, raakt het lichaam eraan gewend en begint het weerstand te bieden, waarbij de duur van de weerstand afhangt van het aanvankelijke aanpassingsvermo-gen van het lichaam en de intensiteit van de stressfactor. Toch raakt het lichaam uiteindelijk uitgeput.
We weten nog steeds niet precies wat het lichaam dan kwijtraakt, aangezien het niet louter om calorische energie gaat omdat de voedselopname tijdens de weerstandsfase normaal is. Vandaar dat we steeds meer de mening zijn toegedaan dat als de aanpassing eenmaal een feit en de energie ruimschoots aanwezig is, de weerstand eindeloos zou kunnen worden volgehouden. Maar evenals een zielloze machine geleidelijk versleten raakt – ook als er genoeg brandstof is – wordt de menselijke machine op een gegeven moment het slachtoffer van de slijtageslag. Deze drie stadia verlopen analoog aan de drie fasen uit een mensenleven: de kindertijd (met zijn kenmerkende lage weer-standsvermogen en overmatige reacties op alle soorten prikkels), de volwas-senheid (waarin doorgaans aanpassing heeft plaatsgevonden ten aanzien van

de meest voorkomende agens en het weerstandsvermogen is toegenomen) en ten slotte de ouderdom (gekenmerkt door het onomkeerbare verlies van aanpassingsvermogen en uiteindelijk de uitputtingsfase) die eindigt met de dood.'

Stress without distress, door Hans Selye

Mogelijkheden tot interactie

De mogelijkheden tot interactie liggen voor wat betreft de lichaamsverbanden in het nabootsen van zintuiglijke signalen. De signalen van druk en beweging vormen de wegen waarlangs we die onderlinge verbanden kunnen beïnvloeden.

Teneinde de zintuiglijke signalen van proprioceptie op handen en voeten op een gestructureerde manier in praktijk te kunnen brengen, worden de technieken uit de reflexologie toegepast op basis van bepaalde motorische samenhangen.

Stapsgewijs kopiëren is de techniek waarbij een grote hoeveelheid sensorische signalen worden verzameld op basis van de twee motorische taken van de voet: belasting en richting geven.

Zelfhulp-reflexologie gaat uit van het uitoefenen van druk op handen en voeten. De druk kan worden toegepast om een stimulerend of juist een rustgevend effect te bewerkstelligen. Wisselende druk wordt door de sensoren van het lichaam uitgelegd als een situatie waarvoor extra informatie nodig is. Het lichaam probeert een mogelijke dreiging aan te 'voelen'. De stimulatie komt voort uit de behoefte aan meer brandstof in de vorm van glucose en zuurstof, wat nodig is om de voortdurende evaluatie van de doorgaande zintuiglijke prikkel mogelijk te maken.

Directe druk wordt door de zintuigen uitgelegd als verminderde behoefte aan informatie. De constante druk levert geen gevaar op. Het lichaam legt de directe druk uit als een vastliggende behoefte en besteedt er verder geen aandacht aan. Pijn is een situatie waarin dit wenselijk zou zijn.

Ons standpunt is dat de traditionele definitie van reflexologie in feite een bevestiging is van de waargenomen effecten. Wanneer de reflexologietechnieken worden beschouwd als het toedienen van sensomotorische signalen, lijken dergelijke effecten daarmee voldoende verklaard te zijn.

'Voetreflexologie is het bestuderen en in de praktijk bewerkstelligen van reflexen in de voet die overeenkomen met andere delen van het lichaam. Met behulp van specifieke hand- en vingertechnieken bewerkstelligt de reflexologie een reactie (ontspanning) in de lichaamsdelen die corresponderen met de bewerkte delen van de voet. Ontspanning is de eerste stap naar normalisatie, terugkeer van het lichaam naar een evenwichtstoestand of homeostase, zodat de bloedsomloop onbelemmerd voedingsstoffen en zuurstof naar de cellen kan brengen. Zodra de homeostase is hersteld, zullen ook de organen van het lichaam, in feite een verzameling van cellen, kunnen terugkeren naar een normale toestand en normaal functioneren.'

Kevin en Barbara Kunz, *Complete voetreflexologie*, Ankh-Hermes, 1987, blz. 9.

Gebruik maken van lichaamsverbanden

Het gebruik maken van de zintuiglijke informatie is gebaseerd op bepaalde motorische verbanden. Binnen de traditionele reflexologie zijn deze verbanden reeds waargenomen en gerapporteerd. Wij durven te stellen dat ze een afspiegeling vormen van het bewegingsproces. De eisen om te kunnen bewegen zijn zodanig dat deze verbanden sterke verbintenissen met elkaar aangaan.

De motorische verbanden bestaan uit de zonale, de reflecterende en de verwijzende verbanden. De sterke verbintenissen komen voort uit de eisen die gesteld worden door de zwaartekracht, de wil om rechtop te staan en door de uiteindelijk op elkaar afgestemde organisatie van alle lichaamsdelen die nodig zijn om te kunnen lopen.

Binnen de reflexologie zijn alle technieken gericht op de reflecterende verbanden. En wanneer het niet mogelijk is met handen of voeten te werken, vormen de zonale en verwijzende verbanden een goed alternatief.

Om gebruik te kunnen maken van zintuiglijke informatie op basis van motorische sensaties en verbanden wordt nogal wat van het lichaam geëist. Daardoor krijgt het lichaam de kans om zichzelf vanuit een ander perspectief te zien. Door een variatie aan stressfactoren in de vorm van zintuiglijke signalen vermindert het slijtageproces dat door de voortdurende stroom van stressfactoren wordt veroorzaakt. Het lichaam beschikt nu over meer informatie op grond waarvan het beslissingen kan nemen, zich aan veranderingen kan aanpassen en zich op een meer geïntegreerde manier kan gedragen.

Binnen een dergelijk aanpassingsproces valt wat de zintuiglijke signalen betreft, een veranderende tonus of weer een normaler functioneren waar te nemen. Een doordacht programma met zintuiglijke signalen resulteert in een ander soort tonus. Het lichaam weerspiegelt wat het ondergaat. Afwisseling van stressfactoren of zintuiglijke signalen doet de slijtage van ongeacht welk lichaamsdeel verminderen.

Zonale verbanden: richtlijnen om het ene lichaamsdeel met het andere in verband te brengen.
Binnen de zonetheorie gaan we uit van tien langgerekte, gelijkmatige segmenten die over de lengte van het lichaam lopen en overeenkomen met het aantal vingers en tenen. Uitgangspunt hierbij is dat elk deel van een segment van invloed is op het hele segment. Bovendien is het uitoefenen van druk op een deel van het segment van invloed op het hele segment.

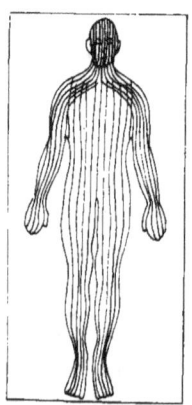

Reflecterende verbanden: afspiegeling van het gehele lichaam in een lichaamsdeel.

Reflexie is een verband waarbij het gehele lichaam wordt weerspiegeld in een bepaald lichaamsdeel. Binnen de reflexologie wordt het gehele lichaam weerspiegeld in de handen en voeten.

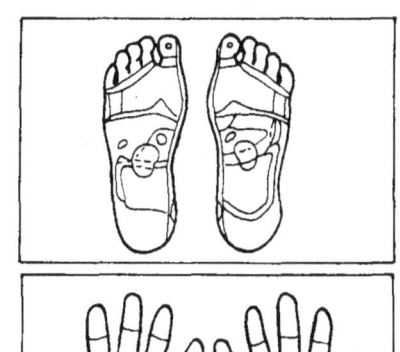
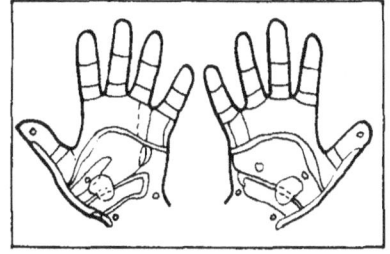

Verwijzende verbanden: relatie tussen zones van de ledematen.

Verwijzende verbanden vormen een extra aanknopingspunt voor welke lichaamsdelen en dan met name de ledematen, met elkaar verbonden zijn. Dit verband is gebaseerd op zones. Uitgaande van de basisgedachte, beïnvloedt een bepaald segment van de ene zone een ander segment van deze zone en omgekeerd. Zo staat een segment van zone 'een' in de arm in relatie tot een segment uit zone 'een' in het been.

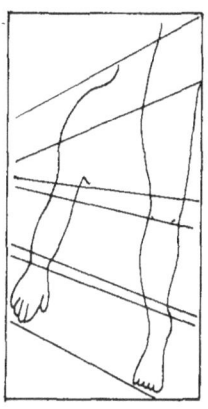

Verbanden vanuit motorische hoek bezien

Zonale verbanden wijzen erop dat alle lichaamsdelen in overeenstemming met de zwaartekracht in beweging moeten zijn. Zones vormen een soort overzicht van hoe de lichaamsdelen in relatie staan tot de zwaartekracht. Vanuit de reflecterende zones krijgt men een beeld van hoe de lichaamsdelen in relatie staan tot beweging; het is een verwijzingssysteem met informatie die nodig is om te kunnen bewegen.

'Reflexie is het planmatig georganiseerd lichaamssysteem dat een bepaald soort communicatie door het hele lichaam heen in gang zet en gaande houdt; het is een informatief verwijzingssysteem dat zorgt voor het overleven in een vijandige omgeving.'

Reflexions, Nov./dec., 1982, Deel 3, Nr. 6, blz. 5.

'Bij de mens zijn de zenuwsegmenten die samen de hals en de armen vormen ook die van het hart. Gevolg hiervan is dat de zenuwen die sensaties uit het hart doorgeven in hetzelfde segment zitten als de zenuwen die sensaties uit hals en armen doorlaten. Deze verbinding blijft bestaan ondanks het feit dat tijdens de ontwikkeling van de foetus het hart naar een plaats verhuist die aardig ver van zijn oorspronkelijke plek vandaan is . . . Maar het hart behoudt ondanks zijn ligging in het lichaam, zijn aloude parlementaire vertegenwoordiging: hals, armen en bovenste deel van de romp blijven de pijn ervan voelen. Een zelfde manier van representatie zien we bij alle lichaamsdelen die we met enig gemak de 'ingewanden' zouden kunnen noemen.'

Jonathan Miller, *The body in question,* Random House, 1978, blz. 23-26.

Armen en benen moeten in onderlinge samenhang handelen om van het lopen een efficiëntere bezigheid te maken. Door de verwijzende verbanden maken armen en benen daarvoor gebruik van zones.

4. Kies een programma dat uw welzijn bevordert: hoe u de tijd voor u kunt laten werken

De lichaamsgerichte therapeut maakt bewust gebruik van zintuiglijke signalen om met iemands lijf te communiceren.

Vanwege de wijze waarop het lichaam werkt dient men hierbij doordacht en met frequente behandelingen te werk te gaan. In wezen leert men wat men in praktijk brengt. Door veelvuldig de lichaamsspanning te doorbreken leert het lichaam dat er een ander spanningsniveau is waarop activiteiten kunnen worden uitgevoerd.

Bovendien zorgen bij veelvuldige toepassing de zintuiglijke signalen voor een zelfbelonend effect. Door de afwisseling krijgt het systeem rust en een ander ritme. Het contrast tussen hetgeen handen en voeten voelen voor- en nadat er aan gewerkt is, motiveert iemand om door te gaan.

Uiteindelijk zal het gebruiken van de zintuiglijke signalen een soort tweede natuur worden. De achterliggende gedachte is dan ook de technieken in uw dagelijkse schema op te nemen. Factoren die hierbij een rol spelen zijn de beschikbare tijd en het vinden van een geschikte techniek voor die betreffende tijd en plaats.

Men kan op een aantal manieren tijd vrijmaken. U kunt andere dingen doen en toch aan uzelf werken. Er is nogal wat braakliggende tijd voorhanden, bijvoorbeeld wanneer u als passagier meerijdt in een auto, terwijl u televisie kijkt, wanneer u bij vrienden op bezoek bent of een telefoongesprek voert. Als u een voetroller bij de eettafel in de buurt houdt, kunt u daar heel gemakkelijk gebruik van maken als u koffie drinkt of nog wat natafelt. Loop uw dagschema er eens op na en ontdek waar u nog tijd kunt vrijmaken.

Doe in de loop van de dag bepaalde oefeningen op bepaalde tijdstippen. Aan de ontbijttafel kunt u bijvoorbeeld de voetroller gebruiken, op weg naar het werk kunt u uw handen bewerken. Maak er een gewoonte van en u zult weldra merken dat u er bijna onbewust mee bezig bent. Zie voor meer informatie de volgende paragraaf.

Maak een goede tijdsindeling

De technieken voor zintuiglijke signalen kunnen in een paar seconden of gedurende langere tijd worden toegepast. Gebruik het overzicht op blz. 28 om de tijd die u heeft en de techniek op elkaar af te stemmen, zodat u de technieken in uw dagschema kunt inpassen. Koppel uw programma aan iets dat u regelmatig doet, zoals 's avonds naar het nieuws op tv kijken.

Beschikbare tijd	Tijd maken	Plaatsen waar tijd te maken is
Heel beperkt	Bij een verkeerslicht	Auto
	Tijdens een verkeers-opstopping	Auto
Een paar minuten	Forenzen (passagier)	Auto
	Forenzen	Bus, trein, vliegtuig
	Wachten	Op een afspraak
	Koffiepauze	
Meer tijd	Bijeenkomsten	Vergadering
		Sportgebeurtenis
		Theater
Nog meer tijd	Bij het doen van de administratie	Op kantoor
	Tijdens het lezen van de krant	Aan de eettafel
Heel veel tijd	Tijdens het tv-kijken	Leunstoel
	In bad	
	Bij vrienden op be-zoek	

Stem uw techniek af op tijd en plaats

Niet alle technieken kunnen op alle tijdstippen worden toegepast. Het komt bijvoorbeeld niet altijd goed uit als men de schoenen uittrekt om aan de voeten te gaan werken.

Bijzonderheden over de techniek	Hand	Voet
Elk tijdstip/elke plaats Gemakkelijk te leren/ eenvoudig te doen	De greeptechnieken	Reflexrotatie
Gemakkelijk te leren/ eenvoudig te doen	Golfbaltechnieken	Voetroltechnieken
Niet op elke plaats		Golfbaltechnieken
Redelijk te leren	Lopende duim en vin-ger	Lopende duim en vin-ger
Niet op elke plaats		
Gemakkelijk te leren/ eenvoudig te doen Niet op elke plaats	Gericht bewegen	Stapsgewijs kopiëren

5. Beginnen met uw programma

De start

1. Kies een startpunt uit, iets waar u belangstelling voor hebt. Kijk bij 'Specifieke klachten' en/of 'Lichaamsdelen' voor informatie over de patronen die met uw interessegebied te maken hebben. Begin met een beperkt aantal specifieke technieken die gemakkelijk in uw dagschema in te passen zijn. Het zal u moeite kosten een overbelast, vervelend programma vol te houden.

2. Kies technieken die bij u passen. Zie 'Vinden van een techniek voor tijd en plaats'. Zie 'Technieken'. In dit hoofdstuk staan eenvoudig te leren, snel toe te passen technieken en technieken waar men zich in kan ontwikkelen.

3. Maak een globaal schema van de toe te passen technieken. Zie 'Plan uw tijd voor een consistent beleid'. Ga bij het plannen uit van uw dagindeling. Als uw tijd beperkt is, houd daar dan tijdens het plannen rekening mee. Als u over meer tijd beschikt, kan dat in uw planning tot uiting komen.

4. Ga aan de slag. Werk dagelijks, afgestemd op de beschikbare tijd, op het terrein waar uw interesse naar uitgaat. Probeer een of twee keer per week een complete hand- of voetbehandeling af te maken. Kijk aan het eind van de week nog eens op uw programma terug. Op dat moment behoren enkele technieken misschien al bij uw natuurlijke dagritme. Bepaal opnieuw hoeveel tijd u beschikbaar hebt en de daarbij passende technieken.

Als u af en toe een dag overslaat, ga dan de volgende dag gewoon met uw programma verder. Als u merkt dat u meer dagen niet dan wel oefent of als u er niet toe komt elke dag uw programma af te krijgen, herzie uw programma en doelstellingen nog eens. Hebt u een te ambitieus programma gekozen dat te veel terreinen beslaat en hebt u niet genoeg tijd om eraan toe te komen? Gun uzelf dan ter aanmoediging een pauze en neem de tijd om uw doelstellingen en de beschikbare tijd opnieuw te bepalen. Pak tijdens de wekelijkse terugblik er één terrein uit om nader te bezien. De resultaten op dat ene gebied zullen u ertoe aanzetten door te gaan.

Een consistent patroon ontwikkelen

De technieken voor zintuiglijke signalen belonen zichzelf. Het opstapelingseffect dat zich voordoet wanneer men deze technieken gebruikt zorgt ervoor dat men er dieper op in wil gaan. Dit zou kunnen betekenen dat er een techniek kan worden toegevoegd om dieper op een bepaald terrein in te werken of om een nieuw interessegebied te vinden.

Om een bepaald interessegebied verder te onderzoeken kan men andere technieken erbij betrekken die met dat betreffende gebied te maken hebben. Voeg bijvoorbeeld ter afwisseling aan het programma met greeptechnieken, het duim- en vingerlopen toe.

Als men een bepaald gebied goed afgewerkt heeft, kan men weer een nieuw terrein kiezen. Zie 'Specifieke klachten' en 'Lichaamsdelen'. Aan het aanvankelijke gebied kan nog wel steeds gewerkt worden, maar om er minder tijd aan te hoeven besteden kunt u een snelle en eenvoudige techniek hanteren.

Vragen en antwoorden

Hoe lang moet ik aan mijn handen en voeten werken?
Dat verschilt per persoon. Het belangrijkste is regelmaat.
Vijf minuten per dag is bijvoorbeeld beter dan af en toe eens twintig minuten.

Hoe vaak moet ik mijn handen en voeten bewerken?
Let op de effecten die de toegepaste technieken hebben en stel uw werk daarop in.

Hoe lang duurt het voor ik resultaten kan merken? Om wat voor soort resultaten gaat het dan?
De tijd die nodig is om resultaten te behalen is een persoonlijke zaak. Belangrijk is hierbij te beseffen dat de effecten beginnen als de zintuiglijke signalen worden benut. Hoe meer tijd men aan het toepassen van de technieken besteedt, des te meer resultaten er mogelijk zijn.

Wat is beter, werken aan de handen of werken aan de voeten?
Ze hebben beide hun eigen unieke kwaliteiten. Men kan gemakkelijker bij de handen. De uitwerking van zintuiglijke signalen op de voeten is wellicht groter, daar de voeten in vergelijking met de handen het meest genegeerd worden.

Wat kan de reflexologie mij over mijn gezondheid vertellen?
De reflexologie geeft informatie over het lichaam in zijn eigen termen. Dit kunnen niet dezelfde termen zijn die de medische wetenschap voor haar diagnoses gebruikt. Door reflexologie krijgt men een beeld van het lichamelijk vermogen tot zelfwaarneming.

Wat is beter, reflexologie door een deskundige of door mezelf?
Het werk van een deskundige heeft zijn voordelen. Het beeld dat een deskundige van de zintuiglijke signalen van het lichaam krijgt, is anders dan wanneer u het via zelfbehandeling oproept. Een deskundig voetreflexoloog kan ontspanning teweegbrengen die u bij uzelf niet kunt bereiken. De diensten van een deskundige zijn ook een investering in uw eigen welzijnsprogramma.

Aan de andere kant is het zo dat ongeacht of u bij een deskundige bent geweest of niet, een zintuiglijk signaal een zintuiglijk signaal blijft, ongeacht wie het oproept.

Zelfbehandeling is altijd een waardevolle benaderingswijze.

Ik schijn de energie niet te hebben om met mijn handen en voeten aan de slag te gaan. Wat moet ik doen?

Begin een ontspanningscyclus. Bekijk de technieken in dit boek eens en neem er één om mee te beginnen.

Gebruik deze om regelmaat te krijgen. Hierdoor zullen zich opstapelingseffecten voordoen die u nodig hebt om een wat ambitieuzer programma op te zetten. Dwing uzelf nooit een star programma af te werken. Probeer energie te vinden via technieken die u wel aanspreken.

Ik zie geen resultaten. Wat moet ik doen?

Probeer iets in het programma te veranderen. Probeer een andere techniek. Besteed wat meer tijd aan het bewerken van hand of voet.

Ik heb een bepaald punt bereikt en lijk geen vorderingen meer te maken. Wat moet ik doen?

Het lichaam heeft tijd nodig om nieuwe informatie in zich op te nemen. Hier zijn twee benaderingswijzen mogelijk. De ene is om technieken toe te voegen die met het speciale interessegebied te maken hebben. De andere is om een programma te blijven uitvoeren waarvoor een redelijke mate van energie nodig is. Dat hangt van uw persoonlijke voorkeur af.

Deel II.

Technieken

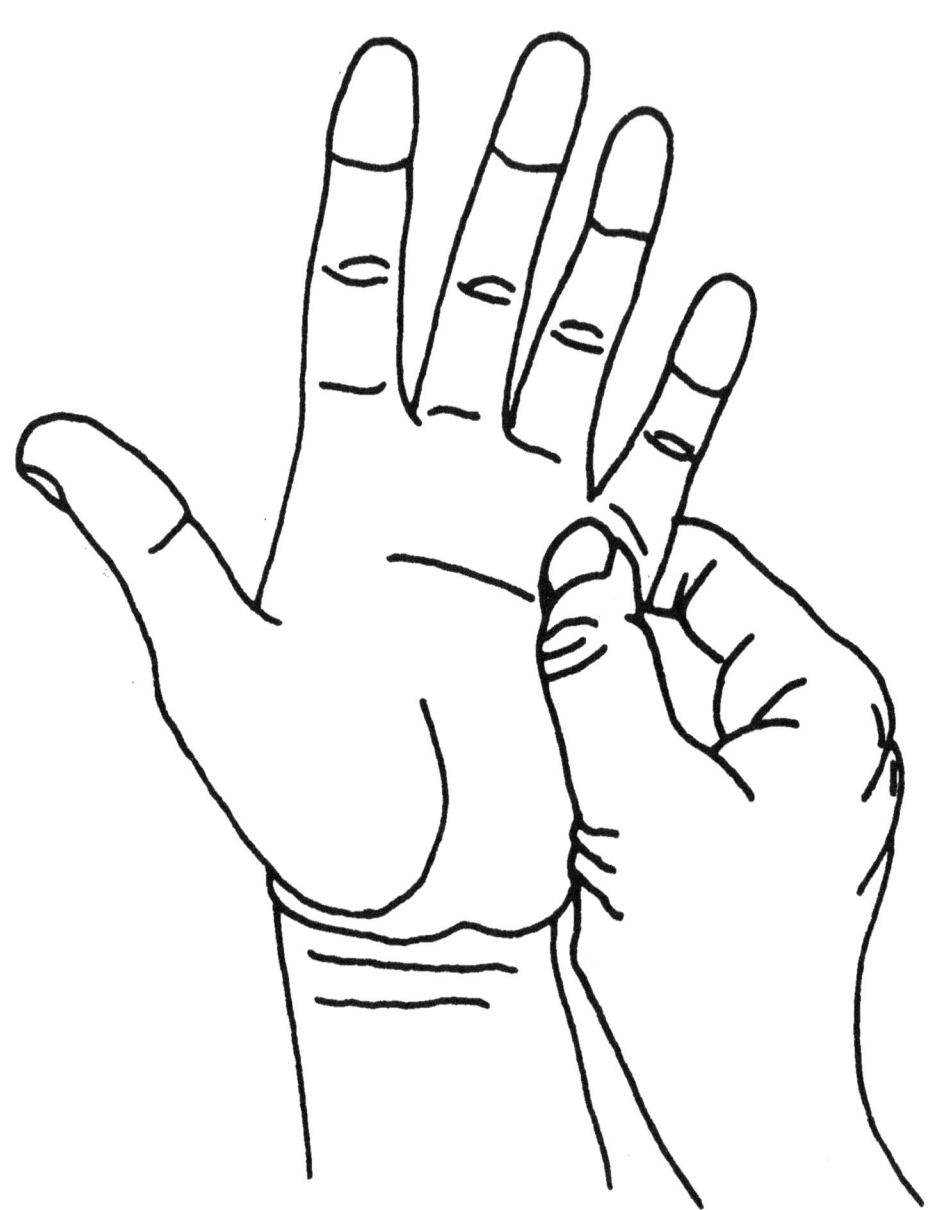

6. Inleiding

De technieken die in dit hoofdstuk gedetailleerd worden besproken zijn ontworpen om zowel op handen als voeten verfijnde druk uit te oefenen en deze te bewegen. Binnen dit systeem wordt gebruik gemaakt van de natuurlijke lichaamseigenschappen om de aandacht te richten op verschillende delen van hand of voet, teneinde plaatselijke spanning door middel van druk en beweging te verminderen.
Reflexologie is gebaseerd op zintuiglijke ervaringen, met name die van druk, die nauwgezet worden uitgevoerd op specifieke delen van handen en voeten. Stapsgewijs kopiëren gaat uit van belangrijke zintuiglijke signalen die nodig zijn om te kunnen lopen. De hoge eisen die door zo'n ervaring aan het lichaam worden gesteld vormen een soort dialoog met het lichaam in zijn eigen taal van druk en beweging.

In de reflexologie oefent een vinger druk uit op een bepaald gebied. De specifieke techniek is gebaseerd op:
– het gewenste contactpunt om plaatselijke spanning te verminderen;
– het soort druk dat moet worden uitgeoefend om het gewenste effect te verkrijgen;
– het oppervlak van hand of voet waaraan gewerkt wordt.

Gewenst effect	Druk	Techniek
Verdovend (pijnstillend, blokkerend)	Direct	De vasthoudgreep met een enkele vinger meerdere vingers
		Knijpen
		Direct vasthouden
Stimulerend (opbouwend)	Wisselend	De vasthoudgreep met een enkele vinger meerdere vingers
		Knijpen
		Direct vasthouden
		Reflexrotatie duim vinger
		Lopende duim duim vinger meerdere vingers

Bij het stapsgewijs kopiëren worden handen en voeten op een bepaalde manier bewogen. Deze specifieke techniek is gebaseerd op:

– het soort beweging dat nagebootst moet worden om het gewenste effect te bereiken;
– het deel van hand of voet dat bewerkt moet worden om plaatselijke druk te verminderen.

Gewenst effect	Beweging Motorisch	Techniek
Bewegingsoefening Opbouw	1. Gerichte beweging van de voet	Wisselend zintuiglijk signaal Wisselende belasting
Ontspanning	2. Belastingsoefeningen	Gerichte beweging van de voet

Opmerking over handigheid
Probeer bij het oefenen beide handen als werkende hand te leren gebruiken. (Word *geen* reflexoloog met twee linkerhanden.) Het kan (in het begin) wat vervelend zijn voor een rechtshandige om de linkerhand ook als werkende hand te gebruiken en omgekeerd. Denk erom dat zowel de werkende hand als de hand of voet die bewerkt worden er baat bij hebben.

7. Drie basistechnieken

De vasthoudgreep

De vasthoudgreep

De basis van de reflexologietechnieken wordt gevormd door de vasthoudgreep. In zijn simpelste vorm wordt deze greep gebruikt door zuigelingen om een uitgestoken vinger vast te pakken.

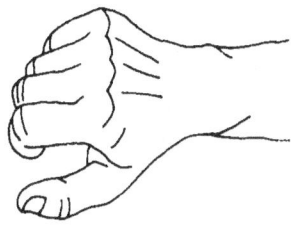

De krachtgreep

In het dagelijkse leven gebruiken we deze vasthoudgreep om een schroevedraaier rond te draaien. Dit is een krachtige handgreep die wordt gebruikt als er veel kracht gezet moet worden. De duim versterkt de werking van de vingers.

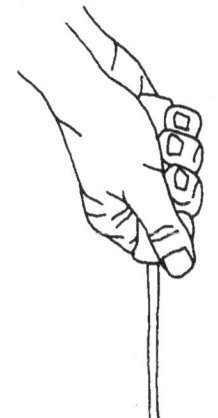

De precisiegreep

De precisiegreep wordt gebruikt wanneer het om een verfijnd soort aanraking gaat. De duim werkt tegenovergesteld aan de vingers om de nauwkeurigheid en het voorzichtige aanraken te bevorderen,
In dit hoofdstuk wordt de vasthoudgreep (variaties van de krachtgreep en de precisiegreep) heel effectief gebruikt om bepaalde delen van handen en voeten zintuiglijke prikkels toe te dienen.

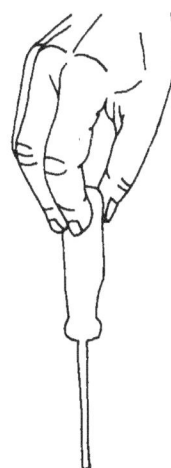

De greeptechniek

De greeptechnieken vormen een verlengstuk van het natuurlijke vermogen tot vastgrijpen; men kan er de krachtgreep mee variëren zodat er druk uitgeoefend kan worden op een bepaald gebied of op bepaalde gebieden. De uit te oefenen druk wordt bepaald door de greep van de werkende hand die tot hefboomwerking leidt en daardoor de kracht van de werkende vinger(s) vergroot.

In het algemeen kunnen de greeptechnieken problemen geven wat de vingernagels betreft. Let erop dat er geen afdrukken van uw nagels in de huid achterblijven. Als u zich daar bezorgd voor maakt of u hebt lange nagels, gebruik dan de vlakke kant van vinger of duim om druk uit te oefenen of gebruik anders de gomkant van een potlood.

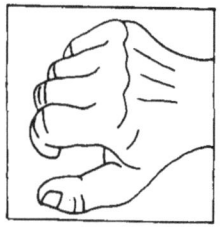

De top van vinger of duim is het contactpunt voor de druk.

Bij de technieken met de enkelvoudige of meervoudige vingers, versterken de duim en de handpalm de activiteiten van de vingers door als een soort haak te functioneren wanneer de vingertop contactpunt is voor de druk.

Bij de knijpgreep fungeert zowel de vlakke kant van de duim als van de vinger als contactpunt en als haak.

Bij de directe greep is de vlakke kant van de duimen het contactpunt en doen de vingers dienst als haak.

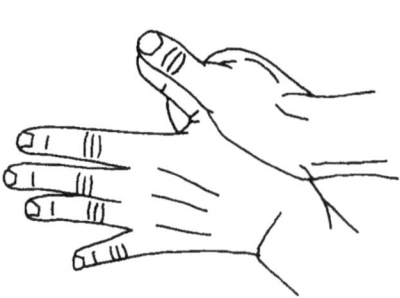

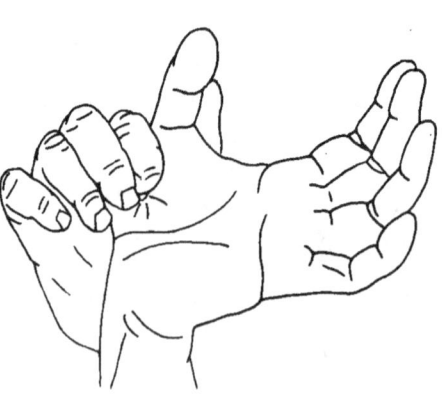

Enkelvoudige vingergreep

De techniek met de enkelvoudige vinger wordt gebruikt om bepaalde gebieden van hand of voet vast te pakken. Om deze techniek te leren dient u de hand als op de tekening vast te pakken. De handpalm van de werkende hand rust op de hand die bewerkt wordt. De vingertop wordt op het te behandelen gebied gelegd. De handpalm geeft nu het haakeffect en de vingertop maakt contact om druk uit te oefenen.

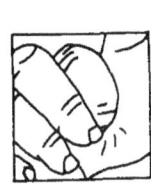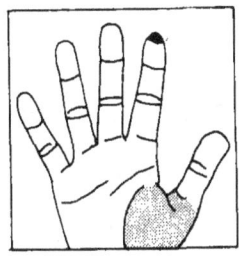

Wisselende druk kan worden bewerkstelligd door:
– herhaalde druk met de vingertop uit te oefenen;
– de hand tijdens het werken te bewegen;
– de hele werkende hand te bewegen; of
– een combinatie van twee van de genoemde technieken toe te passen.

Directe druk kan worden uitgeoefend door:
– gedurende 15 tot 30 seconden druk met de vingertop uit te oefenen.

Meervoudige vingergreep

De meervoudige vingergreeptechniek wordt gebruikt om grotere gebieden van hand of voet te kunnen bestrijken. Om deze techniek te leren dient u de hand als afgebeeld vast te pakken. Maak contact met de toppen van alle vier de vingers. De handpalm zorgt voor het haakeffect. Zie voor het toedienen van wisselende of directe druk de stappen die we voor de enkelvoudige vingertechniek hebben genoemd.

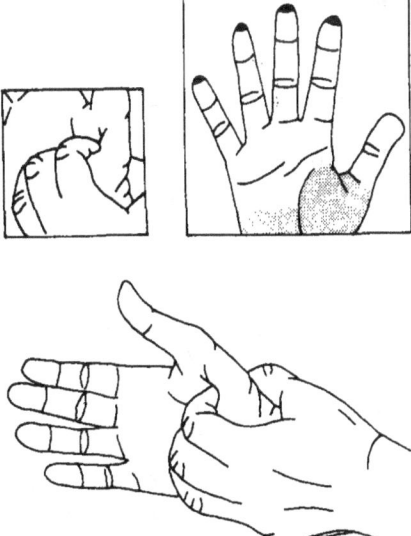

Knijpgreep

Oppositie van duim en vinger wordt gebruikt om druk op de 'huidvliezen' van hand of voet uit te oefenen. De vlakke kanten van duim en vinger dienen beide als contactpunt en haak.

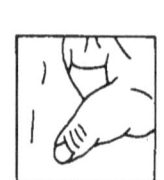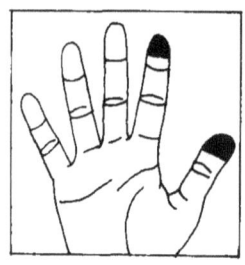

Om de techniek op de hand te oefenen, worden de vlakke kanten van duim en vinger op de bovenkant en in de palm van de hand in de vliezen gezet. De vingers dienen ter ondersteuning terwijl de duim de meeste druk uitoefent. Pas op uw vingernagels.

Het uitoefenen van directe druk:

Kneed het vlees van het vlies van de hand tussen duim en vinger. Houd de gewenste druk zo'n 15 tot 30 seconden vol.

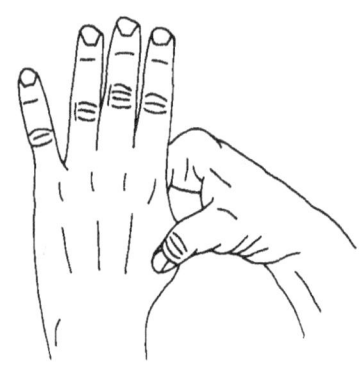

Het uitoefenen van wisselende druk:

Kneed het vlees van het vlies van de hand tussen duim en vinger. Buig en strek het eerste kootje van de duim om een ander soort druk uit te oefenen. Plaats duim en vinger in het vlies van de hand. Gebruik de techniek van de lopende duim om verandering van druk te bewerkstelligen.

Directe greep

Directe of wisselende druk wordt uitgeoefend door de vlakke kant van de duim van de werkende hand en door beweging van de voet door de vaste hand (die vasthoudt). Om de techniek van de directe greep toe te passen, plaatst u de vlakke kant van de duim op de voetzool. De vaste hand pakt de voet beet waarbij de handpalm bovenop de voet rust en de vingers rondom de binnenrand van de voet heengeslagen zijn. De beweging wordt gemaakt door met de muis van de hand bovenop de voet te drukken. De werkende hand

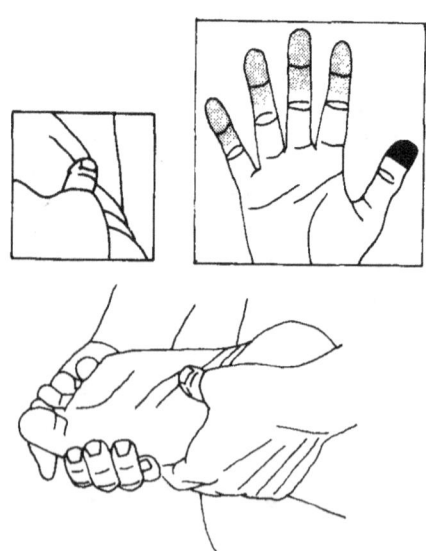

staat nu gereed voor de techniek van de lopende duim, maar de duim blijft staan waar hij staat. In deze stand wordt de druk uitgeoefend door de vlakke kant van de duim en de hoeveelheid druk wisselt naargelang de beweging van de muis van de hand.

Directe druk uitoefenen: Plaats de handen op de voet. Duw met de muis van de hand om de voet te bewegen. De vlakke kant van de duim zorgt voor de druk. Oefen de gewenste druk gedurende de gewenste tijdsduur uit.

Wisselende druk uitoefenen: Houd de duim op de plaats waar hij staat. Gebruik de muis van de hand om de voet op en neer te bewegen, waardoor een wisselende druk wordt uitgeoefend.

Techniek van de reflexrotatie

De techniek van de reflexrotatie is het ultieme voorbeeld van hoe met een minimum aan krachtsinspanning maximale resultaten behaald kunnen worden. Het is een techniek met meerdere bedoelingen en kan worden gebruikt om de flexibiliteit van de voeten te doen toenemen. De hefboomwerking is, samen met de druk vanuit duim of vinger op een bepaalde plek, van wezenlijk belang voor de effectiviteit van deze techniek. Simpel gezegd, de techniek is gericht op een bepaald punt terwijl de enkel wordt gedraaid, vandaar de term 're-flexrotatie'.

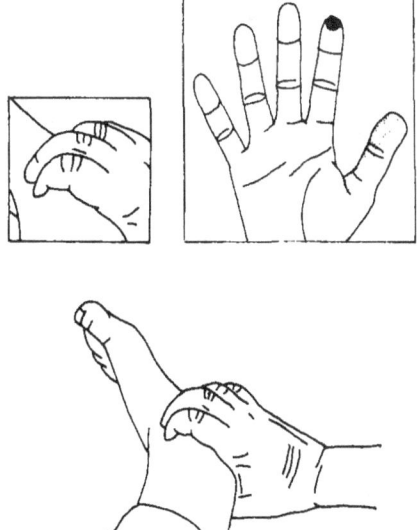

De vinger is het meest geschikt voor het drukken op een bepaalde plek bovenop de voet en naar de zijkanten toe. Hier zorgt de duim voor de hefboomwerking. De duim kan het beste worden gebruikt voor een bepaald punt op de zijkanten van de voet waarbij de vingers voor de nodige hefboomwerking zorgen.

De reflexrotatietechniek oefent druk uit waarbij gebruik wordt gemaakt van de handgreep en de vlakke kant van duim en vinger(s) in de krachtgreep. Door de bewerkte hand of voet te draaien wordt de druk ook anders.

Reflexrotatie met de vinger

Pak, om de reflexrotatie met de vinger te oefenen, de voet op de afgebeelde wijze vast. De handgreep werkt met de vinger als haak. De vlakke kant van de vinger dient als contactpunt. Plaats de vlakke kant van de vinger op het te bewerken gebied. Draai de voet kloksgewijs en daarna tegen de richting van de klok in. Zet de vinger van de werkende hand op een andere plaats en herhaal dit.

Reflexrotatie met de duim

Om de reflexrotatie met de duim te oefenen dient u de voet vast te pakken. De handgreep verankert de duim. De vlakke kant van de duim dient als contactpunt. Plaats het vlakke deel van de duim op het gebied dat bewerkt moet worden. Let erop dat het voor de plaatsing van de duim nodig is dat de muis van de werkende hand van het enkeloppervlak wordt opgetild. De hand maakt een boog tussen de vingers en de vlakke kant van de duim, waarbij ruimte tussen voet en hand wordt opengelaten. De tegengestelde positie van duim en vingers zorgt voor de hefboomwerking die de druk vanuit de duim moet helpen uitoefenen. Door de vingers al of niet aan te trekken wisselt de druk.

Oefen druk uit met de vlakke kant van de duim. Draai de voet eerst kloksgewijs en daarna tegen de richting van de klok in.

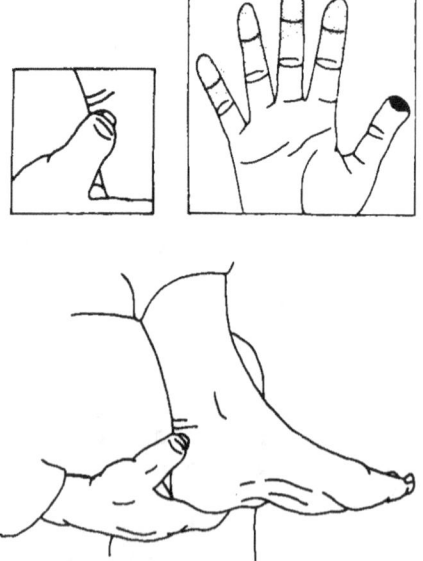

42

Techniek van de lopende vinger en duim

Doel van de techniek van de lopende vinger en duim is om een constante stevige druk uit te oefenen terwijl het oppervlak van handen en voeten wordt afgewerkt. Het samenspel tussen vingers en duim maakt dat de omtrek kan worden afgetast en de druk op verschillende oppervlakken kan worden uitgeoefend.

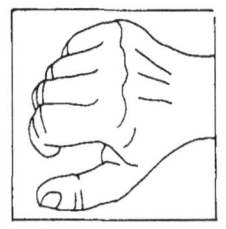

Een les in duimlopen
De techniek van de lopende duim steunt zowel op de precieze als op de krachtige vasthoudtechnieken. Bij een greep werken de vingers als eenheid terwijl de duim vrij is om op heel precieze wijze in tegenovergestelde richting druk uit te oefenen. De top van de duim is het contactpunt waarmee druk wordt uitgeoefend. De natuurlijke hoek van de duim is zodanig dat de buitenrand optimale druk kan uitoefenen als de vingers er tegenover staan.

Om de techniek van de lopende duim te oefenen dient u zich voor te stellen dat u een staaf wilt vastpakken. De handen hebben dan een open greep waarbij de vingers de staaf vastpakken.

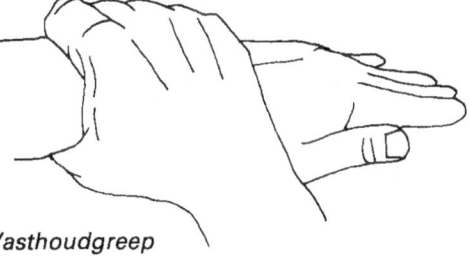

Vasthoudgreep: Pak de arm vast.

Vasthoudgreep

Optillen: Maak de duim uit de greep los. Laat de vingers echter wel de greep in stand houden.

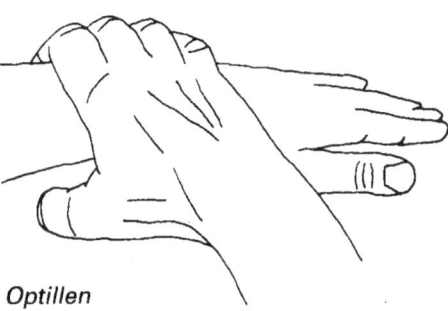

Optillen

Contact: Plaats de top van de duim op het armoppervlak.

De buitenrand is het contactpunt. De vingertoppen behouden de greep. De handen vormen een boog tussen de vingertoppen en de rand van de duim, zodat een open ruimte ontstaat tussen hand en arm. Er wordt aldus een neerwaartse druk door de duimtop uitgeoefend. De druk wisselt naargelang de spanning die tussen duim en vingers ontstaat. Als de vingers worden aangetrokken doordat de pols zakt, neemt de door de duimtop uitgeoefende druk toe.

Met de duimtop op het armoppervlak en de duim recht naar voren, zakt de pols. Let op de toenemende druk door de duimtop.

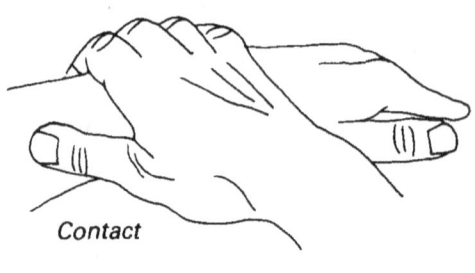

Contact

Doel van de techniek van de lopende duim is om constante, stevige druk met de duimtop uit te oefenen. De hele hand neemt aan deze techniek deel, maar het eerste gewricht van de duim is het enige bewegende deel. Het eerste gewricht buigt en strekt om de duimtop in voorwaartse richting te bewegen. Het tweede duimgewricht beweegt niet. Het neemt wel deel aan het onstaan van de hefboomwerking, en dus aan de druk.

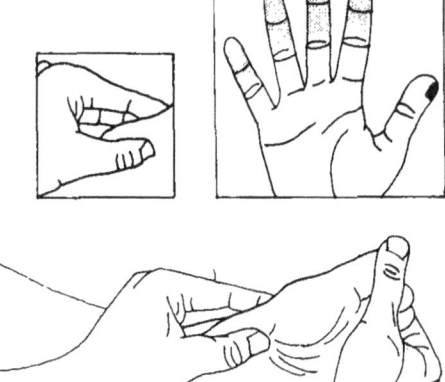

Om de techniek van de lopende duim op de voet te oefenen, dient u de voet te pakken en naar achteren te buigen. Pak met de werkende hand de voet vast. De vingers rusten bovenop de voet en dienen als anker, de duim fungeert als haak. De bui-

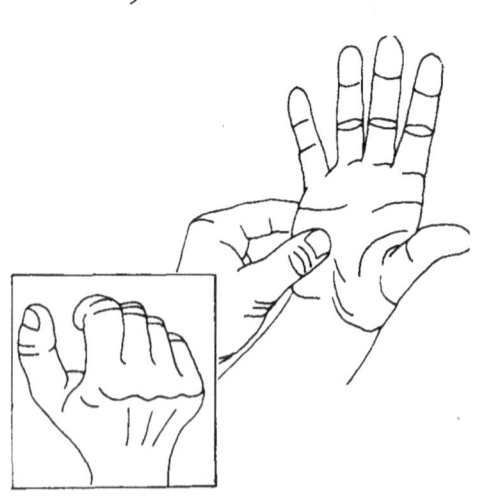

44

tenrand van de duim is het contactpunt op de voetzool.
Oefen nu het lopen met de duim op
de voetzool. Beweeg alleen het eerste gewricht van de duim. Elke verandering in druk is een gevolg van
het verstevigen van de greep van vingers en duim. Als de greep zich ver-
stevigt, zakt de pols omlaag.
Via de techniek van de lopende duim
kan men druk toepassen terwijl men
de oppervlakken van handen en voeten langsloopt. Het samenspel tussen vingers en duim biedt de mogelijkheid om de in vele opzichten
verschillende oppervlakken af te
werken.

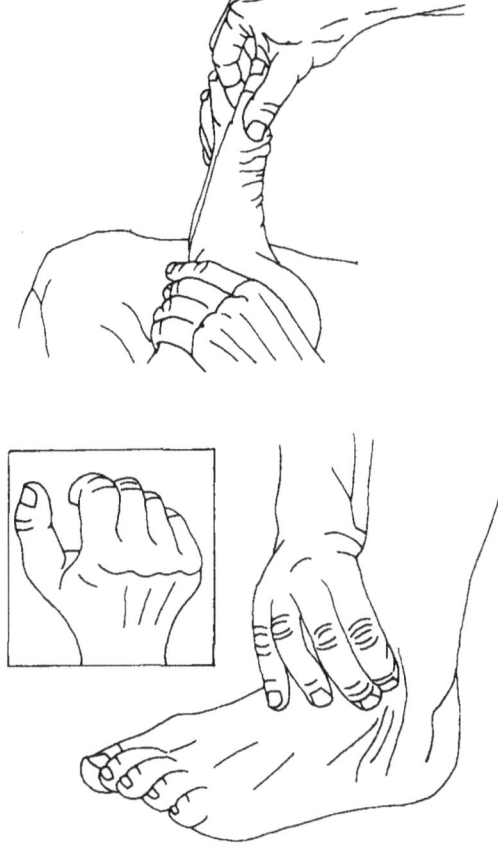

Lopende vinger
Om de techniek van de lopende vinger te leren dient u eerst de enkel
vast te pakken. Til dan vervolgens de
vingers op en trek ze terug zodat de
top van de wijsvinger op de enkel
rust.
Zoals bij de techniek van de lopende
duim komt de druk die wordt toegepast door de vingertop tot stand door
de spanning tussen de duim en de
vinger. Ook nu weer is het doel van
de techniek van de lopende vinger
om een constante, stevige druk te
bewerkstelligen. Het eerste vinger-
gewricht buigt en strekt om de vinger
voorwaarts te bewegen.

Lopende vingers
Om de techniek van de lopende vingers te oefenen dient u de enkel vast
te pakken. Til de vingers op en houd
ze terug zodat de vingertoppen op de
enkel rusten. De duim werkt als
haak terwijl de vingers voorwaarts
bewegen.

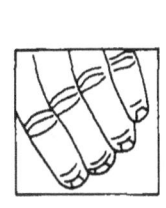
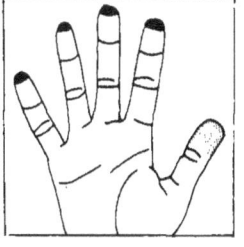

Overzicht van technieken

Techniek	Contactpunt/ steun	Delen van de hand die bewerkt worden

1. De greep

Een vinger

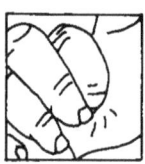 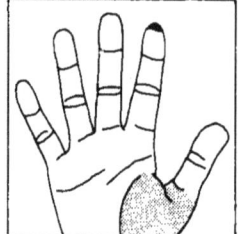 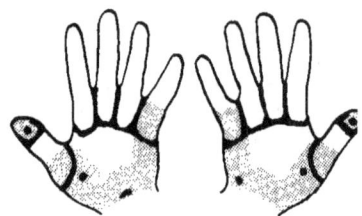

Meer vingers

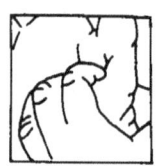 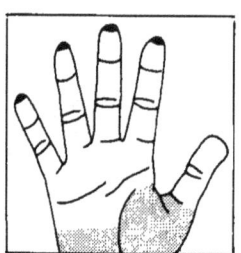 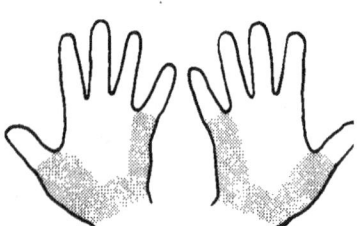

Knijpen

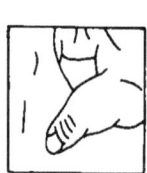 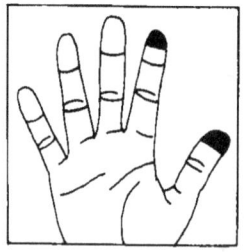 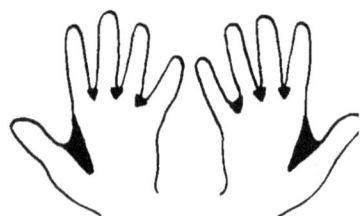

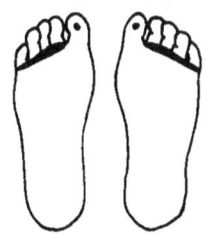

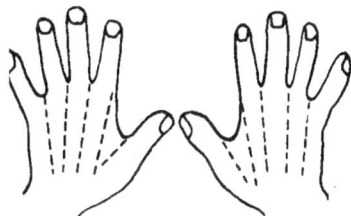
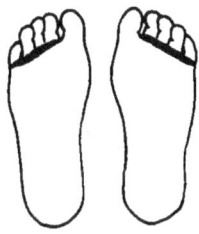
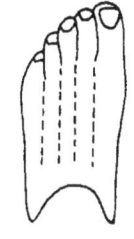
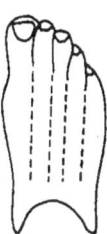

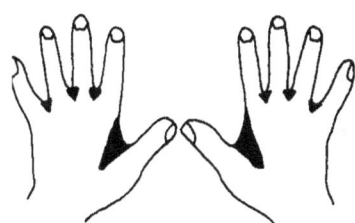
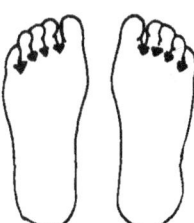
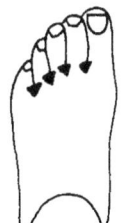
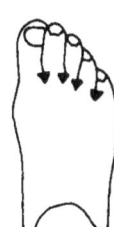

Overzicht van technieken

Techniek	Contactpunt/ steun	Delen van de hand die bewerkt worden

Directe greep

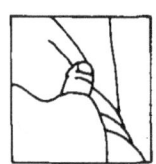 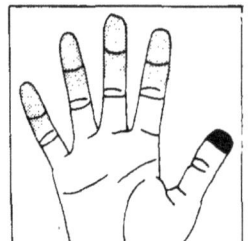 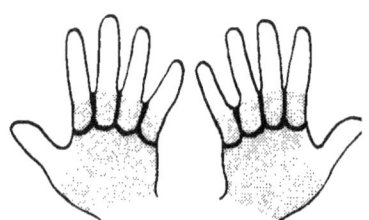

2. Reflexrotatie

Vinger

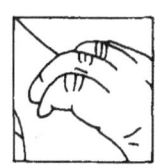 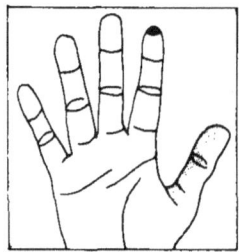 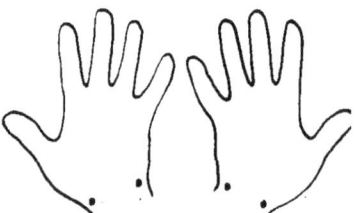

Duim

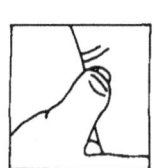 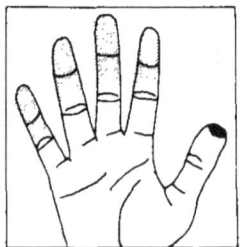 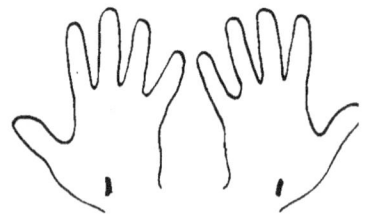

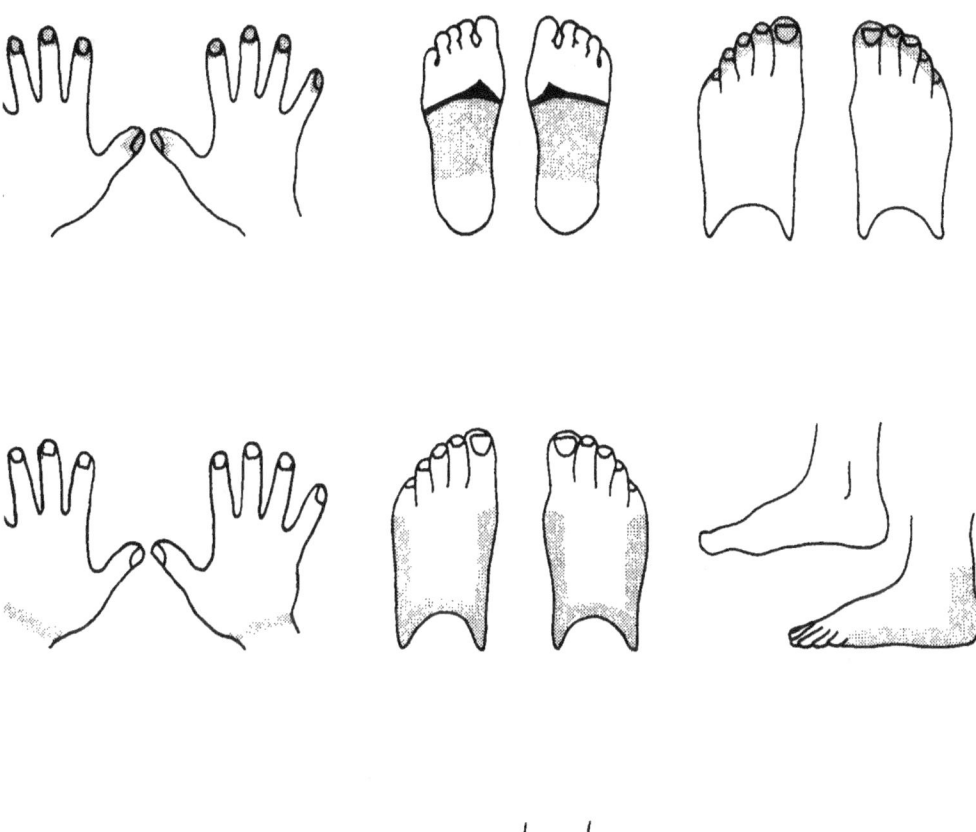

Overzicht van technieken

Techniek	Contactpunt/ steun	Delen van de hand die bewerkt worden

3. Wandelende duim/vinger

Wandelende duim

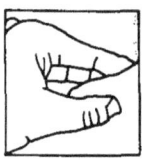 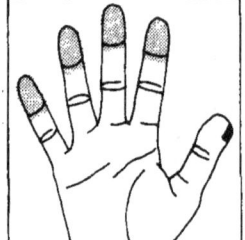 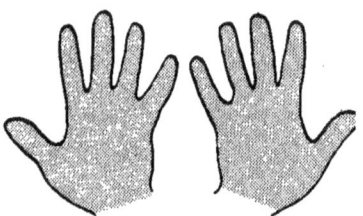

Wandelende vinger

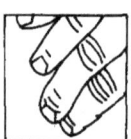 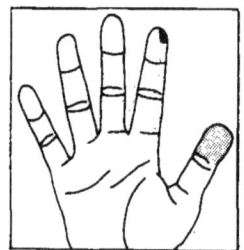 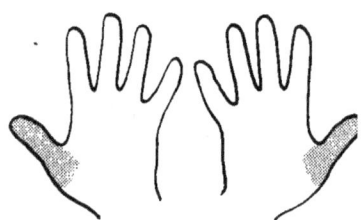

Wandelende vingers

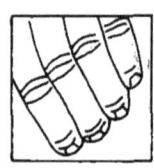 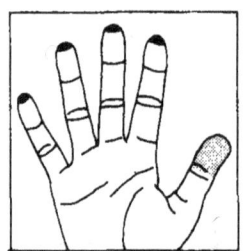 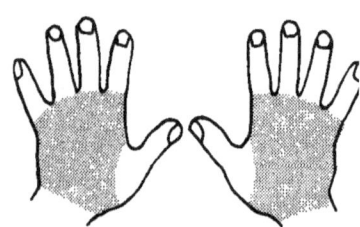

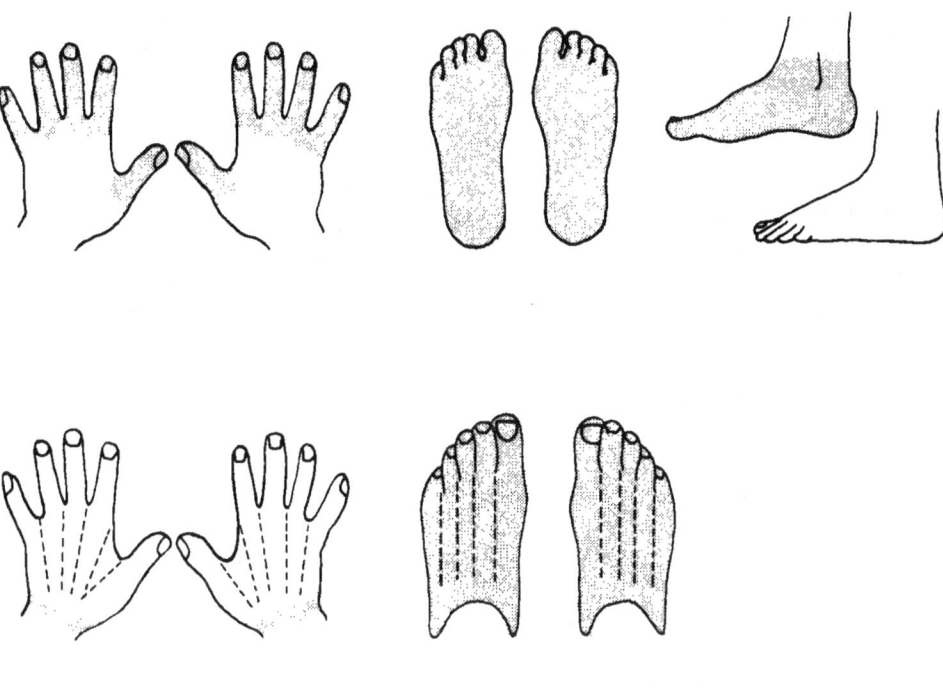

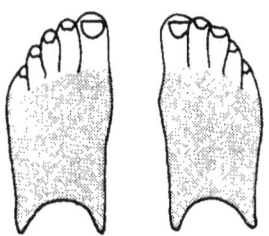

8. Voetreflexologie

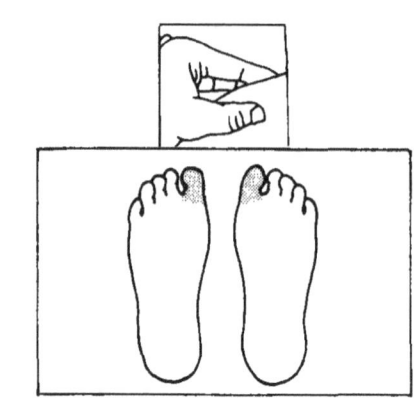

Voetzool

Lopende duim

Plaats de vingers van de vaste hand bovenop de voet. Gebruik de vaste hand om de teen te ondersteunen. Laat de vingers van de werkende hand rusten bovenop de vingers van de vaste hand. Plaats de werkende duim op de juiste plaats en gebruik de techniek van de lopende duim om de teen af te lopen. Doe dit een aantal malen.

Variatie: → ←

Plaats de vingers van de vaste hand bovenop de voet.
Gebruik de vaste hand om de tenen te ondersteunen en zo weinig mogelijk te bewegen. Laat de vingers van de werkende hand rusten bovenop de vingers van de vaste hand. Plaats de werkende duim bij de aanhechting van de teen. Gebruik de techniek van de lopende duim om de teen af te lopen. Verplaatst de duim en bestrijk via verschillende banen het midden en de zijkanten van de teen.

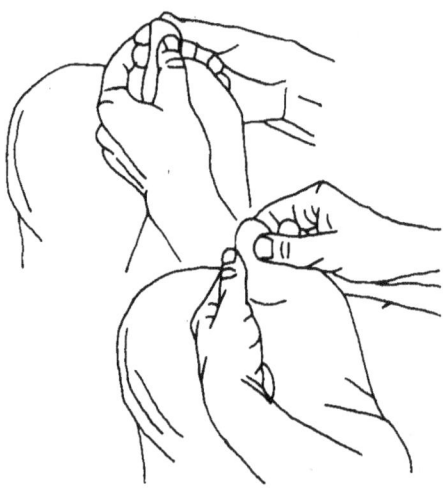

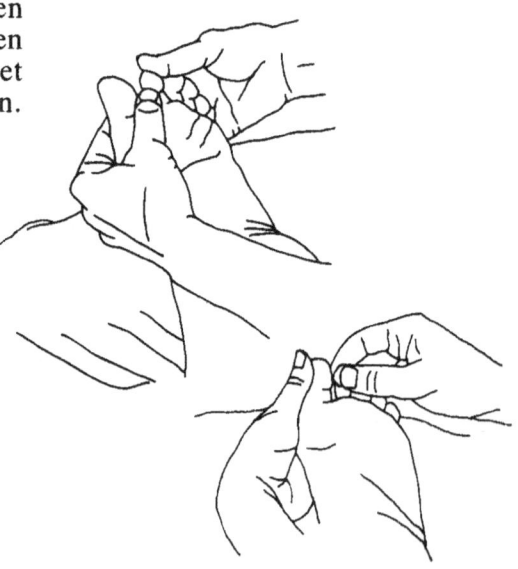

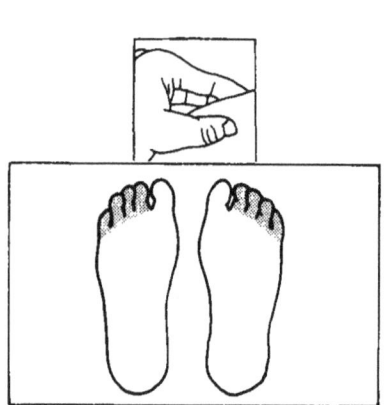

Druk de voet met de vaste hand
achterover. Plaats de duim in het
gootje tussen de grote en de tweede
teen. Gebruik de techniek van de
lopende duim om het gootje af te
lopen. Verplaats de werkende hand
en werk alle gootjes af.
Verwissel van hand. De vaste hand
wordt nu de werkende hand en omgekeerd. Gebruik de techniek van de
lopende duim om alle gootjes af te
lopen, te beginnen met het gootje
aan de buitenkant van de voet.

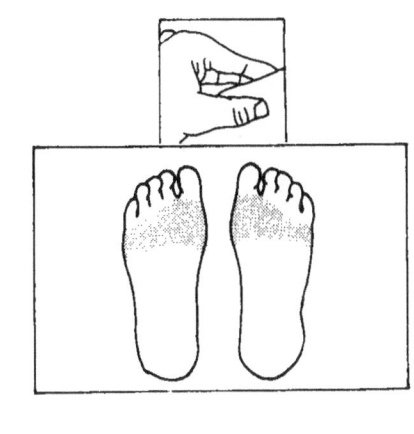

Variatie: ← ↓

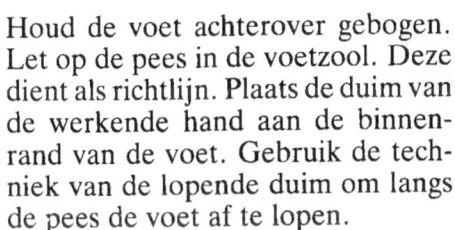

Houd de voet achterover gebogen.
Let op de pees in de voetzool. Deze
dient als richtlijn. Plaats de duim van
de werkende hand aan de binnenrand van de voet. Gebruik de techniek van de lopende duim om langs
de pees de voet af te lopen.
Verplaats de duim en gebruik dezelfde techniek om dwars over de voet
heen te lopen. Werk in banen het
hele gebied af.

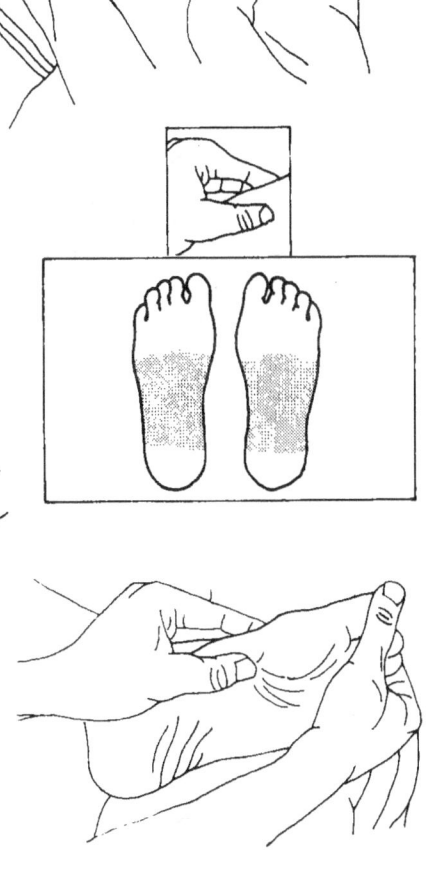

Variatie: → ↓

53

Greeptechnieken

Plaats de handpalm bovenop de voet, zoals afgebeeld. Laat de vingertop rusten op het gebied van de grote teen op de voetzool die bewerkt moet worden. Gebruik de greeptechniek met één vinger en oefen daarmee wisselende druk uit.

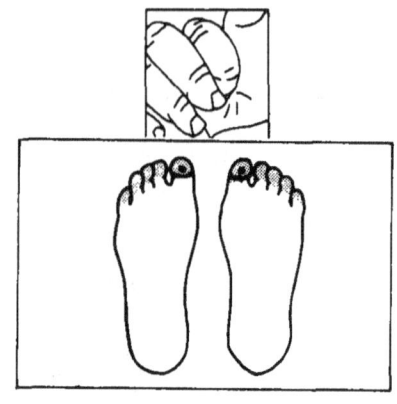

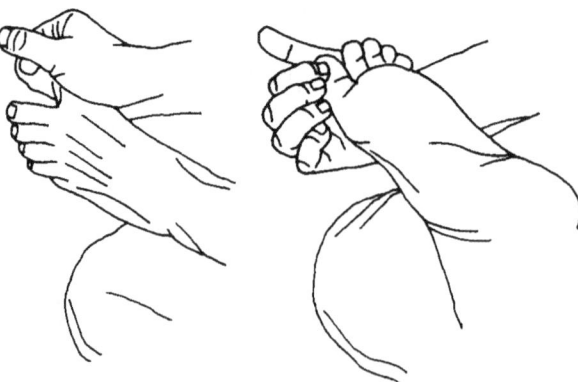

Plaats de vingertoppen op de plooi die bij de aanhechting van de tenen gevormd wordt. De hand pakt de voet vast en omspant deze om hefboomwerking te bewerkstelligen. Houd, met gebruikmaking van de greeptechniek met meerdere vingers, vast met de vingers naar onder gericht. Let op de vingernagels.

Variatie: Men kan de techniek met één vinger gebruiken om dichter bij de aanhechting van elke teen te kunnen werken.

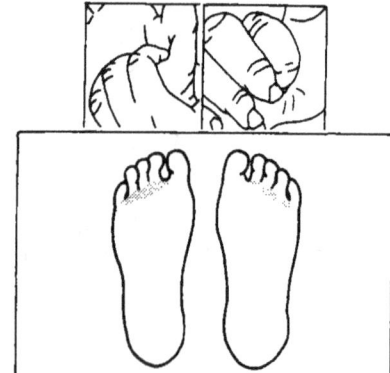

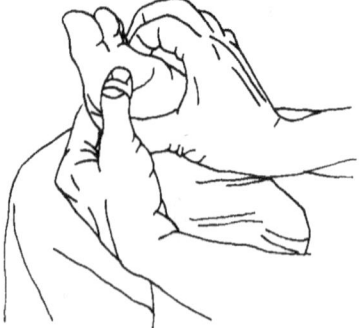

Plaats de duim op de voetzool die bewerkt moet worden. De vingers rusten bovenop de voet en dienen ter ondersteuning. Gebruik de techniek van de lopende duim om de vliezen tussen de tenen te bewerken. Werk zo diep in het gootje als de vulling op de bal van de voet mogelijk maakt. Let erop niet te diep in de zachte huid tussen de teen te werken.

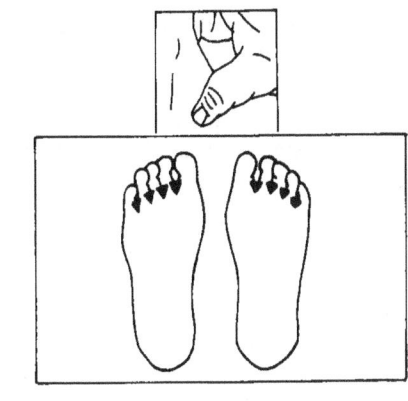

Variatie: Knijp duim en wijsvinger samen om wisselende druk op dit gebied uit te oefenen. Verplaats en herhaal dit.

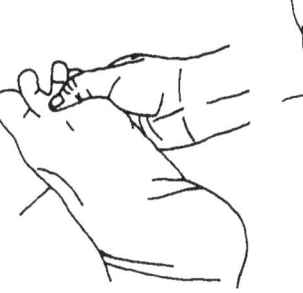
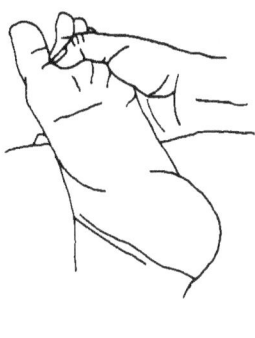

Om de directe greeptechniek te kunnen toepassen, dient u de voet met de vaste hand beet te pakken. Plaats de vlakke kant van de duim van de werkende hand op het gebied van de voetzool dat moet worden bewerkt. Draai met de vaste hand de voet tegen de stationaire duim van de werkende hand.

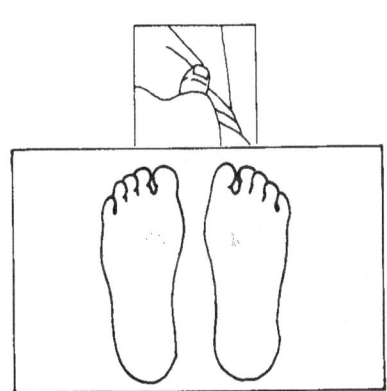

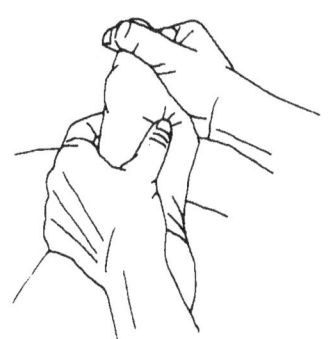

Pak, om de directe greeptechniek toe te passen, de voet met de vaste hand beet. De palm rust bovenop de voet en de vingers zijn om de binnenrand heen geslagen. Plaats de vlakke kant van de duim van de werkende hand op de voetzool in het gebied dat bewerkt moet worden. De werkende duim blijft op dezelfde plaats, terwijl de vaste hand de voet beweegt om op het contactpunt wisselende druk uit te oefenen. Gebruik de muis van de vaste hand, beweeg de voet zo dat de buitenrand van de voet naar u toegekeerd is.

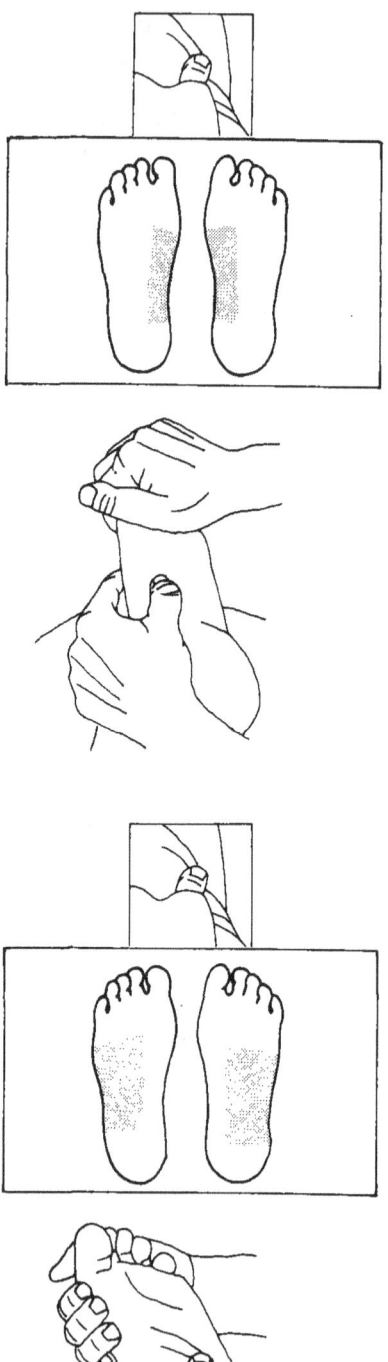

Pak, om de directe greeptechniek toe te passen, met de vaste hand het gewricht onder de grote teen vast. Plaats de vlakke kant van de duim van de werkende hand op de voetzool in het gebied dat bewerkt moet worden. Buig dan, met de vaste hand, de voet naar u toe. De duim van de werkende hand blijft op dezelfde plaats, terwijl door de beweging van de voet de druk wordt uitgeoefend op het contactpunt.

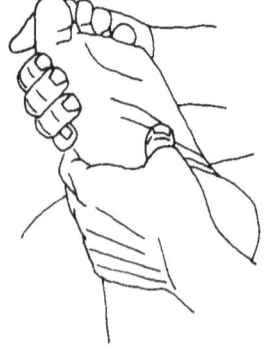

Bovenkant voet

Diverse technieken

Plaats de vinger van de werkende hand op de te bewerken teen. Gebruik de techniek van de lopende vinger om de teen af te lopen. Experimenteer een beetje met elk van de mogelijke richtingen. Bedek de nagels en de aanhechtingsplaats van de tenen.

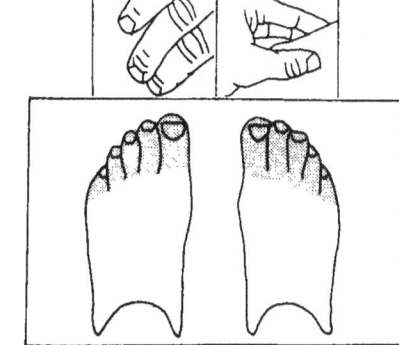

Variatie: Plaats, om de techniek van de lopende duim te gebruiken, de vingers op de voetzool om de hefboomwerking in gang te zetten. Plaats de duim bij de basis van de nagel. Gebruik de binnenhoek van de duim om druk uit te oefenen. Verplaats en hervat de druk.

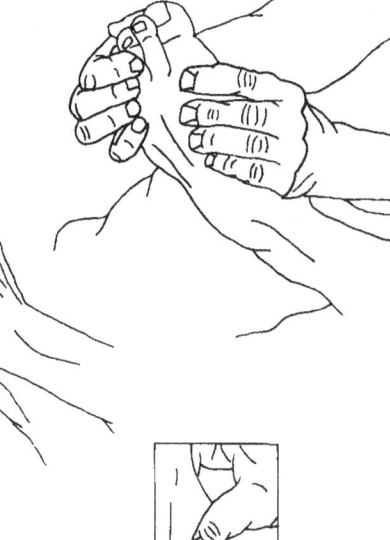

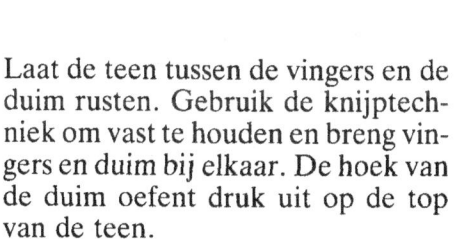

Laat de teen tussen de vingers en de duim rusten. Gebruik de knijptechniek om vast te houden en breng vingers en duim bij elkaar. De hoek van de duim oefent druk uit op de top van de teen.

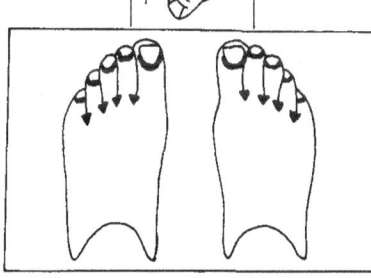

Laat de voet tussen de vingers en de duim rusten. Gebruik de knijptechniek om druk uit te oefenen op de vliezen tussen de tenen.

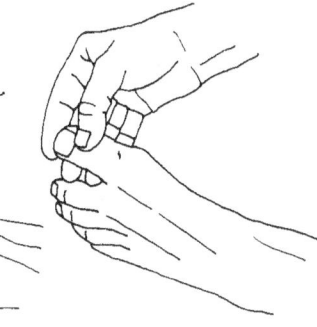

Gebruik de vaste hand om de grote en de tweede teen te scheiden. Daardoor wordt het gootje tussen de tenen zichtbaarder. Plaats de vinger van de werkende hand bij de aanhechting van de teen. Gebruik de techniek van de lopende vinger om de zijkant van het gootje af te lopen naar de binnenkant van de voet.

Verwissel de handen. De vaste hand wordt nu de werkende hand en omgekeerd. Werk als hiervoor met behulp van de techniek van de lopende vinger om via de zijkant van het gootje naar de buitenkant van de voet te gaan.

Verplaats de werkende hand en bewerk een ander deel van het gootje. Verplaats de werkende hand en werk elk gootje af.
Wissel de handen. De andere hand is nu de werkende hand. Gebruik de greeptechniek met meer vingers om druk uit te oefenen op de zijkant van het gootje richting buitenkant voet.

Variatie: Gebruik de vaste hand om de voet tegen de vingertoppen van de werkende hand bovenop de voet te draaien.

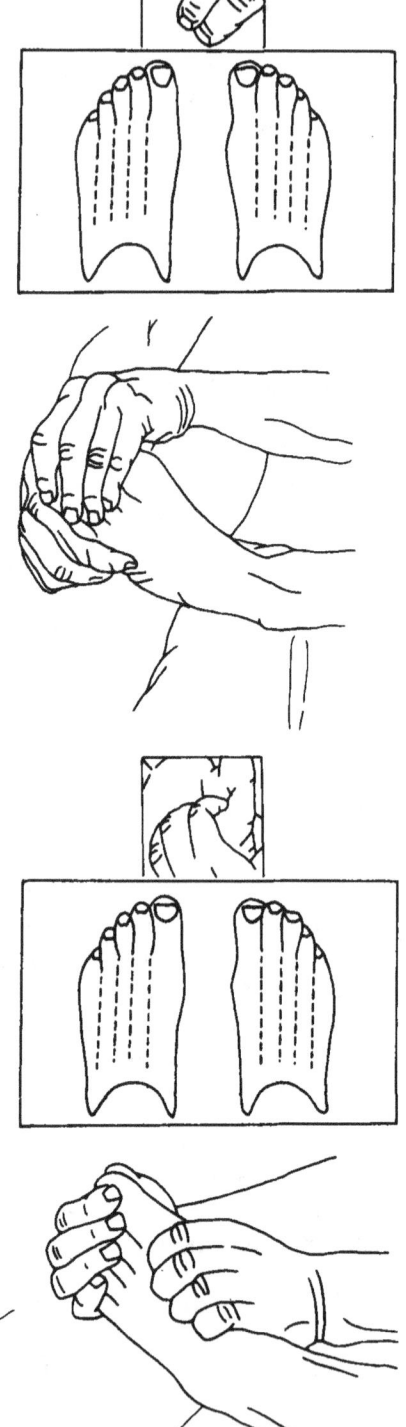

Plaats de vinger van de werkende
hand bovenop de voet. De duim
wordt op de voetzool geplaatst om
de hefboomwerking in gang te zetten. Gebruik de techniek van de lopende vingers om overdwars de voet
af te lopen. Verplaats de werkende
hand en loop in achtereenvolgende
banen het gebied af.

Variatie: Techniek van de lopende
vinger

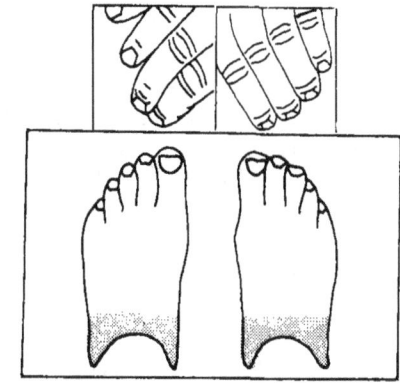

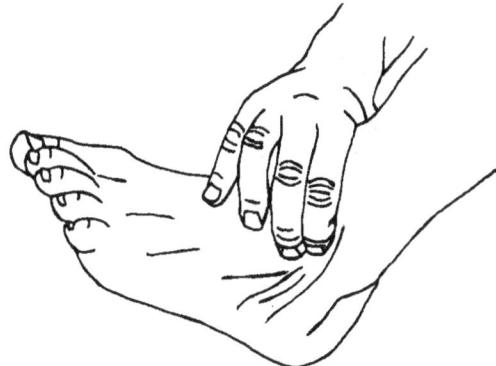

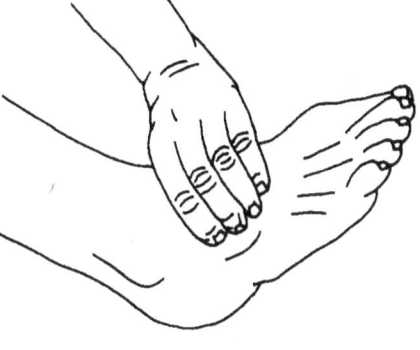

Plaats de duim van de werkende
hand op de buitenrand van de voet.
Laat de vingers van de werkende
hand op de binnenrand van de voet
rusten. Gebruik de techniek van de
lopende vingers om het gebied rond
de voetrand af te lopen.

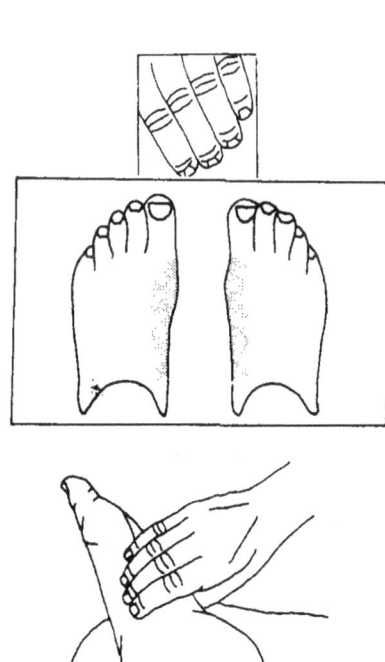

Zijkanten van de voet

Binnenzijde: lopende duim
Plaats de vingers van de werkende hand op de zijkant van de grote teen. Plaats de duim van de werkende hand op de andere zijkant van de teen. Gebruik de techniek van de lopende duim om de binnenrand van de voet af te lopen.

Variatie: Trek de vingers aan om voor het hefboomeffect te zorgen. Gebruik de techniek van de lopende duim om de binnenrand van de voet af te lopen.

Variatie: ←

Plaats de vingers van de werkende hand bovenop de voet voor het hefboomeffect. Plaats de duim van de werkende hand op de binnenrand van de voet. Gebruik de techniek van de lopende duim om de hele voetrand af te lopen. Doe dit in diverse stroken.

Variatie: Gebruik de techniek van de lopende duim om de binnenrand van de voet af te lopen. De vaste hand ondersteunt de voet. De vingers van de werkende hand worden bovenop de voet geplaatst voor het hefboomeffect.

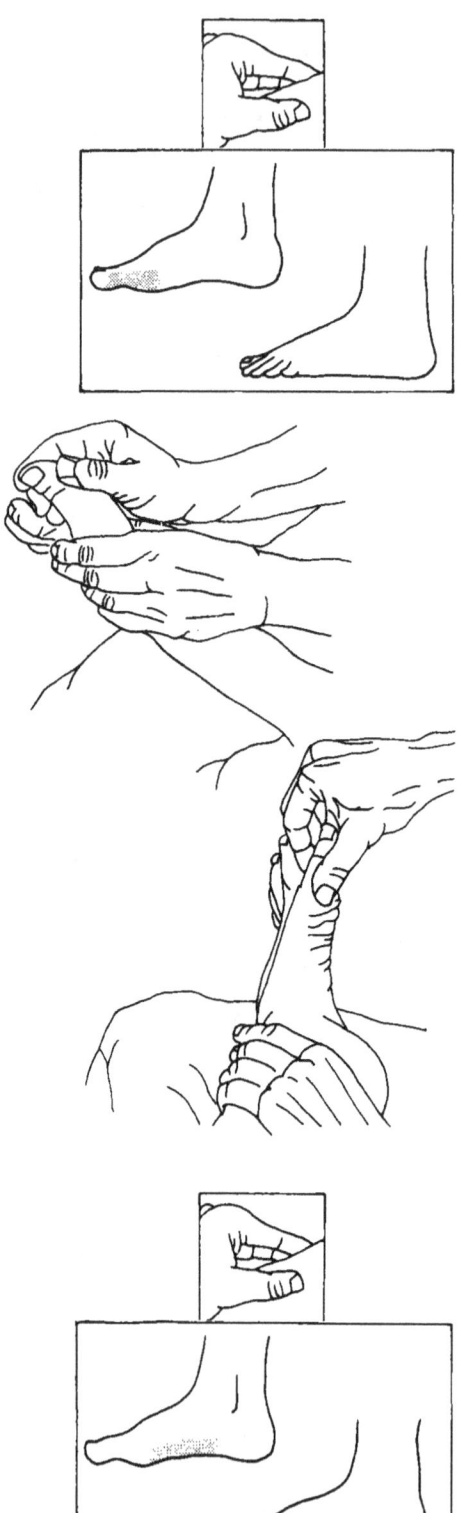

60

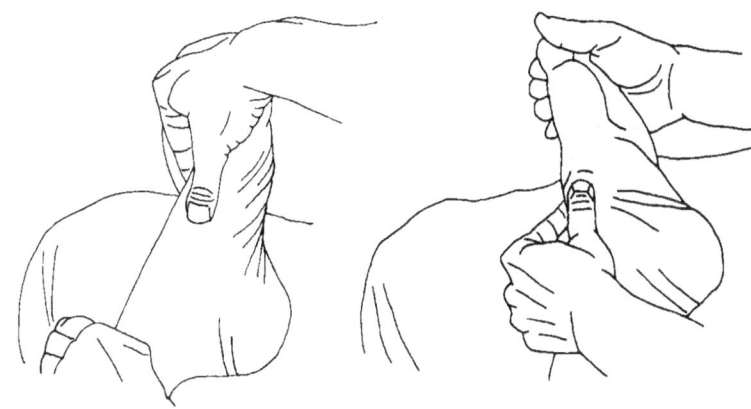

De vingers van de werkende hand rusten bovenop de voet omwille van het hefboomeffect. Gebruik de techniek van de lopende duim om de voet af te lopen. Doe dit in diverse stroken.

Variatie:←

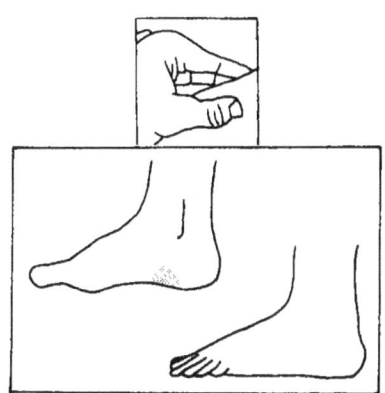

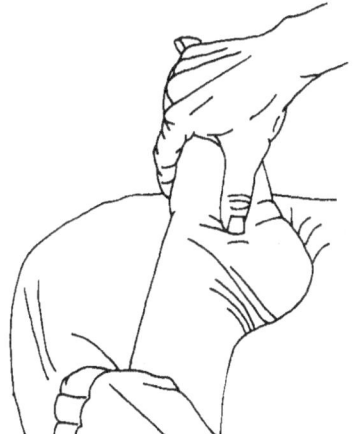

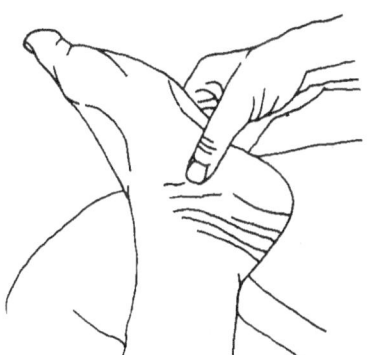

(zie vervolg op bladzijde 62)

Laat de vingers van de werkende hand onder de hiel van de voet rusten voor het hefboomeffect. Gebruik de techniek van de lopende duim om de hielrand af te lopen.

Variatie: ←

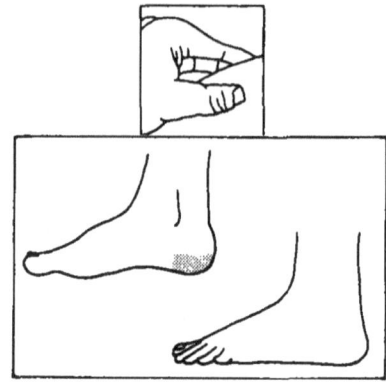

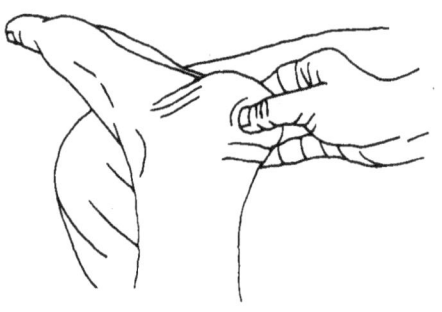

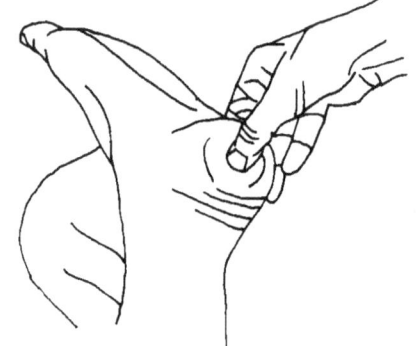

Buitenzijde: lopende vinger, reflexrotatie

Pak de voet vast. Laat de duim van de werkende hand, omwille van de hefboomwerking, op de binnenrand van de voet rusten. Plaats de vinger op de buitenrand van de voet. Gebruik de techniek van de lopende vinger om de buitenrand van de voet af te lopen.
Variatie: Als hiervoor, reflexrotatie, lopende vingers.

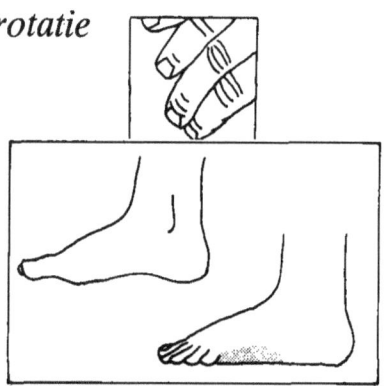

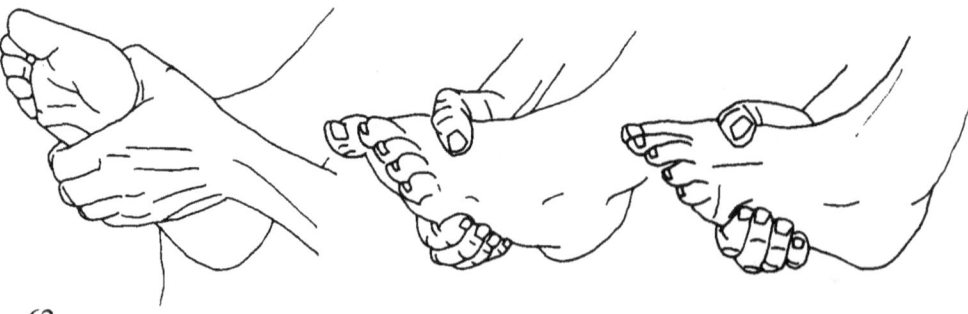

Pak de voet vast. Laat de duim van de werkende hand ten behoeve van de hefboomfunctie op de binnen- rand van de voet rusten. Plaats de vinger op de buitenrand van de voet. Gebruik de techniek van de lopende vinger om de buitenrand van de voet af te lopen.
Variatie: Zoals hiervoor, reflexrota- tie, lopende vingers.

Pak de voet vast. Laat de duim van de werkende hand op de binnenrand van de voet rusten ten behoeve van het hefboomeffect. Plaats de vinger op de buitenrand van de voet. Ge- bruik de techniek van de lopende vinger om de buitenrand van de voet af te lopen.
Variatie: Als hiervoor, reflexrotatie, lopende vingers.

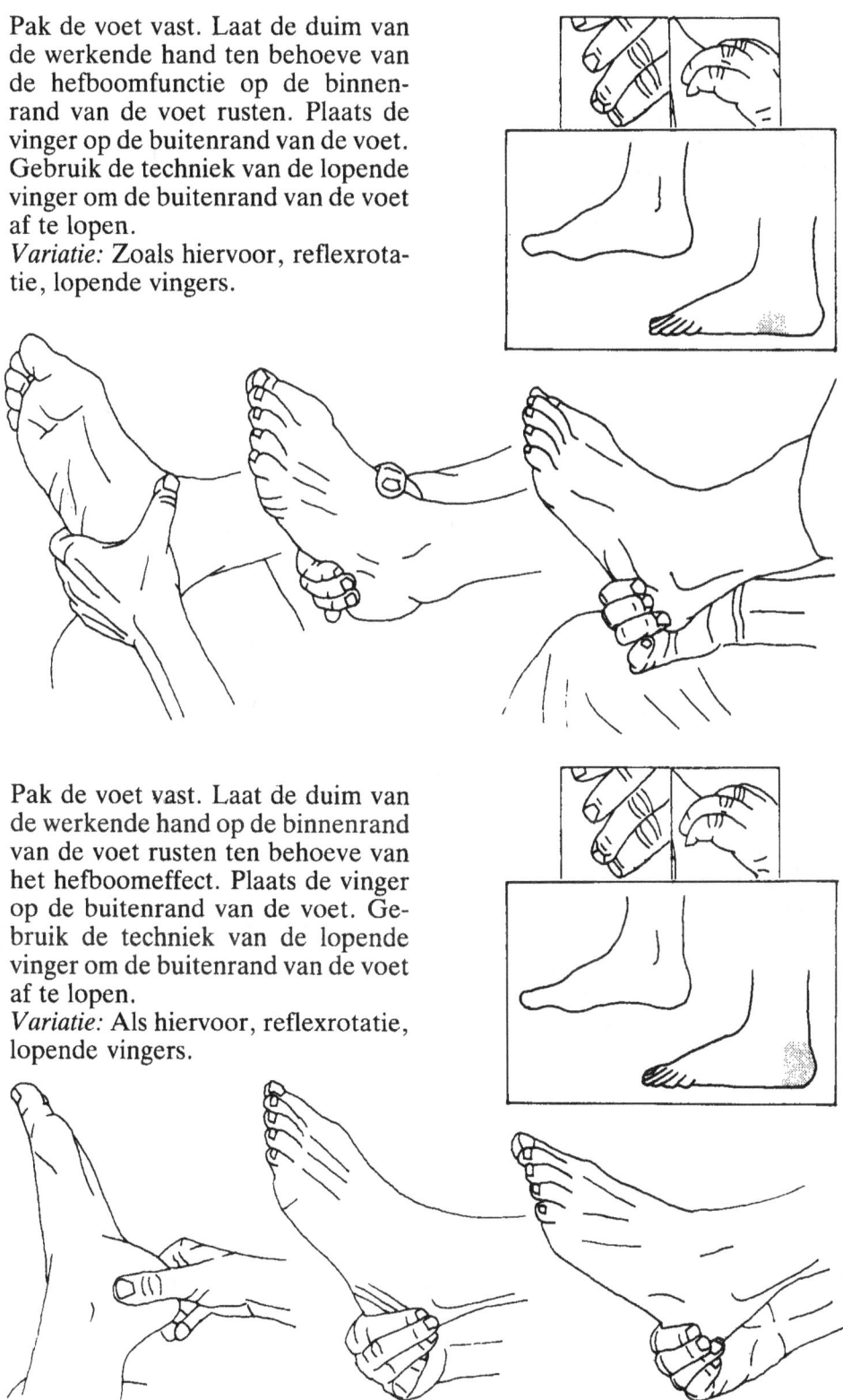

Binnenzijde: reflexrotatie

Pak de voet vast. Om de reflexrotatietechniek in praktijk te brengen,
dient met de vlakke kant van de
duim druk uitgeoefend te worden.
Draai met de grote teen cirkelbewe-
gingen in de lucht, waarbij de voet
eerst kloksgewijs en daarna tegen de
richting van de wijzers in wordt gedraaid. Verplaats de duim en herhaal alles. Wissel de druk af door de
vingers aan te trekken.

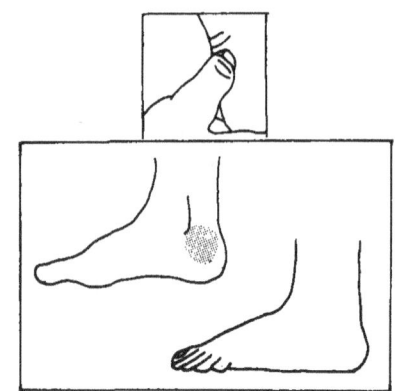

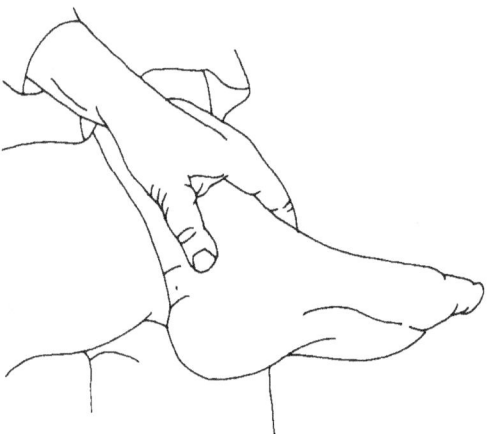

Laat de hiel van de voet op de vingers rusten. Oefen, om de reflexrotatietechniek te gebruiken, druk uit
met gebogen duim. Draai de voet
eerst kloksgewijs en daarna tegen de
richting van de wijzers in. Verplaats
de duim en herhaal alles. Maak de
greep losser of vaster om de druk af
te wisselen.

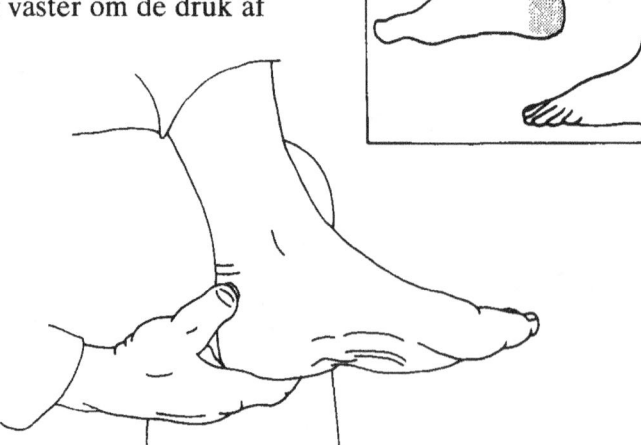

Pak de voet beet. Om gebruik te maken van de techniek reflexrotatie dient druk te worden uitgeoefend met gebogen duim. Draai de voet eerst kloksgewijs en vervolgens tegen de wijzers van de klok in. Verplaats de duim en herhaal alles. Maak de greep vaster of losser om de druk af te wisselen.

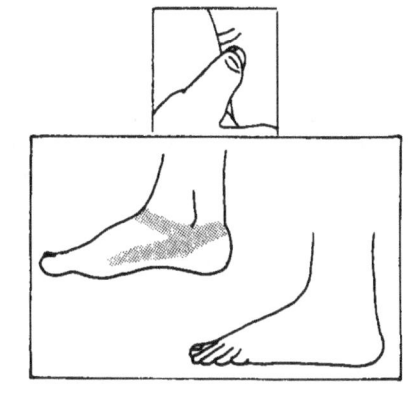

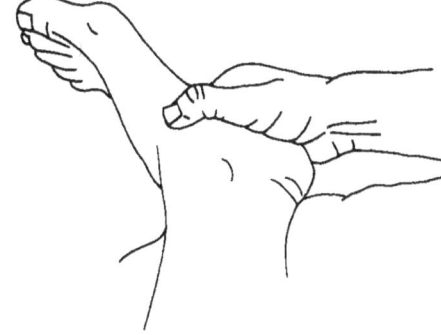

Laat de hiel op de vingers rusten. Gebruik bij deze reflexrotatietechniek de gebogen duim om druk uit te oefenen. Draai de voet eerst kloksgewijs en daarna tegen de wijzers van de klok in. Verplaats de duim en herhaal alles. Maak de greep vaster of losser om de druk af te wisselen.

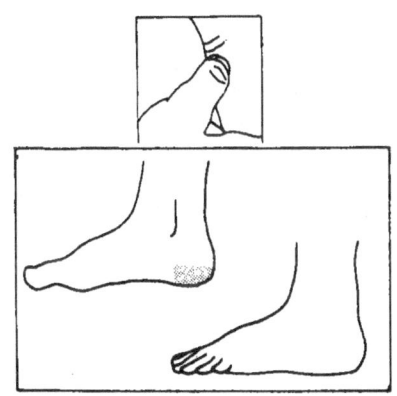

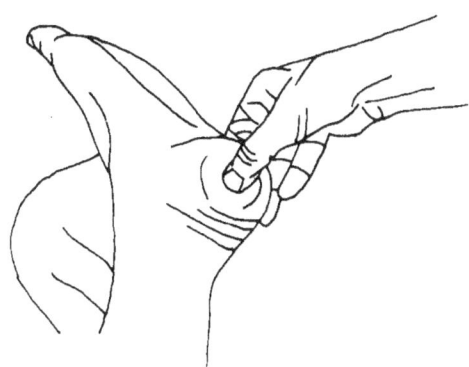

Binnen-/buitenzijde: reflexrotatie

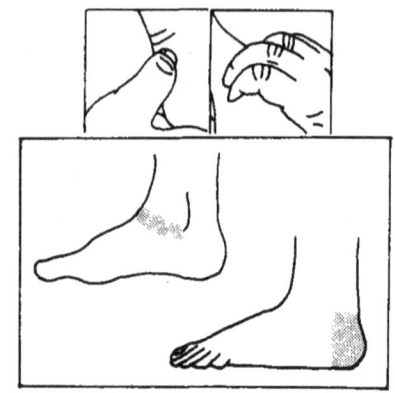

Pak de voet vast. Gebruik bij de reflexrotatietechniek zowel de vingertop als de gebogen duim om druk uit
te oefenen. Draai de voet eerst in de
richting van de klok en vervolgens
tegen de klok in. Verplaats de duim
en herhaal alles. Maak de greep
vaster of losser om de druk af te wisselen.

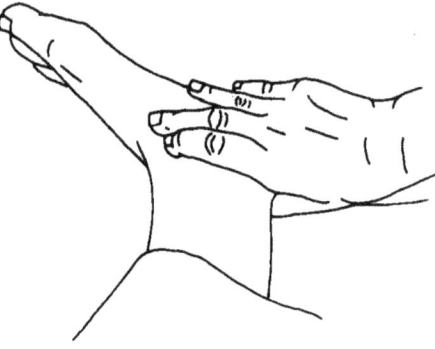

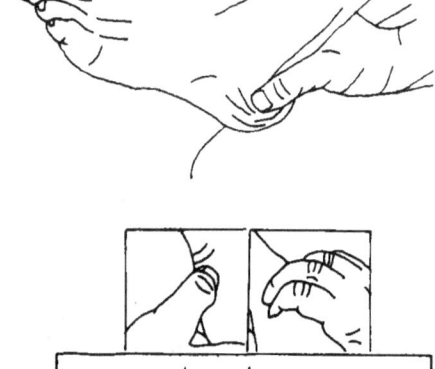

Grijp de voet vast. Bij deze reflexrotatietechniek dient zowel de vingertop als de gebogen duim te worden
gebruikt om druk uit te oefenen.
Draai de voet eerst richting wijzers
van de klok en daarna in de tegenovergestelde richting. Verplaats de
duim en herhaal alles. Maak de
greep vaster of losser om de druk af
te wisselen.

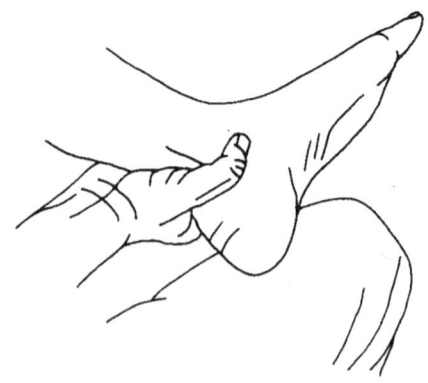

Pak de voet vast. De vingertop oefent druk uit bij deze reflexrotatietechniek. Draai met de grote teen cirkels in de lucht waarbij de voet eerst in de richting van de klok en vervolgens in de tegenovergestelde richting wordt gedraaid. Verplaats de vinger en herhaal alles. Maak de greep vaster of losser om de druk af te wisselen.

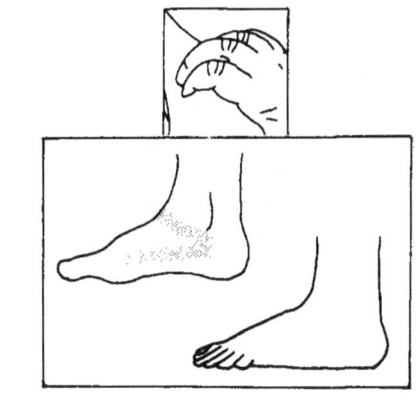

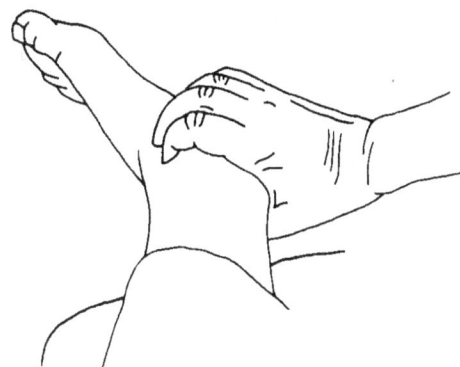

Pak de voet vast. Bij het gebruik maken van deze reflexrotatietechniek wordt met de vingertop druk uitgeoefend. Draai de voet eerst richting wijzers van de klok en daarna in tegenovergestelde richting. Verplaats de vinger en herhaal alles. Maak de greep vaster of losser om de druk af te wisselen.

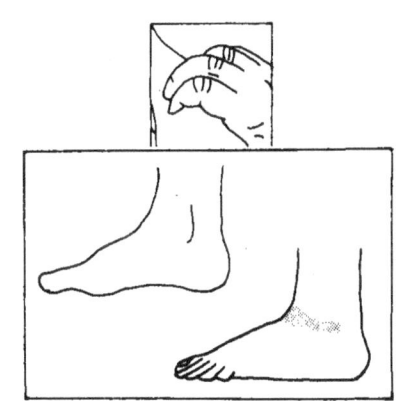

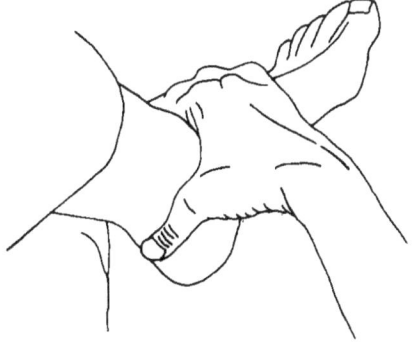

67

Binnenzijde: golfbal

Opmerking: Let heel goed op uw persoonlijke reactie op de druk, uitgeoefend door het harde oppervlak van de golfbal. Kies de druk die bij u past en waar u zich goed bij voelt.
Omvat de golfbal met de werkende hand. De grote teen wordt omklemd door de vingers van de werkende hand en de golfbal. Rol de golfbal over de teenrand heen. Doe dit diverse malen. De druk varieert door de greep van de werkende hand steviger of losser te maken.

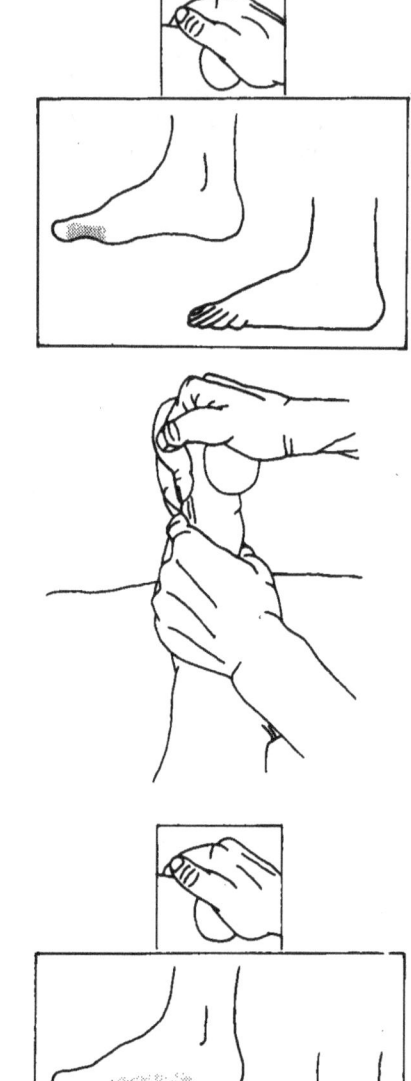

Omvat de golfbal met de werkende hand. De vingers van de werkende hand worden bovenop de voet geplaatst. Rol de golfbal over de voetrand heen. Doe dit diverse malen.

Variatie: Houd nu met de andere hand de golfbal vast.

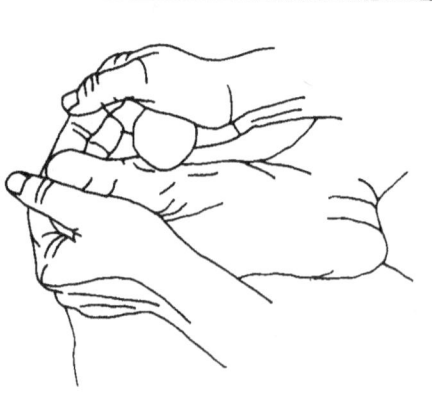

Omvat de golfbal met de werkende hand. De vingers van de werkende hand rusten op de buitenrand van de voet. Rol de golfbal over de voetrand heen. Doe dit verscheidene malen.

Variatie: Houd de golfbal met de andere hand vast.

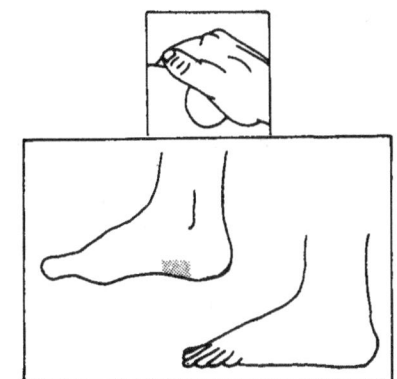

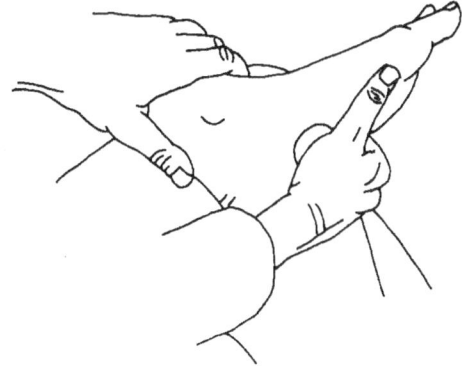

Omvat de golfbal met de werkende hand. De vingers van de werkende hand rusten op de buitenrand van de hiel. Rol de golfbal over de voetrand heen. Doe dit verscheidene malen.

Variatie: houd met de andere hand de golfbal vast.

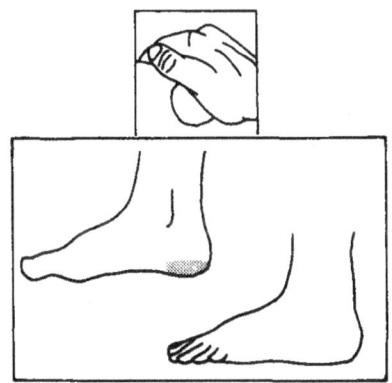

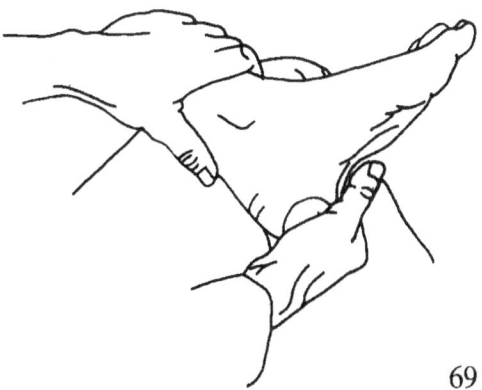

Diversen

Golfbal

Omvat de golfbal met de werkende
hand. De grote teen zit vast tussen de
vingers van de werkende hand en de
golfbal. Rol de golfbal over de grote
teen heen. Bewerk ook de teenpunt.

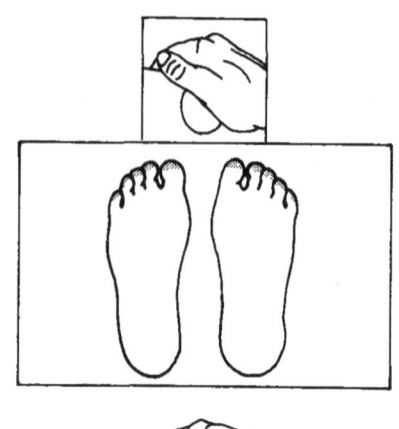

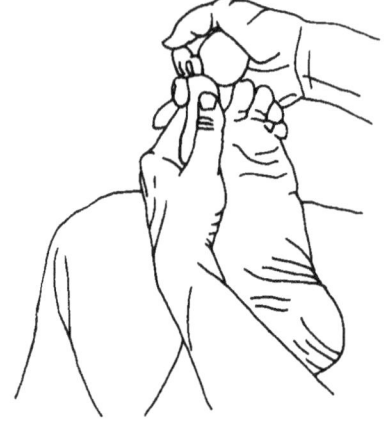

Omvat de golfbal met de palm van de
werkende hand. Ondersteun de voet
met de vaste hand. Plaats de golfbal
half onder de voetzool en rol hem
heen en weer. Doe dit verscheidene
malen.

Variatie: Houd de golfbal met de andere hand vast.

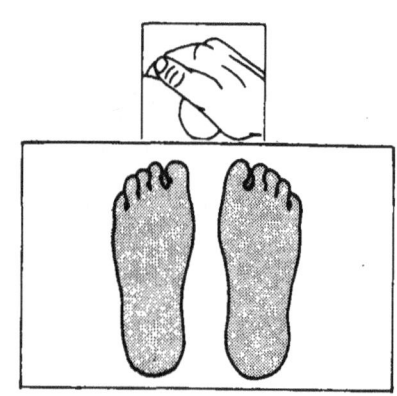

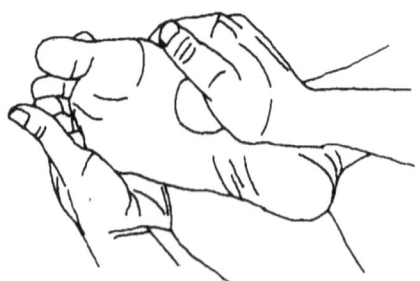

Doe hetzelfde bij de andere tenen.
Omvat de golfbal met de vingers van
de werkende hand. Plaats de palm
van de werkende hand op de voetzool. De tenen zitten klem tussen de
golfbal en de handpalm. Rol de golfbal over de teen heen. Doe dit verscheidene malen. Laat de bal ook
over de nagel heenrollen.

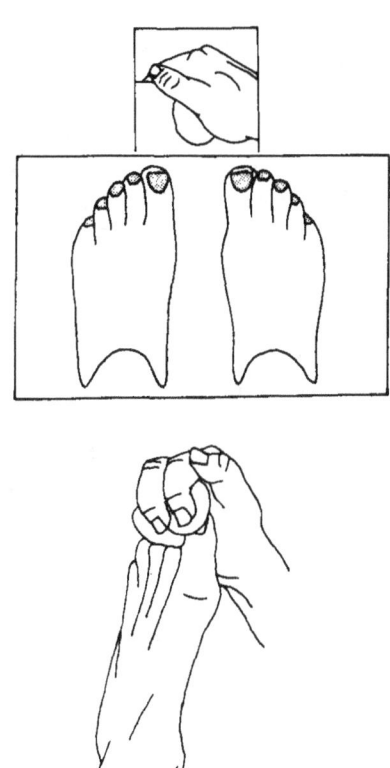

Voetrollers

1. Staproller
2. Tennisbal
3. Foetsieroller
4. Wiehlroller
5. Tortillaroller
6. Deegroller
7. Golfbal
8. Caseroller
9. Pedicureroller

*Voetrollers zijn in de meeste winkels
met gezonde voeding verkrijgbaar.*

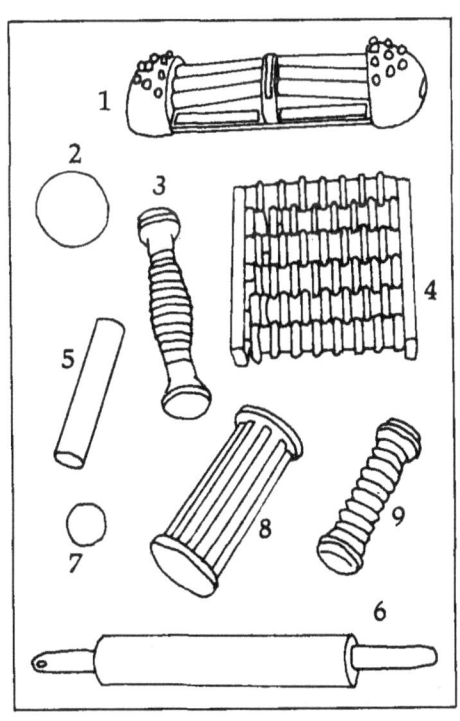

Cilindervormige voorwerpen lenen zich uitstekend om onder de voeten heen en weer gerold te worden. Naast de in de handel verkrijgbare voetrollers, kunt u ook voorwerpen gebruiken uit het huishouden zoals een deegroller, een zachte plastic fles of de sport van een stoel. Als u over diverse soorten cilindervormige voorwerpen beschikt kunt u deze opbergen bij plaatsen waar u zit. U hebt de roller dan gemakkelijk bij de voet. . . en hand. Twee goede plekjes zijn onder de eettafel en bij uw favoriete leunstoel. Zorg ervoor dat u ze niet in het looppad opbergt.

Opmerking: Weest u zich bewust van uw persoonlijke reacties op de druk die door het harde oppervlak van een roller wordt uitgeoefend. Kies de druk die bij u past en waar u zich goed bij voelt.

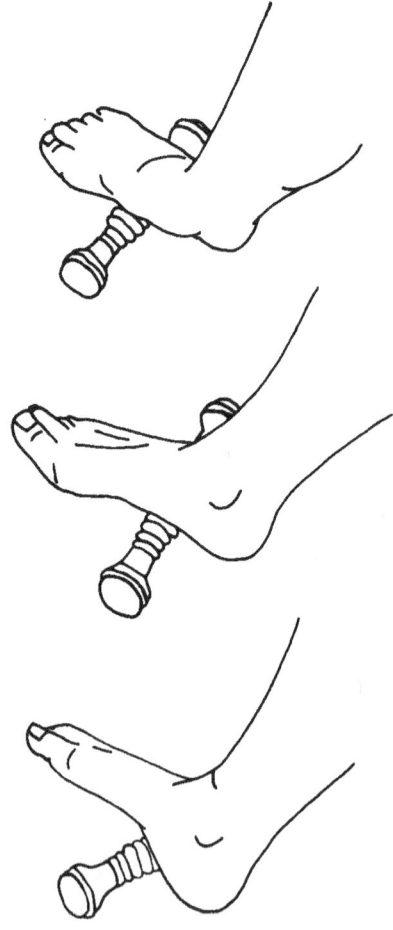

Verplaats de voet steeds van binnen via het midden naar buiten zodat de hele voetzool wordt gerold.

Plaats de hiel van de andere voet op de teen die bewerkt wordt en rol. De hiel zorgt voor de hefboomwerking. Verplaats de hiel naar de andere tenen. Experimenteer een beetje door de werkende voet van zijkant naar zijkant te bewegen zodat ook de zijkant van de tenen wordt gerold.

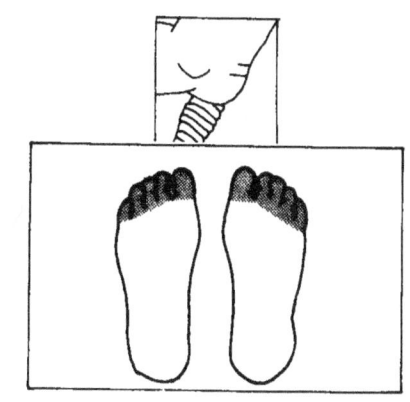

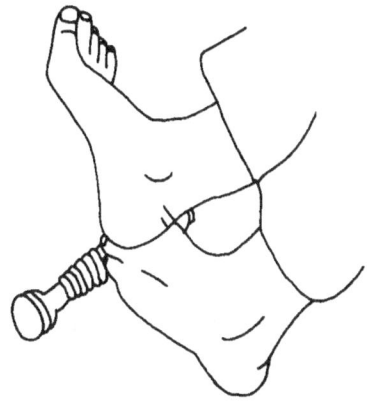

Plaats de voet op de roller. Rol met de hiel bovenop de voet om meer druk te krijgen. Buig de voet van buiten via het midden naar binnen zodat het hele vlak bestreken wordt.

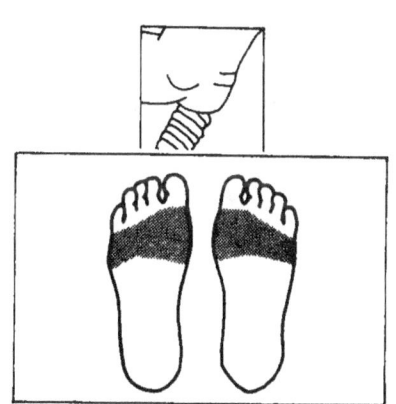

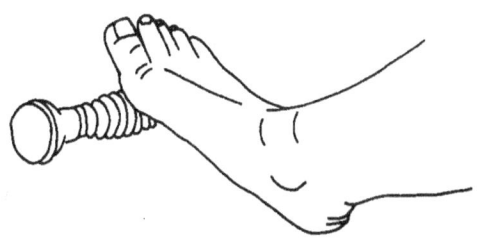

Plaats de voet op de roller. Rol terwijl de voet van buiten via het midden naar binnen buigt. De druk kan worden verhoogd door de benen te kruisen.

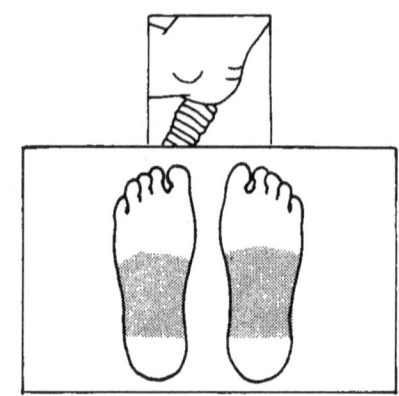

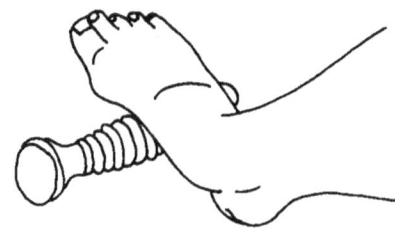

De hiel is een moeilijk gebied en de roller glijdt er gemakkelijk onderuit. Om deze reden zult u misschien tijdens het rollen van dit gebied liever uw benen kruisen om meer druk uit te oefenen en de roller te beheersen. Ook nu weer dient de voet van buiten via het midden naar binnen te worden gebogen.

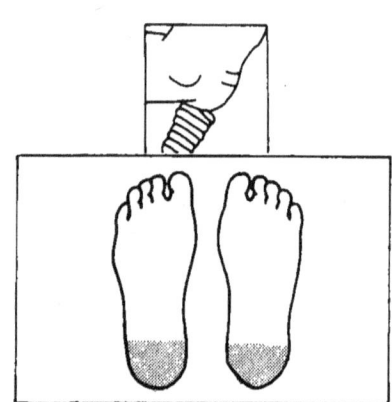

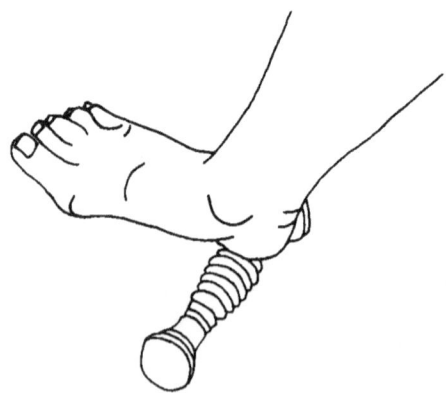

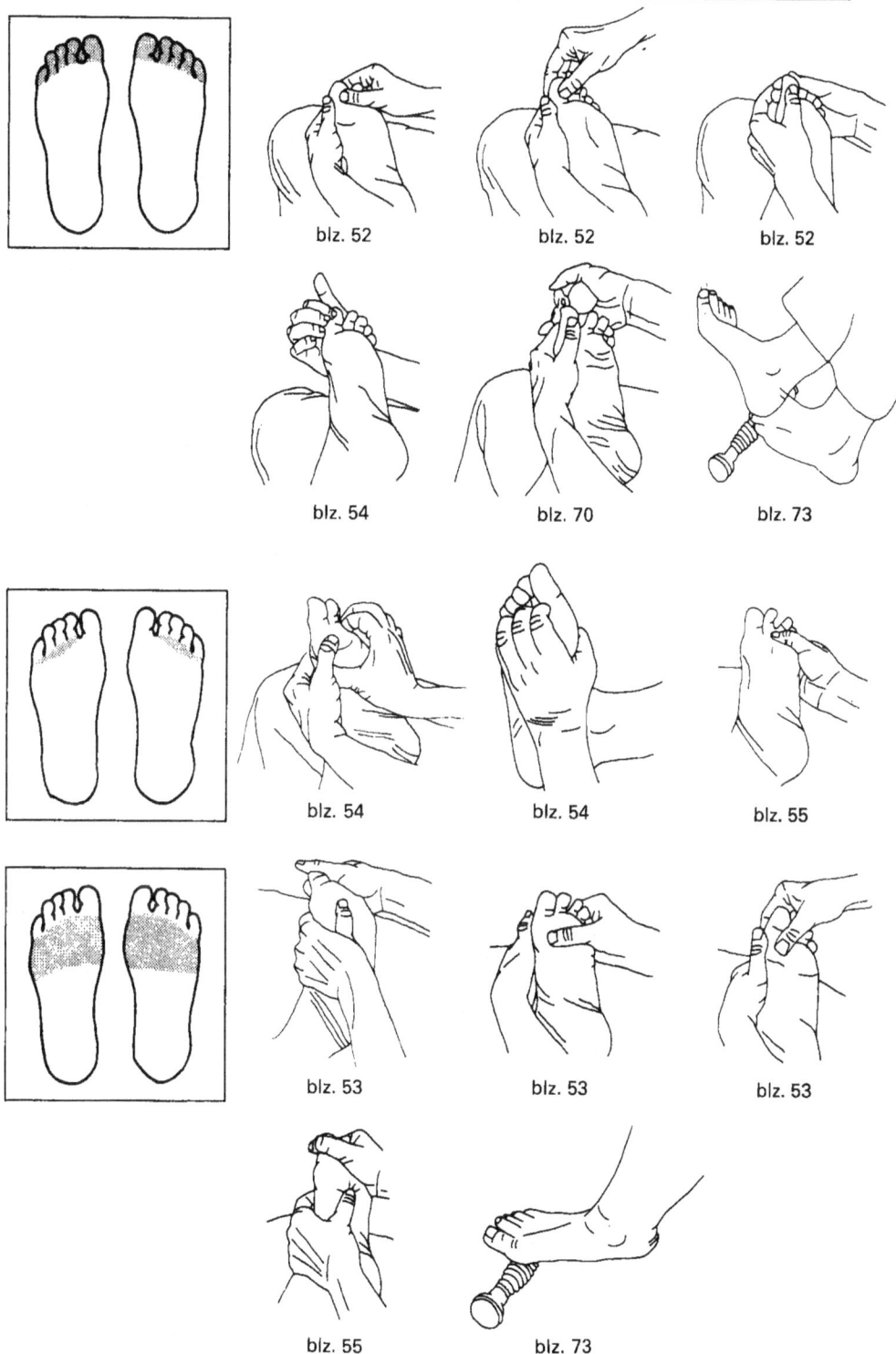

blz. 52   blz. 52   blz. 52

blz. 54   blz. 70   blz. 73

blz. 54   blz. 54   blz. 55

blz. 53   blz. 53   blz. 53

blz. 55   blz. 73

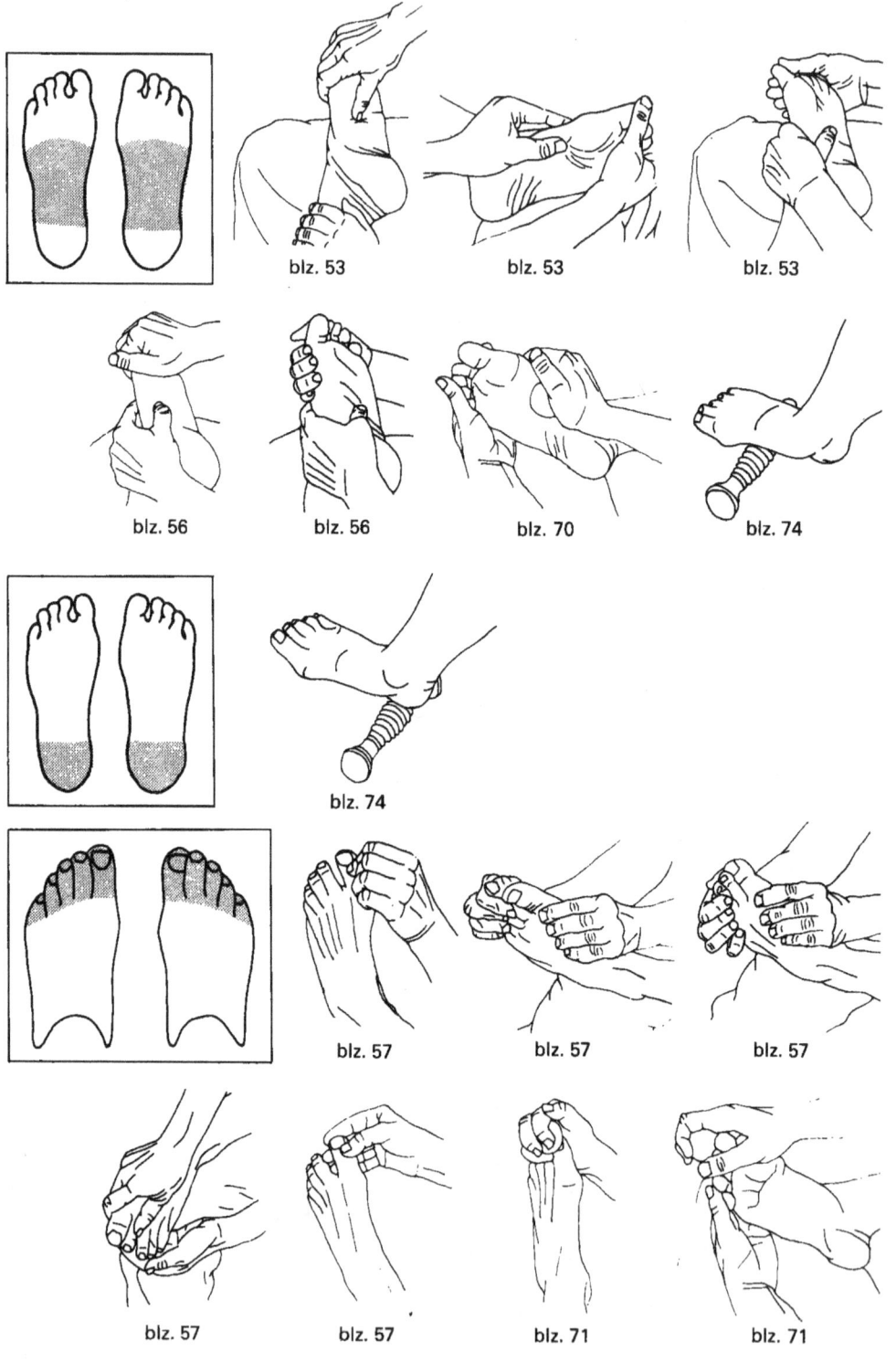

blz. 53 blz. 53 blz. 53

blz. 56 blz. 56 blz. 70 blz. 74

blz. 74

blz. 57 blz. 57 blz. 57

blz. 57 blz. 57 blz. 71 blz. 71

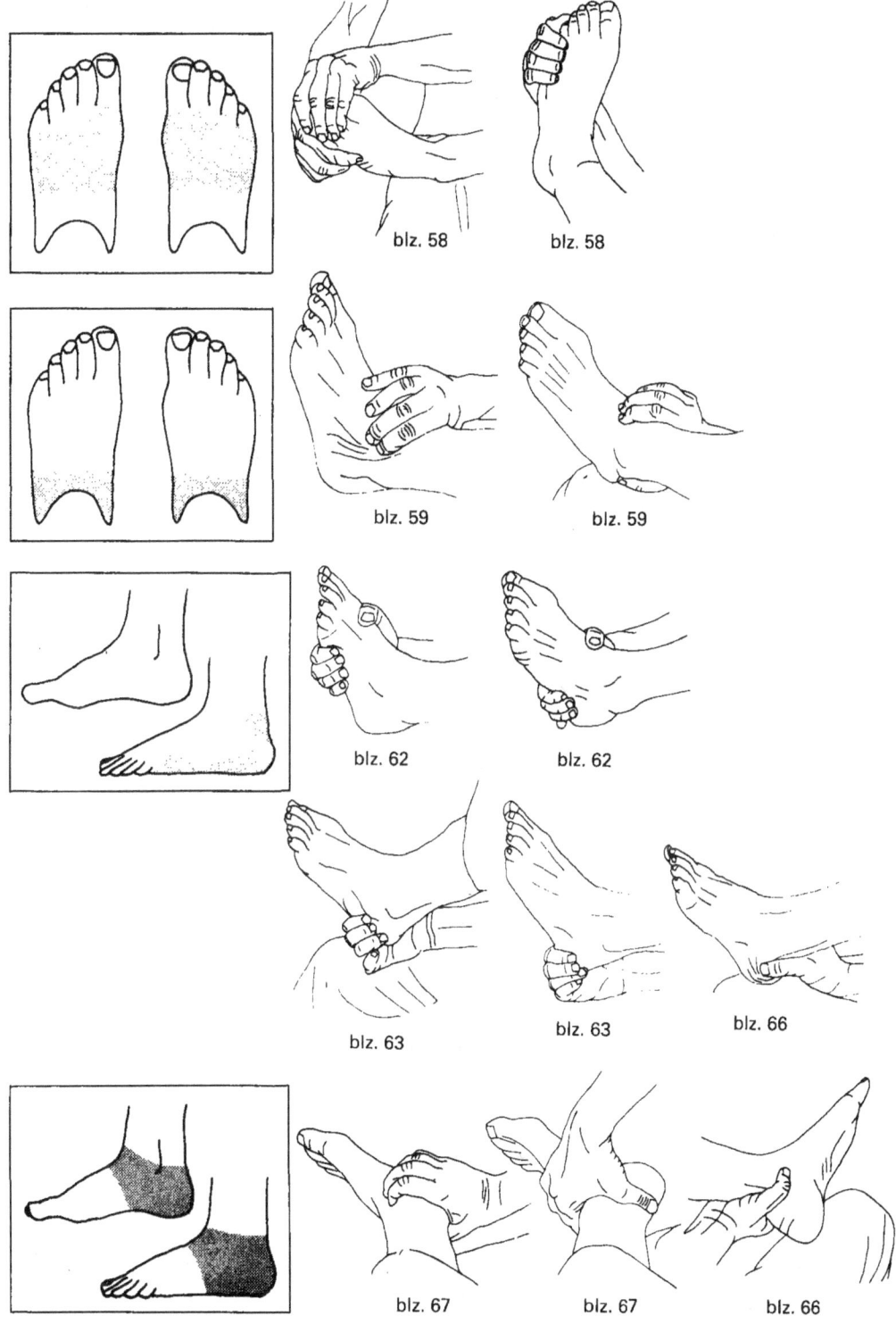

blz. 58   blz. 58

blz. 59   blz. 59

blz. 62   blz. 62

blz. 63   blz. 63   blz. 66

blz. 67   blz. 67   blz. 66

77

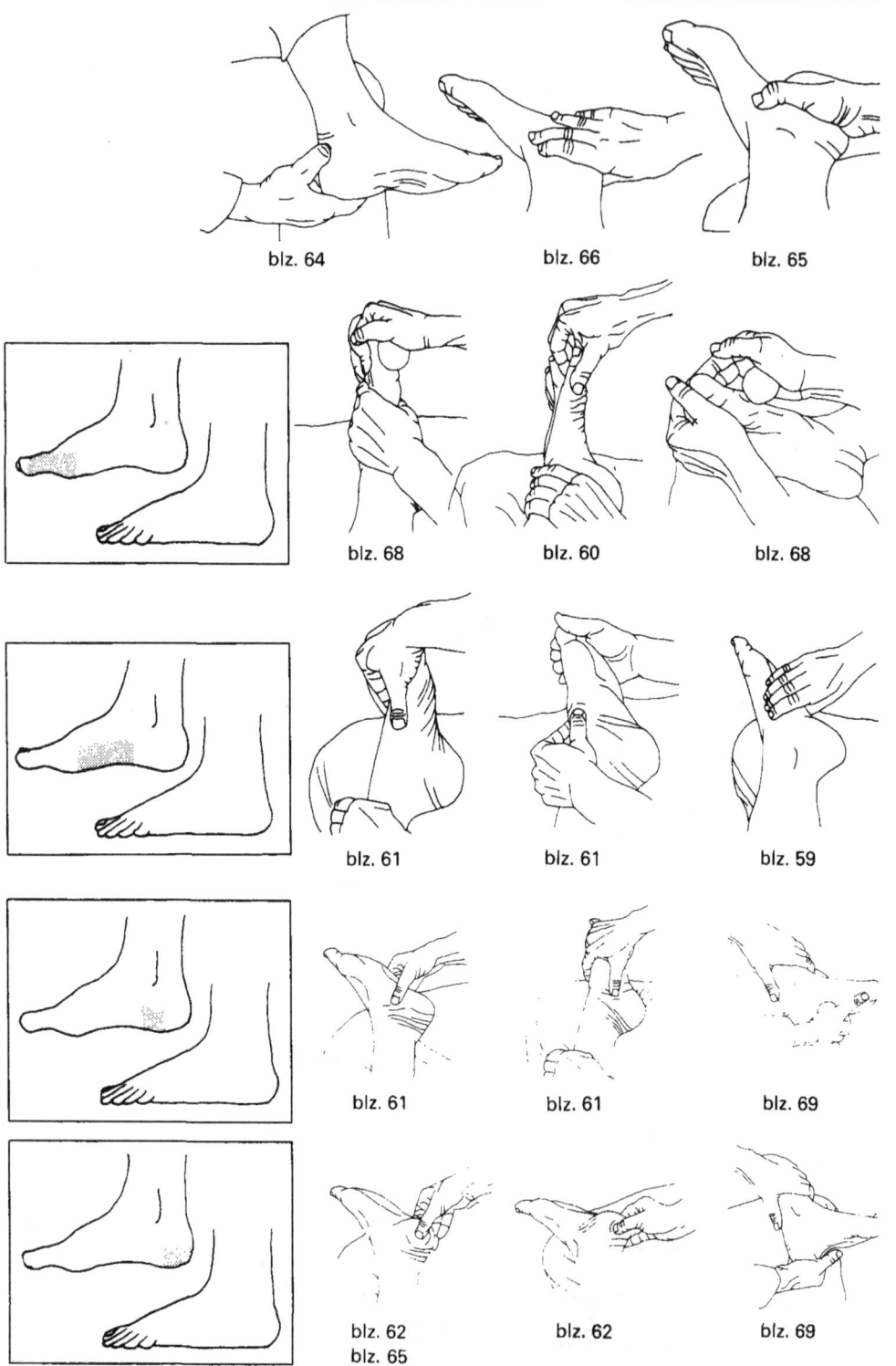

blz. 64 blz. 66 blz. 65

blz. 68 blz. 60 blz. 68

blz. 61 blz. 61 blz. 59

blz. 61 blz. 61 blz. 69

blz. 62
blz. 65 blz. 62 blz. 69

9. Handreflexologie

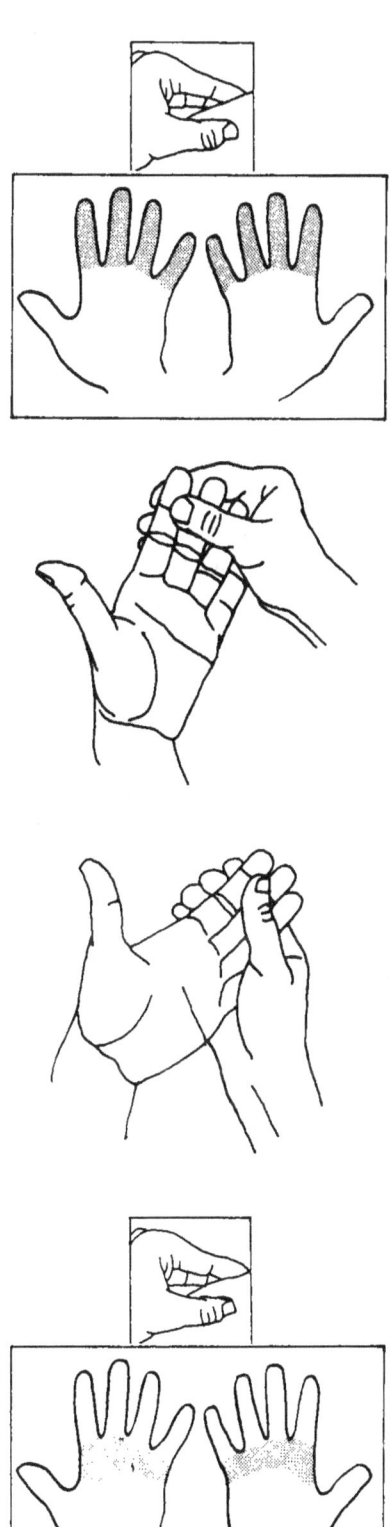

Handpalm

Lopende duim

Laat de vinger die bewerkt gaat worden op de vier vingers van de
werkende hand rusten. Gebruik de
techniek van de lopende duim en
werk de vinger in diverse banen af.
Besteed met name veel aandacht aan
de gewrichten.

Variatie: Bijzonder effectieve techniek om het gebied rond een gewricht te bewerken.

Laat de vingers van de werkende
hand op de te bewerken hand rusten.
Gebruik de techniek van de lopende
vinger om de gootjes af te werken die
in de handpalm tussen de uiteinden
van de middenhandsbeentjes liggen.
Houd de vingers van de bewerkte
hand achterover zodat deze gootjes
beter te zien zijn en om de dikte van
het vlees in dit gebied iets te doen
verminderen.

Variatie: ↓ ←

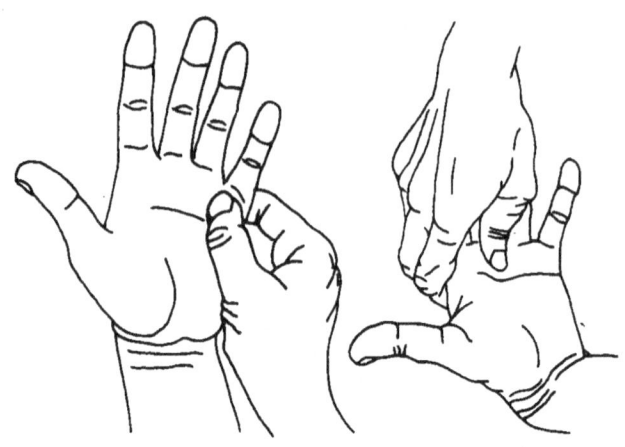

Laat de hand op de vingers van de werkende hand rusten. Gebruik de techniek van de lopende duim om dit gebied te bewerken. Omdat het een vlezig gebied van de hand betreft, zorgt een juiste stand van de te bewerken hand ervoor dat de behandeling gemakkelijk verloopt. Houd de vingers achterover zodat er een steviger werkoppervlak ontstaat.

Variatie: ↓

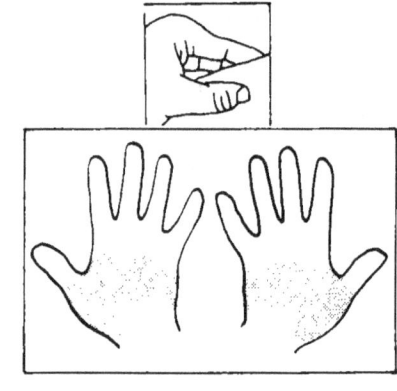

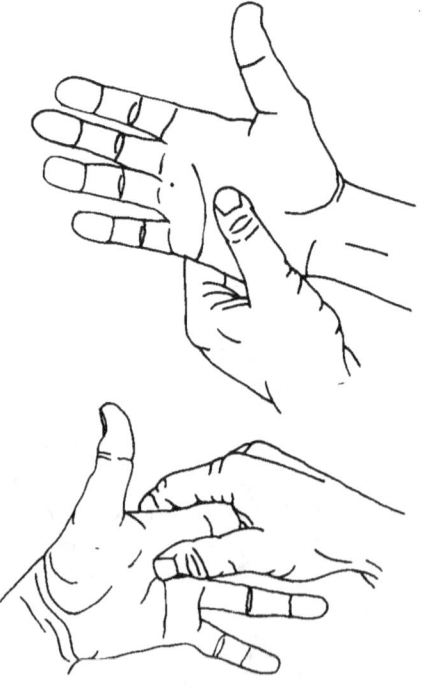

Laat de hand rusten op de vingers van de werkende hand. Gebruik de techniek van de lopende duim om dit gebied te bewerken.

Variatie: De techniek van de lopende vinger. Pak voor de hefboomwerking de pols beet.

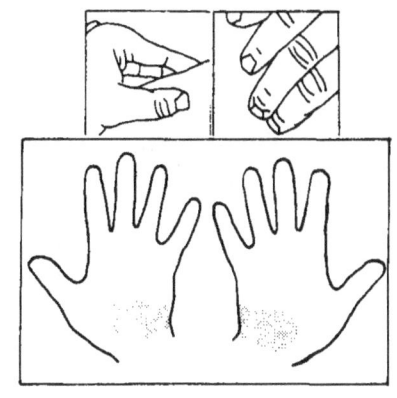

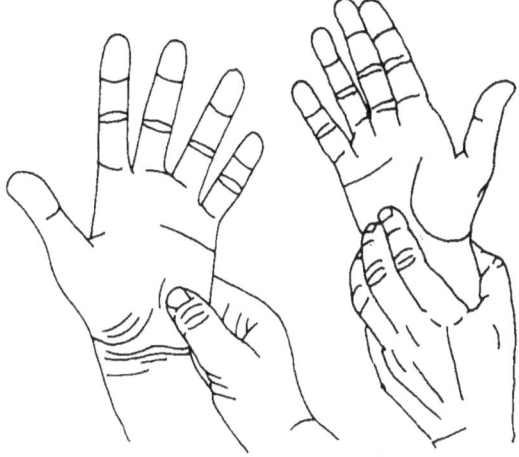

Lopende vinger/greeptechnieken
Laat de te bewerken duim in de palm van de werkende hand rusten. Gebruik de techniek van de lopende vinger om dit gebied te bewerken. Werk diverse stroken af om de hele binnenkant van de duim te bestrijken.

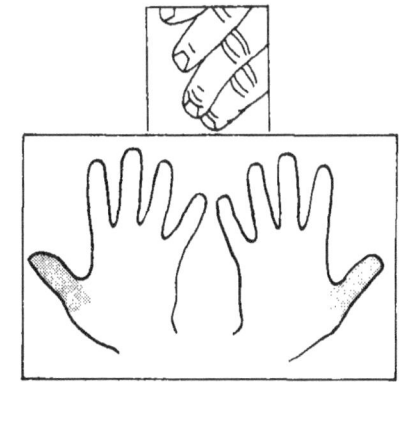

Plaats de te bewerken duim in de palm van de werkende hand. Plaats de top van de wijs- of middelvinger op het gebied dat bewerkt wordt. Gebruik de vingergreeptechniek en oefen wisselende druk op het gebied uit: Pas op de vingernagels. Verplaats de werkende vinger en herhaal alles.

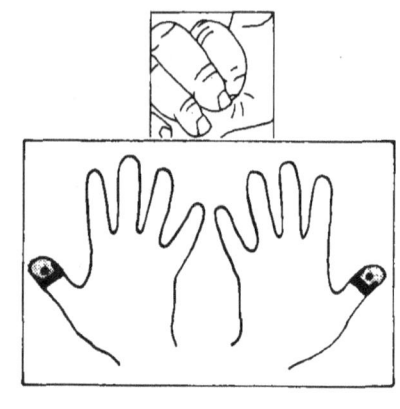

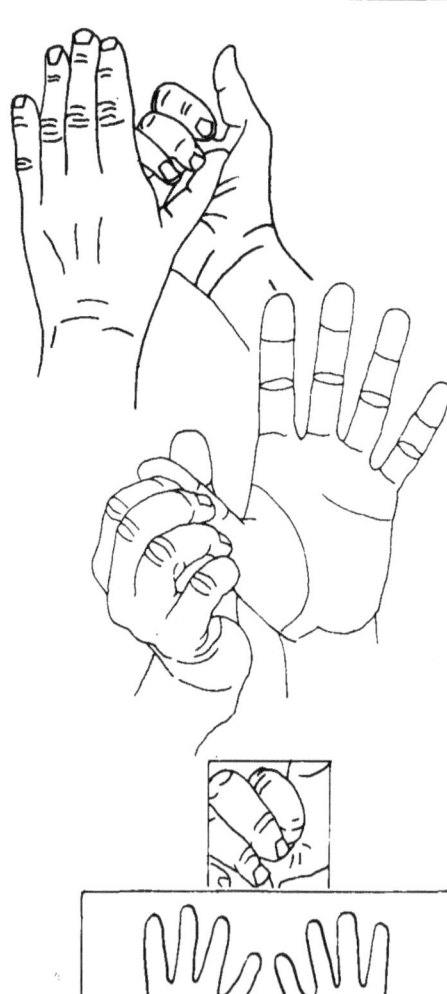

Laat de te bewerken hand in de palm van de werkende hand rusten. Plaats de top van de wijsvinger op het te bewerken gebied. Gebruik de vingergreeptechniek om wisselende druk uit te oefenen. Pas op de vingernagels. Verplaats de werkende vinger en herhaal alles.

Variatie: Pak de te bewerken hand vast bij de pols.
Pak de pols vast. Plaats de top van de

82

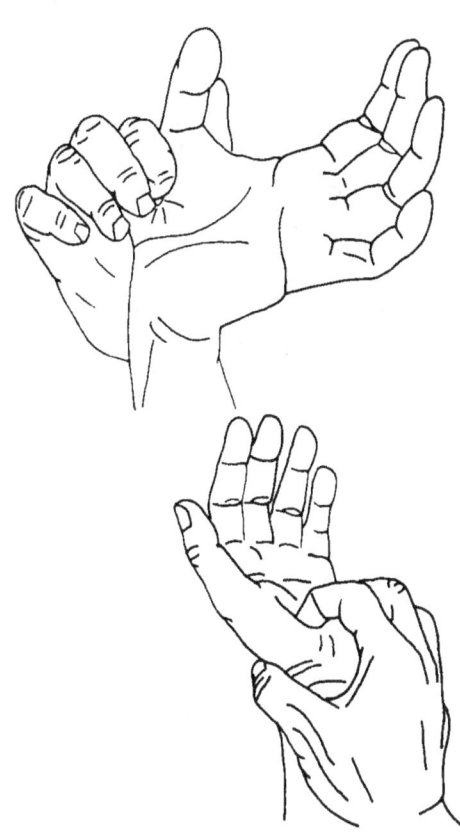

wijsvinger op het te bewerken gebied. Gebruik de vingergreeptechniek om wisselende druk uit te oefenen. Pas op de vingernagels. Verplaats de werkende vinger en
herhaal alles.

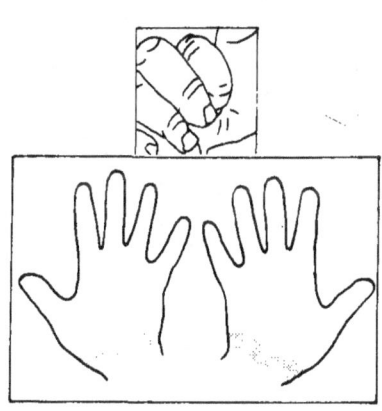

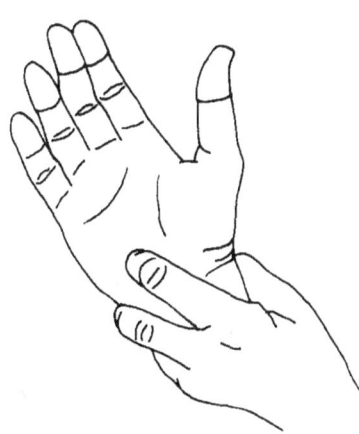

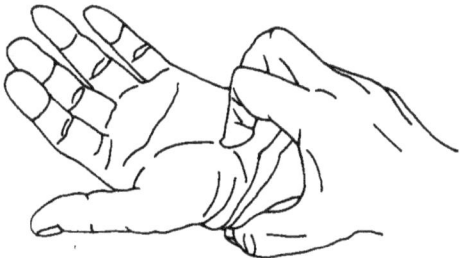

Greeptechniek met meer vingers

Plaats de muis van de werkende hand bovenop de hand, onder de duim, zodat er een hefboomwerking uitgaat van de werkende vingers. Plaats de vingertoppen op de handpalm. Gebruik de grecptechniek met meer vingers om het vlezige deel van de hand te bewerken. Pas op de vingernagels. Verplaats de werkende vingers en herhaal alles.

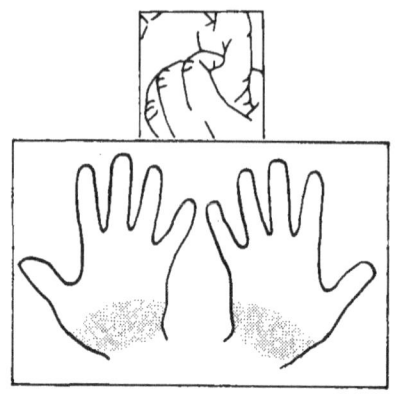

Plaats de muis van de werkende hand op de pols. Sla de duim om de pols heen voor de hefboomwerking. Plaats de vingertoppen op de handpalm. Gebruik de greeptechniek met meer vingers om de muis van de hand te bewerken. Pas op de vingernagels. Verplaats de werkende vingers en herhaal alles.

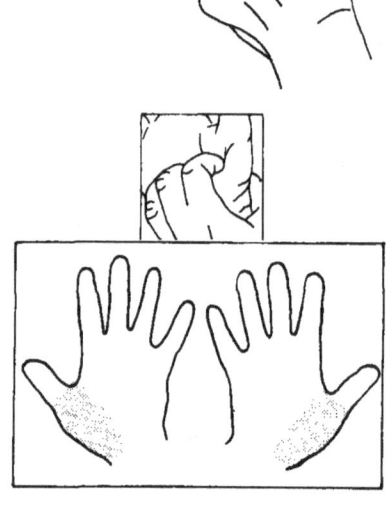

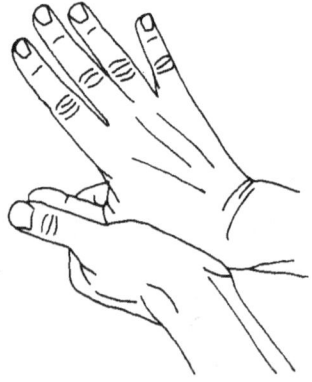

84

Plaats de muis van de werkende
hand bovenop de hand onder de
pink. Plaats de vingertoppen op de
handpalm die bewerkt wordt. Gebruik de greeptechniek met meer
vingers om het gebied te bewerken.
Pas op de vingernagels. Verplaats de
werkende vingers en herhaal alles.

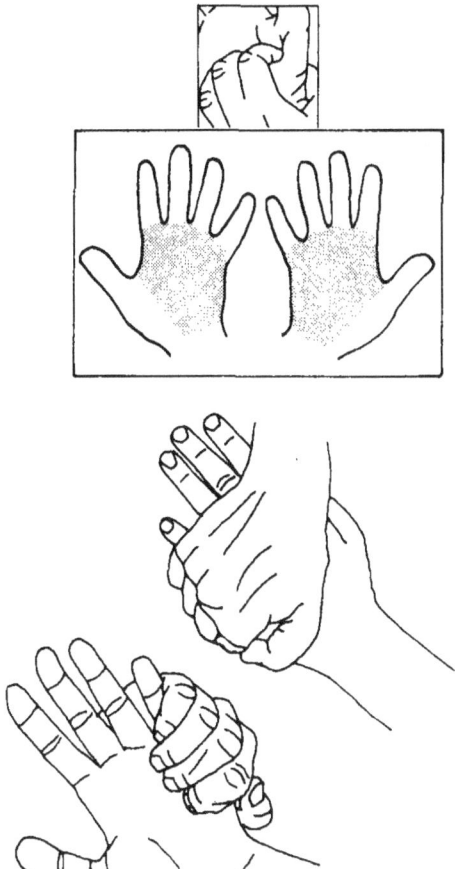

Greeptechnieken
Pak de hand beet, plaats de duim en
vinger tegenover elkaar alsof ze in
het vlies van de hand moeten knijpen. Gebruik de techniek van de lopende duim om dit gebied te bewerken. Doe dit in diverse stroken. Pas
op de nagels.

Variatie: Gebruik de knijptechniek.

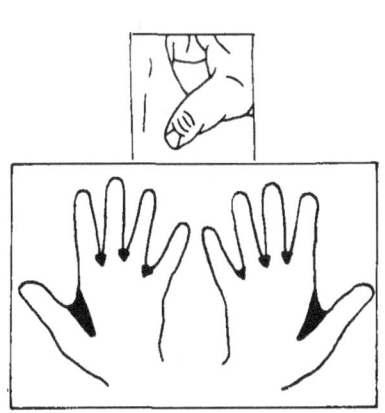

*(zie vervolg illustraties bij deze oefening op de vol-
gende bladzijde)*

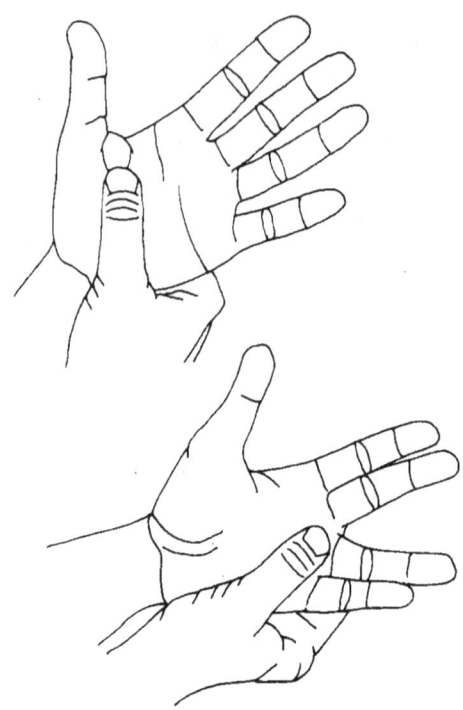

Pak de te bewerken hand beet met duim en wijsvinger van de werkende hand. Het tweede gewricht van de wijsvinger is het contactpunt. Gebruik de duim voor ondersteuning en hefboomwerking en het gewricht van de wijsvinger als het werkend gewricht. Plaats de wijsvinger onder het gewricht beneden de duim. Draai de werkende hand heen en weer, waarbij de wijsvinger in het gewricht wordt gedrukt.

Variatie: Gebruik de vingergreep-techniek.

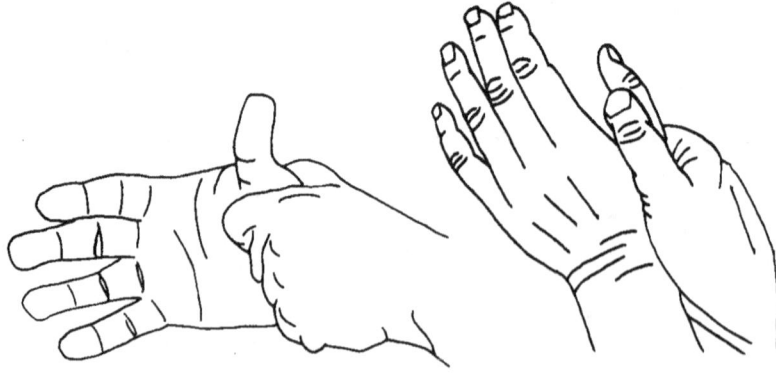

Plaats de duim en vinger op het vlies van de hand. Om de knijpgreeptechniek te gebruiken dient druk uitgeoefend te worden door duim en wijsvinger samen te knijpen. De vingertop oefent meer druk uit dan de top van de duim, die meer als ruggesteun gebruikt wordt.

Variatie: Techniek van de lopende vinger.

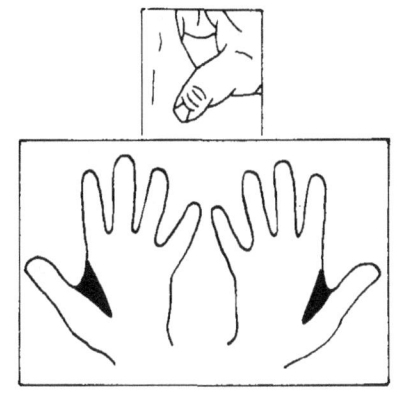

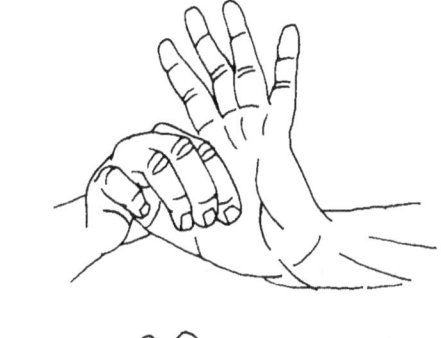

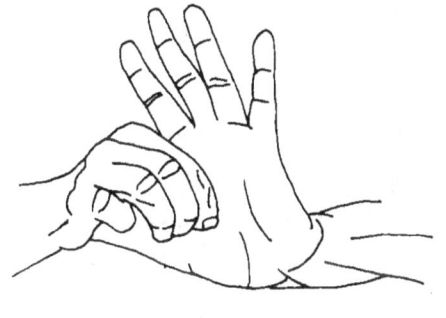

Pak de hand beet, plaats de duim op de handpalm en de vingers bovenop de hand, tegenover elkaar (alsof ze in de hand moeten knijpen). Om de knijpgreeptechniek toe te passen dienen duim en vingers samengeknepen te worden; doe dit pompend om wisselende druk uit te oefenen. De duim oefent meer druk uit dan de vingers. Pas op de vingernagels.

(zie vervolg op bladzijde 88)

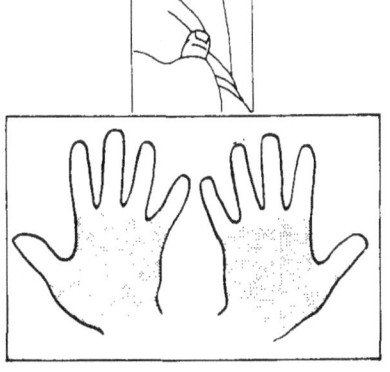

Variatie: Techniek van de lopende duim.

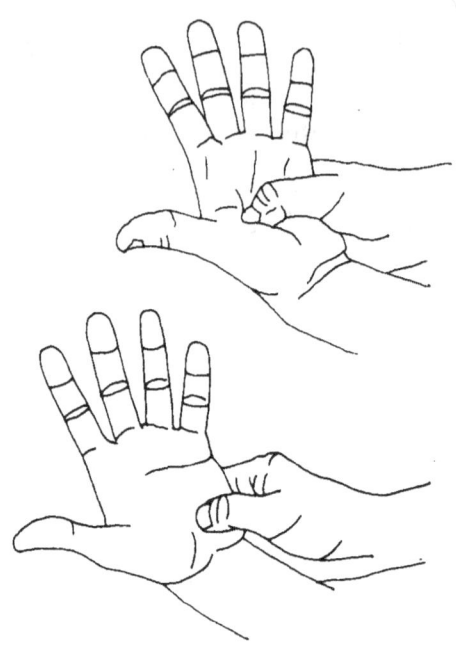

Bovenkant van de hand

Knijpgreep

Plaats de duim en vinger op het vlies van de hand. Om de knijpgreep toe te passen dient druk uitgeoefend te worden door duim en vinger samen te knijpen. Pas op de vingernagels. De top van de duim oefent meer druk uit dan de vingertop, die meer gebruikt wordt als ruggesteun.

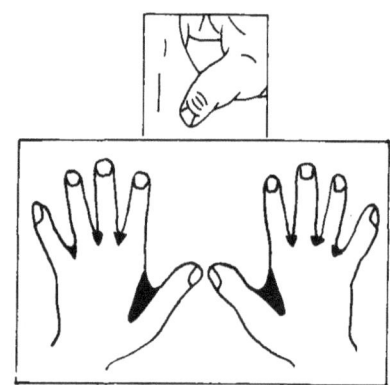

Variatie: Zorg voor wisselend diepgaande druk door pompende knijpbewegingen van duim en vinger.

Variatie: Techniek van de lopende duim.

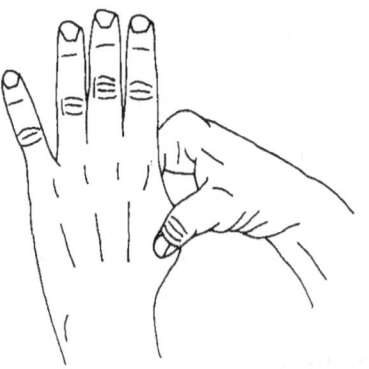

Plaats de te bewerken duim tussen wijsvinger (tweede gewricht) en duim. Om de knijpgreeptechniek toe te passen dient druk te worden uitgeoefend door duim en wijsvinger samen te knijpen.

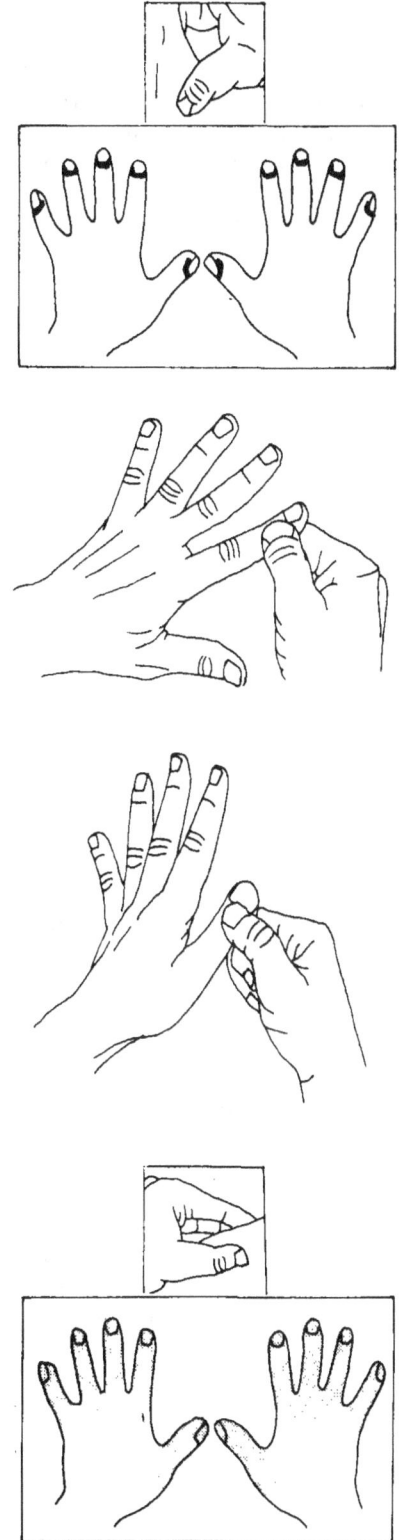

Lopende duim

De techniek van de lopende duim wordt gebruikt om de vingers en duim van de andere hand te bewerken. De vingers van de werkende hand zorgen voor steun en hefboomwerking. Laat om te beginnen de duim van de te bewerken hand op de vier vingers van de hand met de werkende duim rusten. Gebruik de techniek van de lopende duim en doe dit in diverse stroken zodat de hele

duim bestreken wordt, inclusief nagel en zijkanten. Met name de gewrichten verdienen extra aandacht.
Verwissel van hand en werk de andere hand op dezelfde manier af. Keer
weer terug naar de oorspronkelijke
hand en volg de hier beschreven pro-
cedure om de wijsvinger te bewerken.

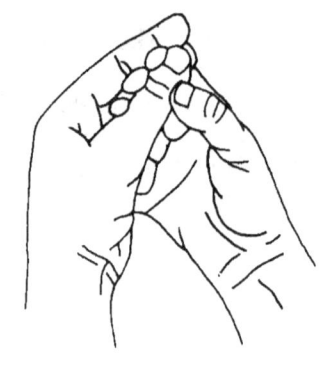

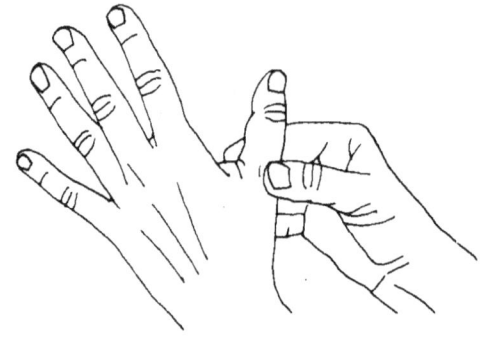

Wissel telkens van hand waarbij de
bovenkant van de vingers steeds omvat wordt. Deze handwisseling
wordt uitgevoerd om het werk voor
de werkende duim minder ver-
moeiend te maken.

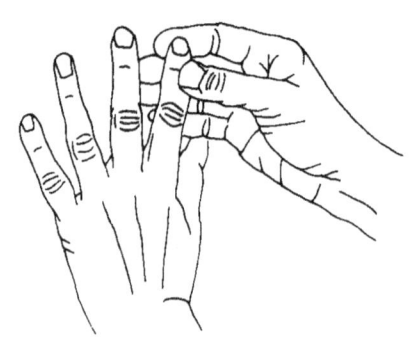

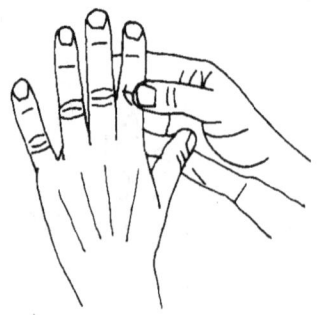

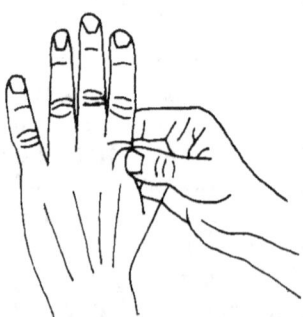

Diverse technieken

Plaats de duim van de werkende hand in de palm van de andere hand. Gebruik de techniek van de lopende vinger om beide zijden van het gootje af te werken; de gootjes die tussen de middenhandsbeentjes bovenop de hand lopen. Begin bij de aanhechting van de vinger en werk vanuit het gewricht aan de basis van de vinger naar de pols toe. Bewerk zowel de buiten- als binnenwaarts gerichte zijde van het gootje. Werk elk gootje op dezelfde manier af. Het gootje tusen duim en wijsvinger is breder dan de andere. Gebruik de techniek van de lopende vinger om in dit gebied diverse stroken te bewerken, zowel de zijde van het gootje aan de kant van de wijsvinger als aan de kant van de duim.

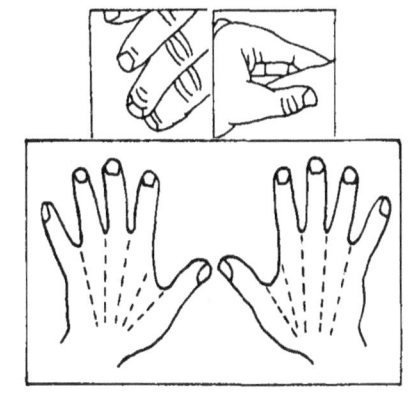

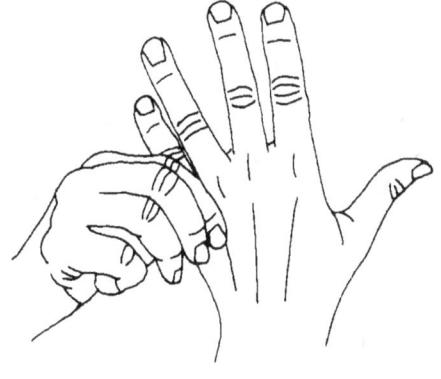

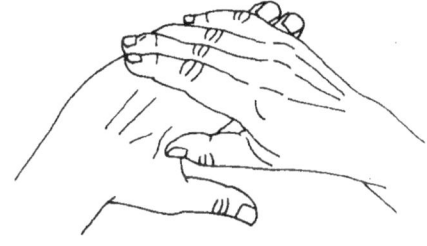

Laat de te bewerken hand op de duim van de werkende hand rusten. Gebruik de techniek van de lopende vinger om de hand af te werken. Doe dit in verschillende stroken, waaronder de pols.

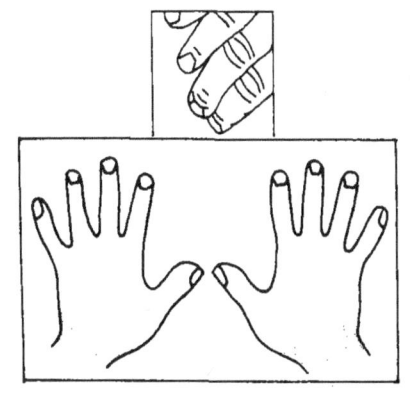

(zie vervolg oefening op bladzijde 92)

Variatie: Techniek van de lopende vingers.

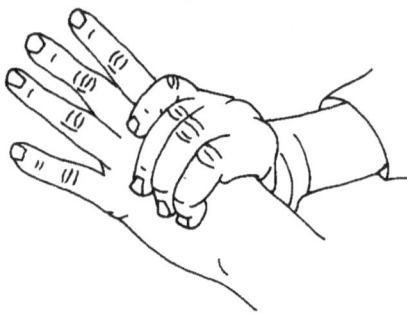

Plaats de muis van de werkende hand op de handpalm onder de pink. Hierdoor ontstaat de voor deze techniek benodigde hefboomwerking. Plaats de vingertoppen in het gootje tussen de pink en de ringvinger. Draai de pols van de te bewerken hand zodat de werkende vingers het gootje kunnen afwerken. Bewerk op soortgelijke wijze de andere gootjes.

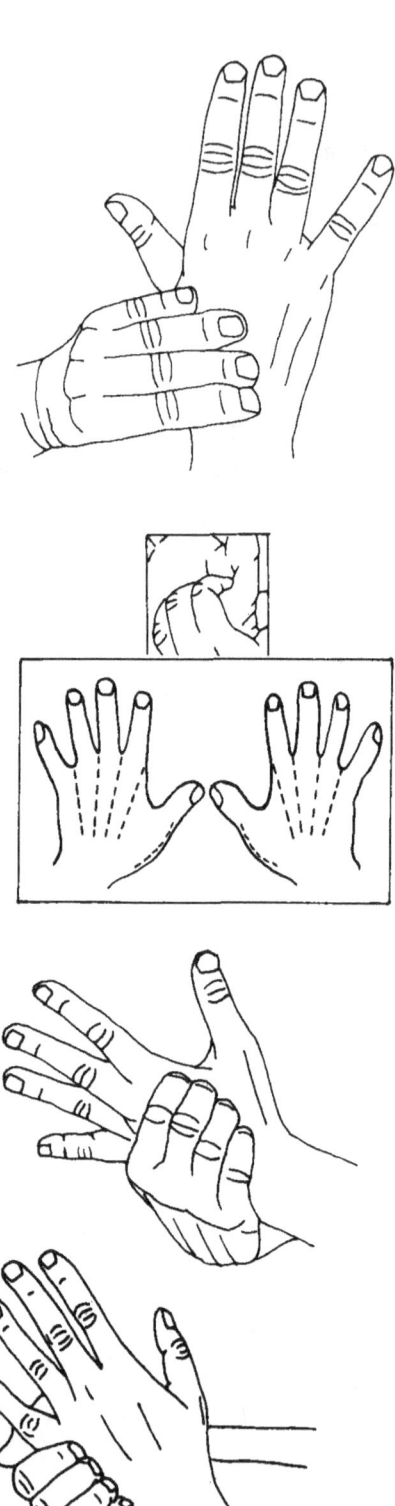

Verplaats, om de andere kant van de gootjes te kunnen bewerken, de werkende hand zodat de muis van de hand op de palm onder de duim ligt. Ga vervolgens als hiervoor omschreven te werk.

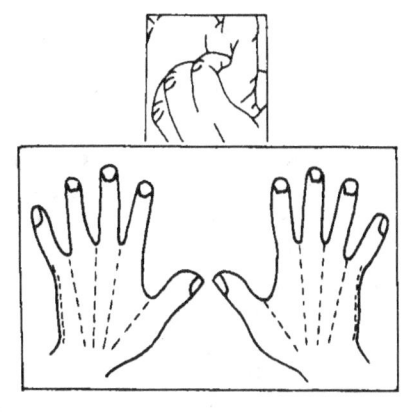

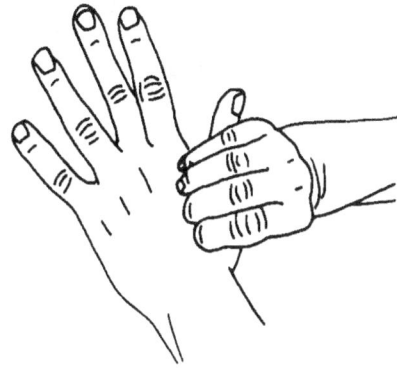

Zijkanten van de hand

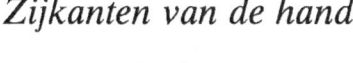

Lopende duim/vinger

Plaats de te bewerken duim op de vingers van de werkende hand. Gebruik de techniek van de lopende duim om de duim af te lopen. Verplaats de werkende duim en doe dit in diverse stroken.

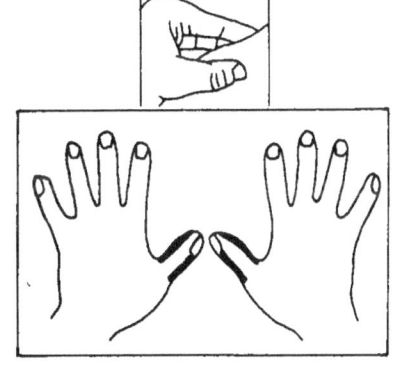

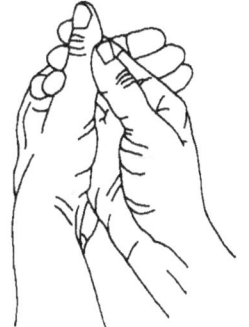

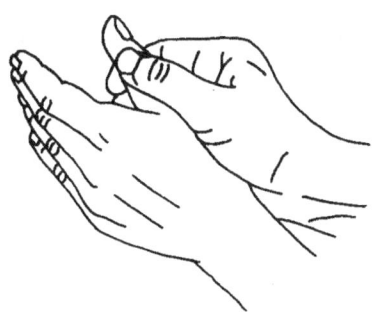

Pak met de werkende hand de pink beet. Door deze greep verkrijgt u de hefboomwerking en de stevigheid van de greep dient ter controle voor de druk die u wilt uitoefenen. Gebruik de techniek van de lopende duim om de vinger af te werken tot aan het uiteinde van het middenhandsbeentje. Pak de volgende vinger vast en ga op dezelfde manier te werk. De duim moet vrij kunnen lopen terwijl u met uw vingers en de rest van de hand de greep bewaart, gebruikmakend van de hefboomwerking. Bewerk op soortgelijke wijze de andere vingers.

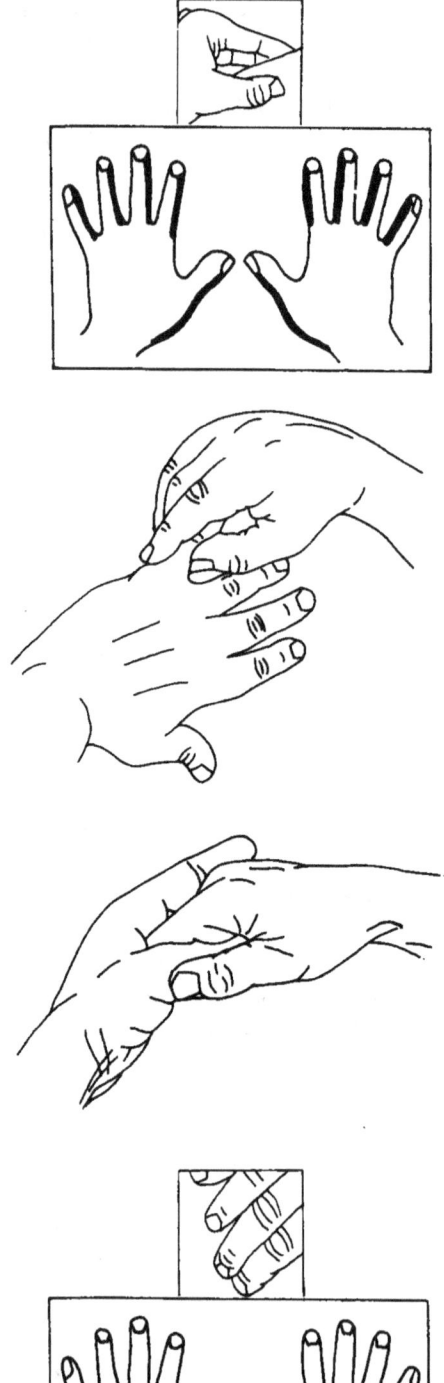

Pak de te bewerken hand beet. De duim van de werkende hand zorgt voor de hefboomwerking. Gebruik de techniek van de lopende vingers om het hele gebied af te lopen.

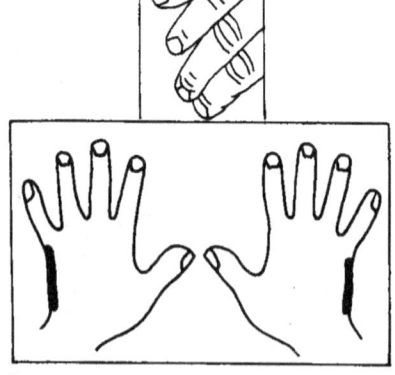

Variatie: Techniek van de lopende vinger. Techniek van de reflexrotatie.

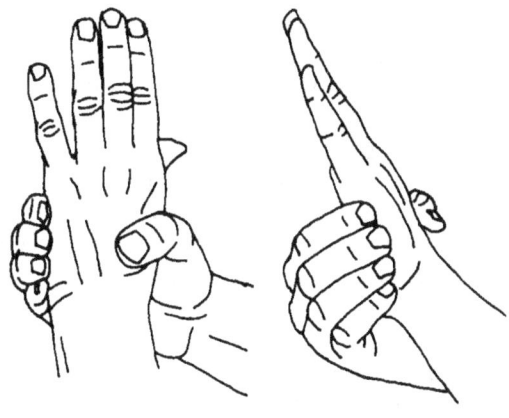

Diversen

Reflexrotatie

Pak, met de palm van de te bewerken hand naar beneden gericht, de pols beet met de duim aan de kant van de palm. Om de techniek van de reflexrotatie te gebruiken, dient u het punt met de wijsvinger te bepalen en de pols enkele keren te draaien, eerst in de richting van de klok, vervolgens tegengesteld aan de wijzerrichting. Pak, met de palm van de te bewerken hand naar boven, de pols beet met de duim aan de kant van de palm en herhaal alles.

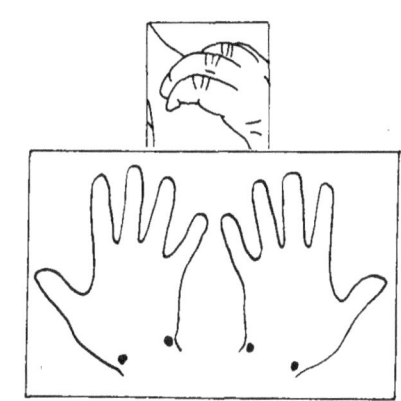

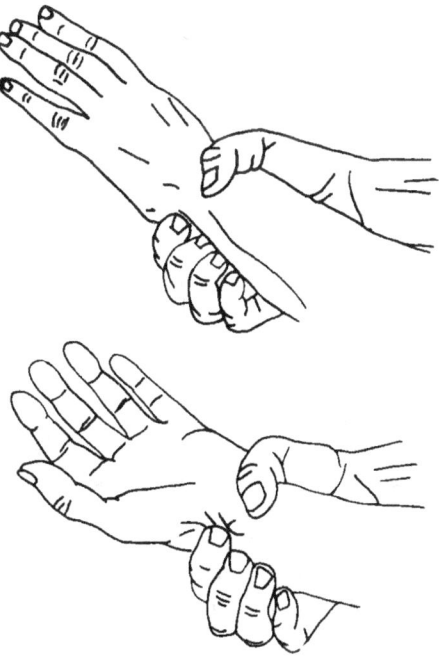

Pak, met de palm van de te bewerken hand naar beneden gericht, de
pols beet met de duim aan de kant
van de palm en de vingers bovenop.
Om gebruik te maken van de techniek van de reflexrotatie wordt de
wijsvinger op een bepaald punt geplaatst en blijft daar als de pols van
de te bewerken hand enkele keren in
beide richtingen gedraaid wordt.
Hierdoor neemt de druk van de wijsvinger af en weer toe. De duim en de
werkende hand zorgen voor de hefboomwerking.

Variatie: Reflexrotatie met de duim.

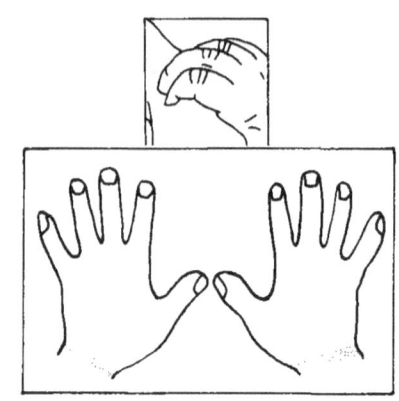

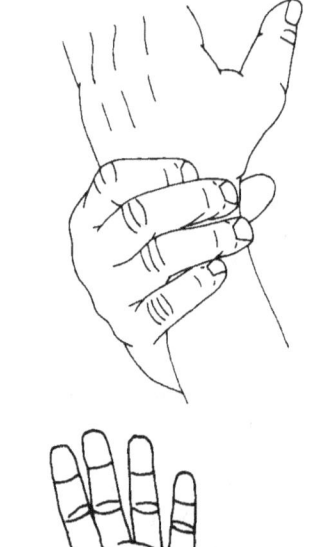

Wrijven
Doel van het wrijven is om de ene
hand steeds weer heel snel over de
andere te bewegen. Wrijven is een
techniek die algemeen gebruikt kan
worden om zowel de bloedsomloop
als de hele persoon in kwestie te sti-
muleren.

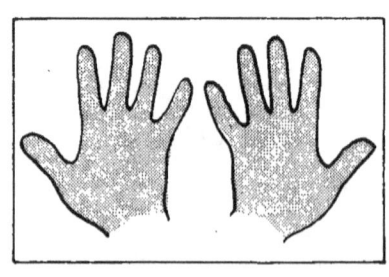

96

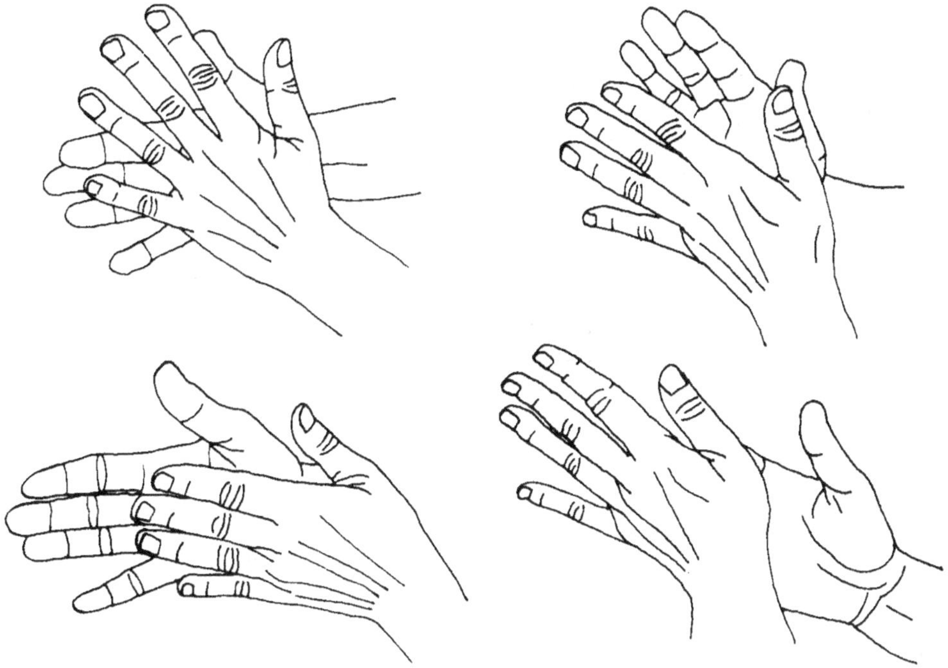

Nagel wrijven: De vingernagels van de ene hand worden steeds weer heel snel over de nagels van de andere hand gewreven.

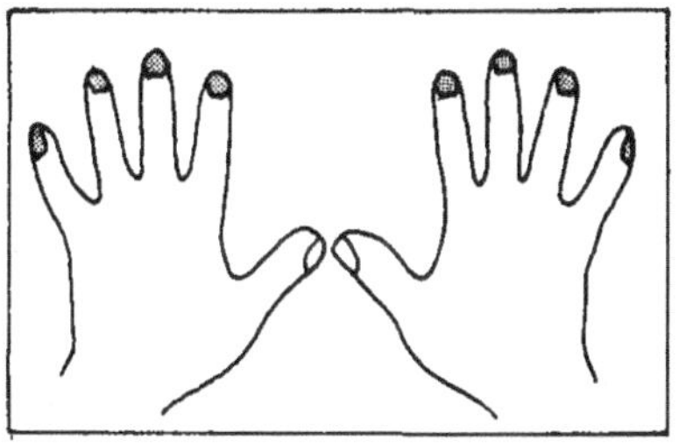

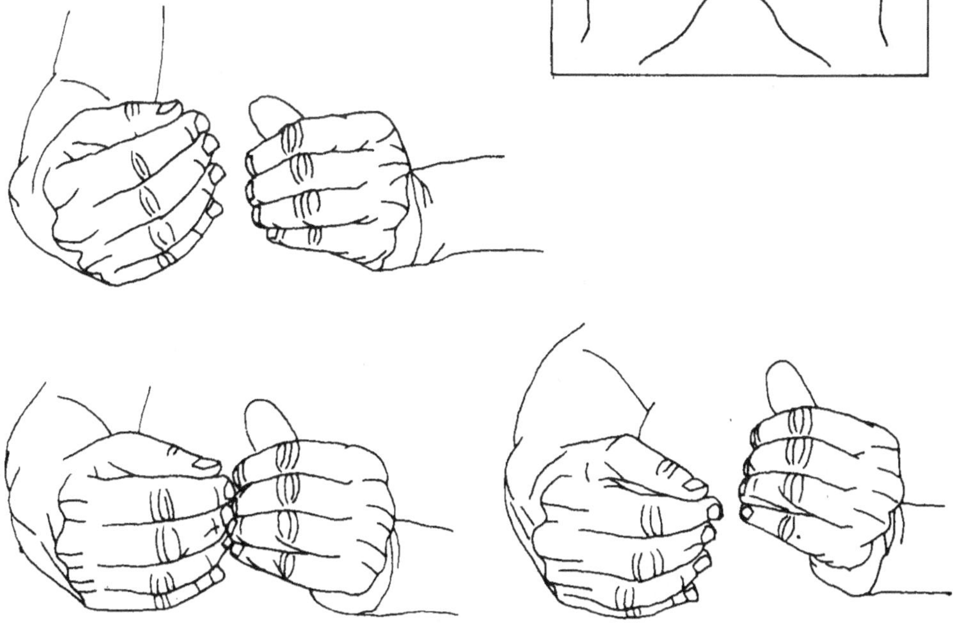

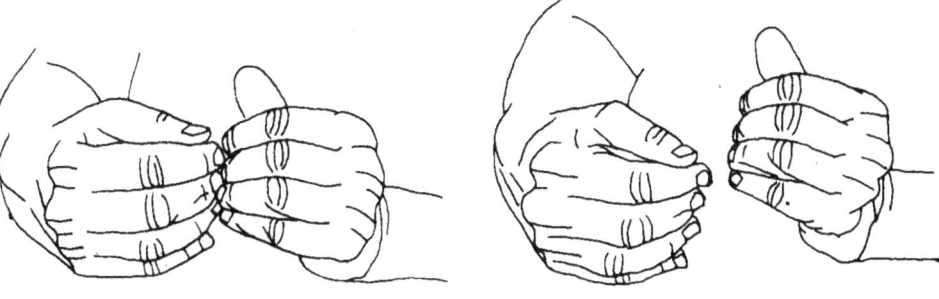

Golfbal

Voor de handen wordt een golfbal
gebruikt vanwege de juiste omvang
en omdat deze goedkoop en gemakkelijk in het gebruik is. In het algemeen werken ronde of cilindervormige voorwerpen heel goed omdat
ze soepel over het oppervlak glijden.
Kies een voorwerp uit dat voor u
goed werkt. Maar *onthoud* dat u
nooit een voorwerp als een golfbal
op iemand anders mag gebruiken.
Let op uw eigen reactie op de druk
die door het harde oppervlak van de
golfbal wordt uitgeoefend. Kies de
druk die bij u past en waar u zich
goed bij voelt.

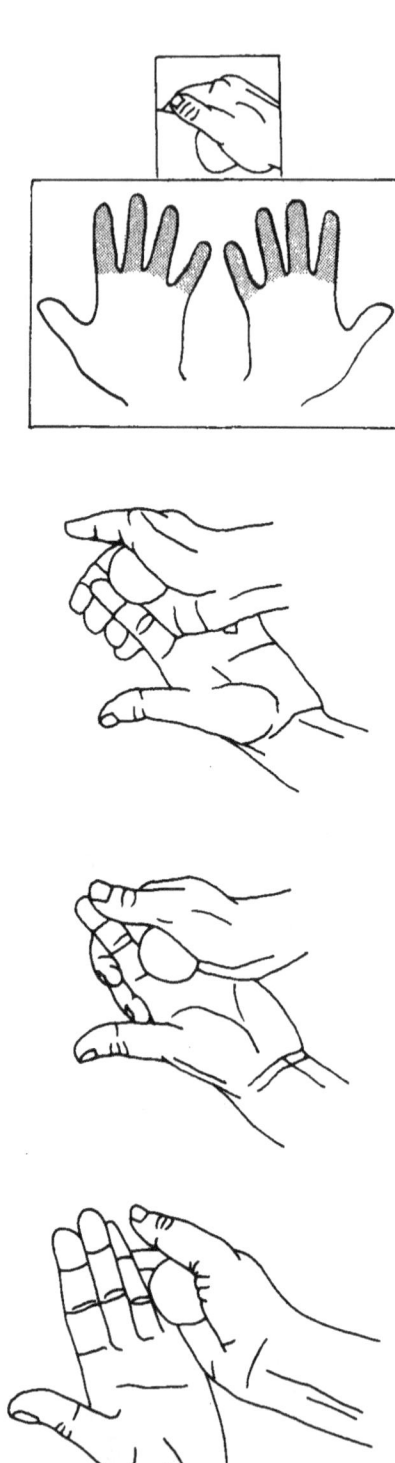

Wil het gebruik van een golfbal een
gunstig effect op de handen hebben,
dan dient men er controle over te
krijgen zodat deze heel soepel over
het te bewerken oppervlak kan rollen. Dit kan men bereiken door de
bal met de werkende hand te omvatten of door deze tussen beide handen
te klemmen. Een andere manier die
niet alleen tot balbeheersing leidt
maar ook zorgt voor hefboomwerking en controle van de uit te oefenen druk, is het plaatsen van de vier
vingers bovenop de hand. De golfbal
zit dan opgesloten tussen de beide
handpalmen waarbij de vingers de
druk bepalen.

Omvat de golfbal met de werkende
hand. De vinger die bewerkt moet
worden zit klem tussen de golfbal en
de vingers van de werkende hand.
Rol de bal over de vinger. Doe dit in
diverse stroken totdat de hele lengte
van de vinger is afgewerkt. Hefboomwerking en druk worden afge-
wisseld door de greep van de
werkende hand te verstevigen of te
verslappen.
Neem de volgende vinger. Omvat de
te bewerken vinger met de werkende

hand en ga als hierboven beschreven te werk. Werk de andere vingers op dezelfde wijze af.

De duim schept voor de werkende hand een andere situatie. Houd de golfbal beet met de eerste twee vingers van de werkende hand. Plaats de golfbal op het oppervlak van de duim aan de kant van de handpalm. Plaats de duim van de werkende hand bovenop de te bewerken duim. Deze duim zorgt voor de hefboomwerking en het beheersen van de druk. Als u voor een stabiel werkvlak hebt gezorgd, beweegt u de werkende hand om de bal over de duim heen te rollen.

Bestrijk de hele lengte van de duim met diverse stroken. Bewerk ook de top van de duim, de bal, de gewrichten en de duimschacht.

Variatie: Ga als hiervoor te werk maar beweeg de hand die bewerkt wordt om de bal dwars over de duim te rollen.

Omvat de bal met de werkende hand. Plaats de vingers van de werkende hand bovenop de hand die bewerkt wordt. Rol de golfbal rond en vervolgens in het gootje dat gevormd wordt door de uiteinden van de middenhandsbeentjes. Werk op deze manier beide gootjes af richting buitenzijde hand.

(zie vervolg oefening op bladzijde 100)

Beide gootjes zijn richting binnenzijde hand moeilijk op dezelfde manier
te bewerken, aangezien er minder
druk kan worden uitgeoefend en ook
de hefboomwerking minder functio-
neert. Om dit te vergemakkelijken
kunt u de werkende hand naar de
binnenkant van de te bewerken hand
verplaatsen. Omvat de golfbal met
de werkende hand waarbij de vingers bovenop de te bewerken hand
worden geplaatst. Rol de bal rond en
door beide gootjes heen.

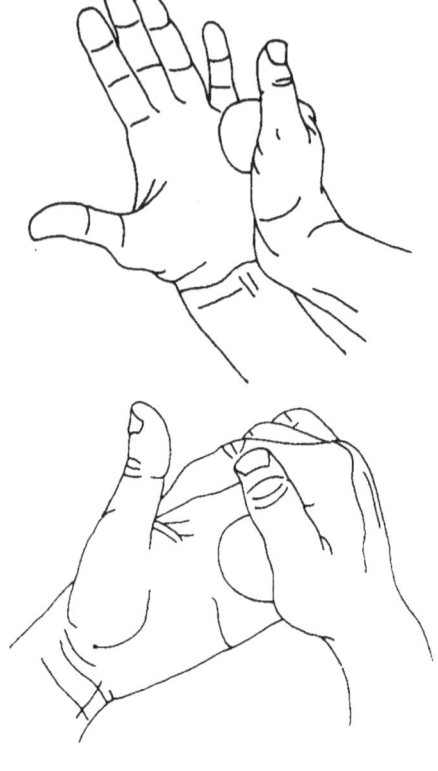

Omvat de golfbal met de werkende
hand. Rol de bal. Maak de greep van
de werkende hand steviger of losser
om wisselende druk uit te oefenen.

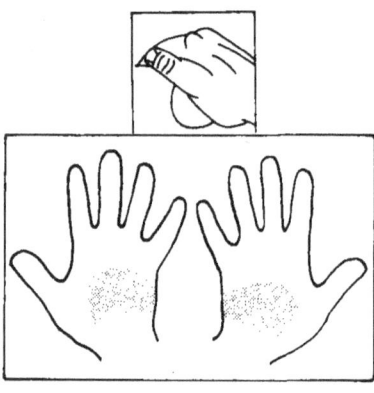

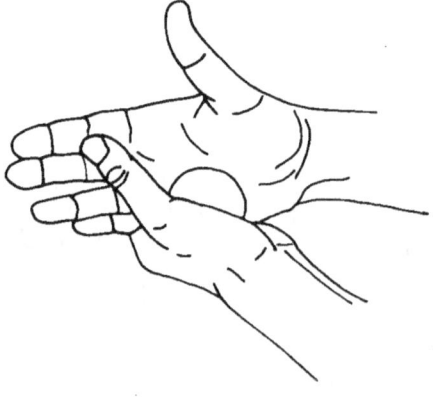

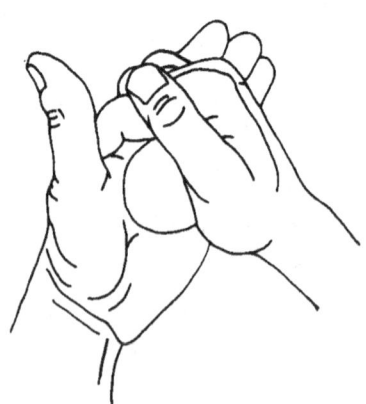

100

Vouw de vingers van beide handen in elkaar als om te bidden. Plaats de golfbal zo dat deze tussen beide muizen van de handen bekneld zit. Rol de bal. Wissel de druk door de greep losser of vaster te maken.

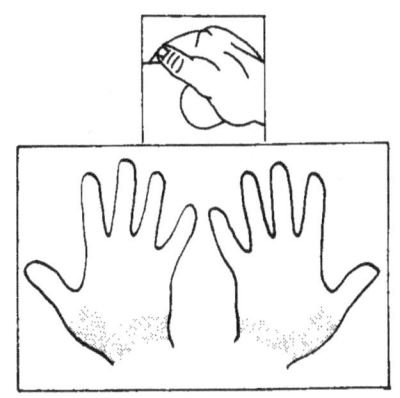

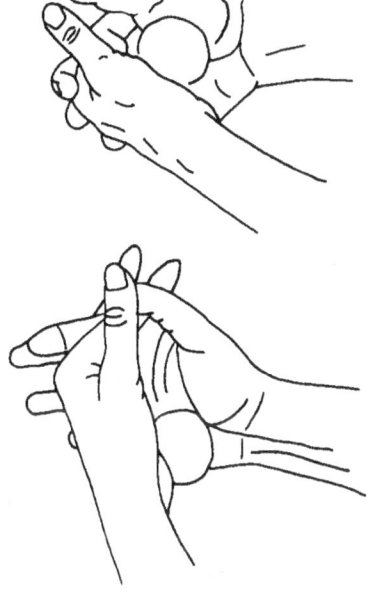

Omvat de golfbal met de handpalm. Sla de vingers van de werkende hand rondom de duim, zodat de duim tussen de vingers en de golfbal zit. Maak de greep van de vingers losser of steviger om de druk af te wisselen.

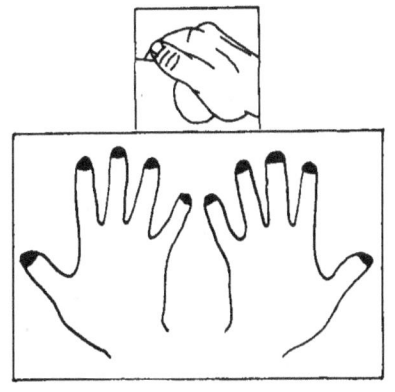

(zie vervolg oefening op bladzijde 102)

Pak de golfbal met beide vingers
beet. Plaats de golfbal bovenop de
vingernagel. Rol de golfbal van de
ene naar de andere kant waarbij met
behulp van de vingers wisselende
druk wordt uitgeoefend.

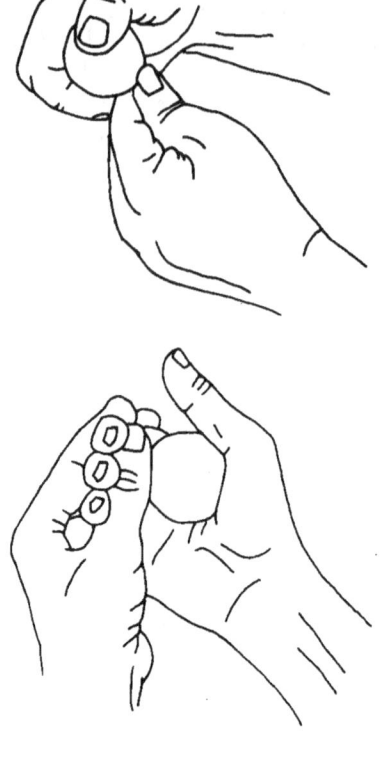

Omvat de golfbal met de hand. Sla
de vingers van de werkende hand om
de duim heen, waardoor de duim
tussen de vingers en de golfbal komt
te zitten. Maak de greep van de vingers vaster of losser om de druk af te
wisselen.

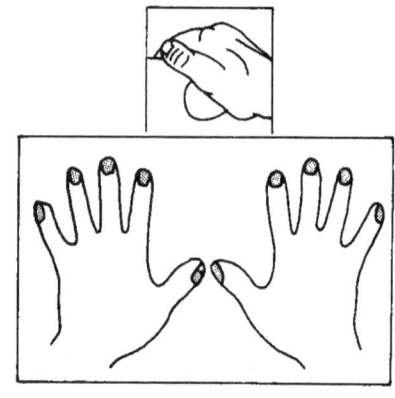

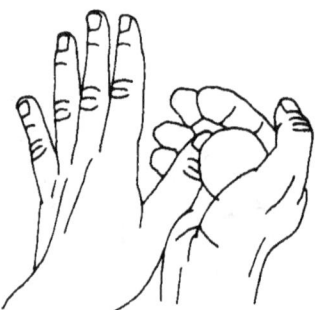

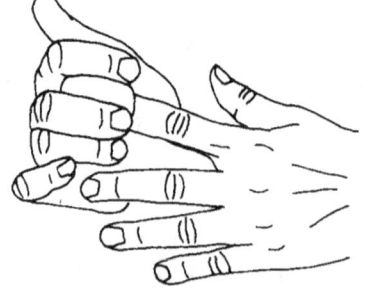

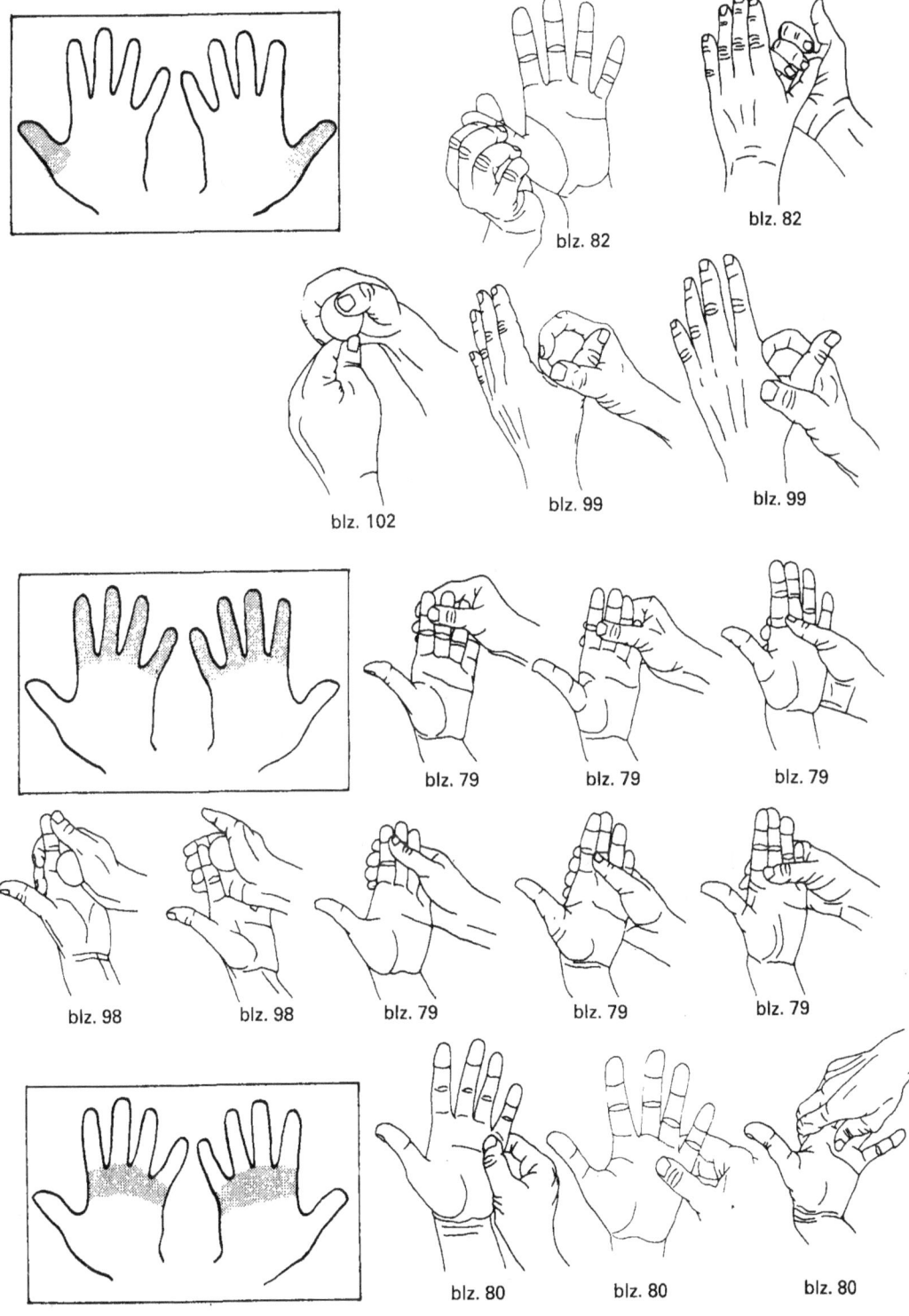

blz. 82

blz. 82

blz. 99

blz. 99

blz. 102

blz. 79

blz. 79

blz. 79

blz. 98

blz. 98

blz. 79

blz. 79

blz. 79

blz. 80

blz. 80

blz. 80

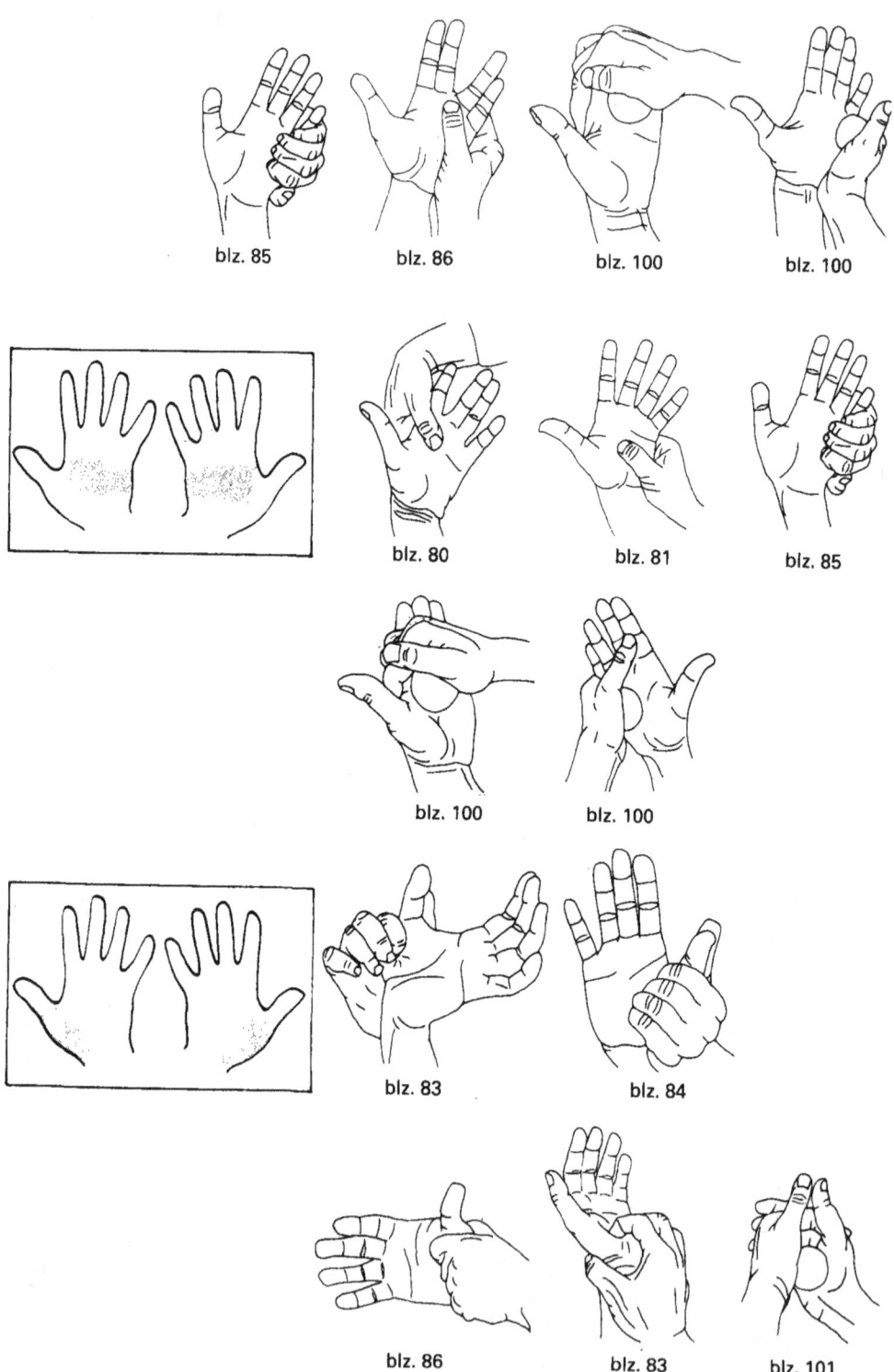

blz. 85   blz. 86   blz. 100   blz. 100

blz. 80   blz. 81   blz. 85

blz. 100   blz. 100

blz. 83   blz. 84

blz. 86   blz. 83   blz. 101

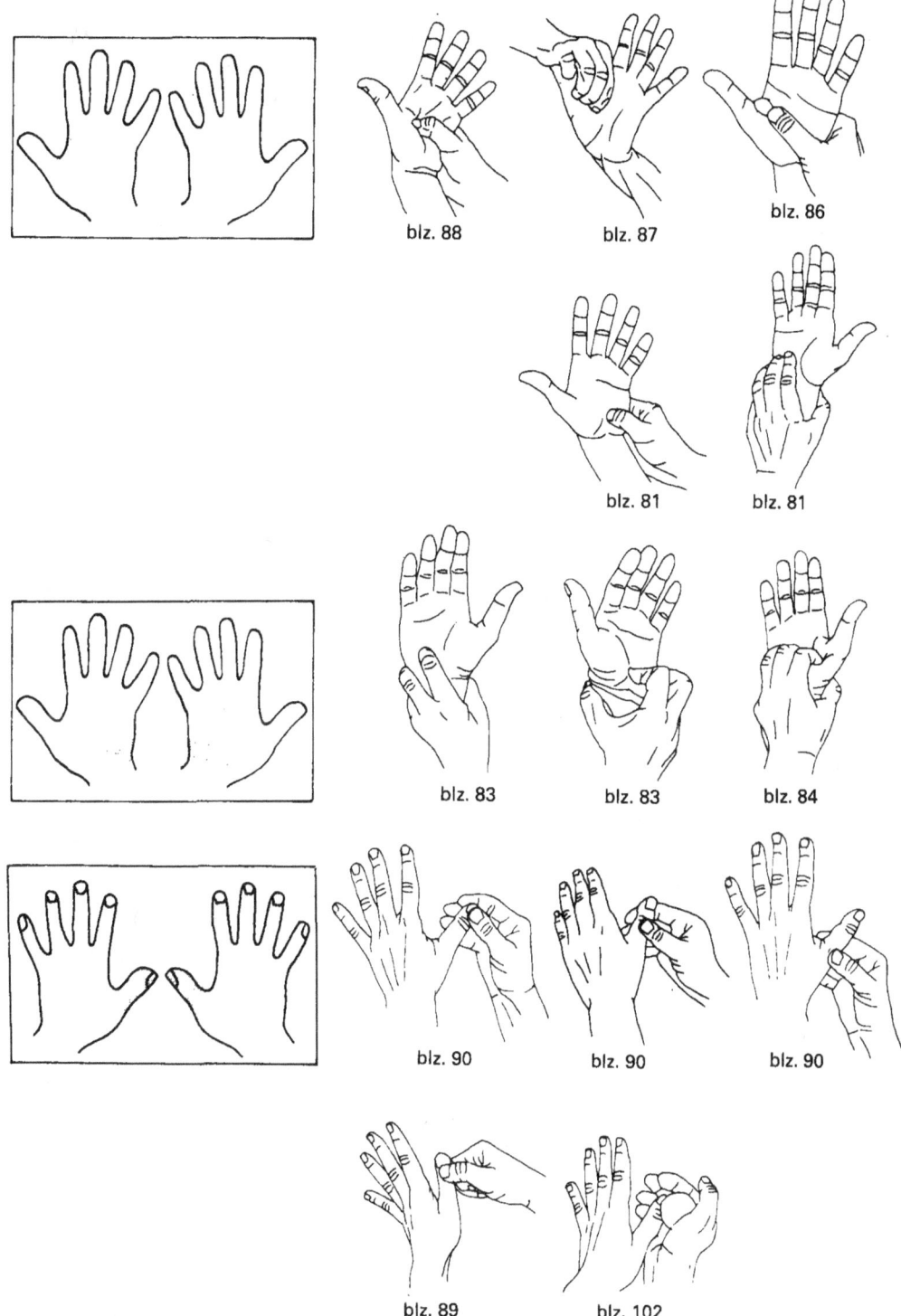

blz. 88   blz. 87

blz. 86

blz. 81   blz. 81

blz. 83   blz. 83   blz. 84

blz. 90   blz. 90   blz. 90

blz. 89   blz. 102

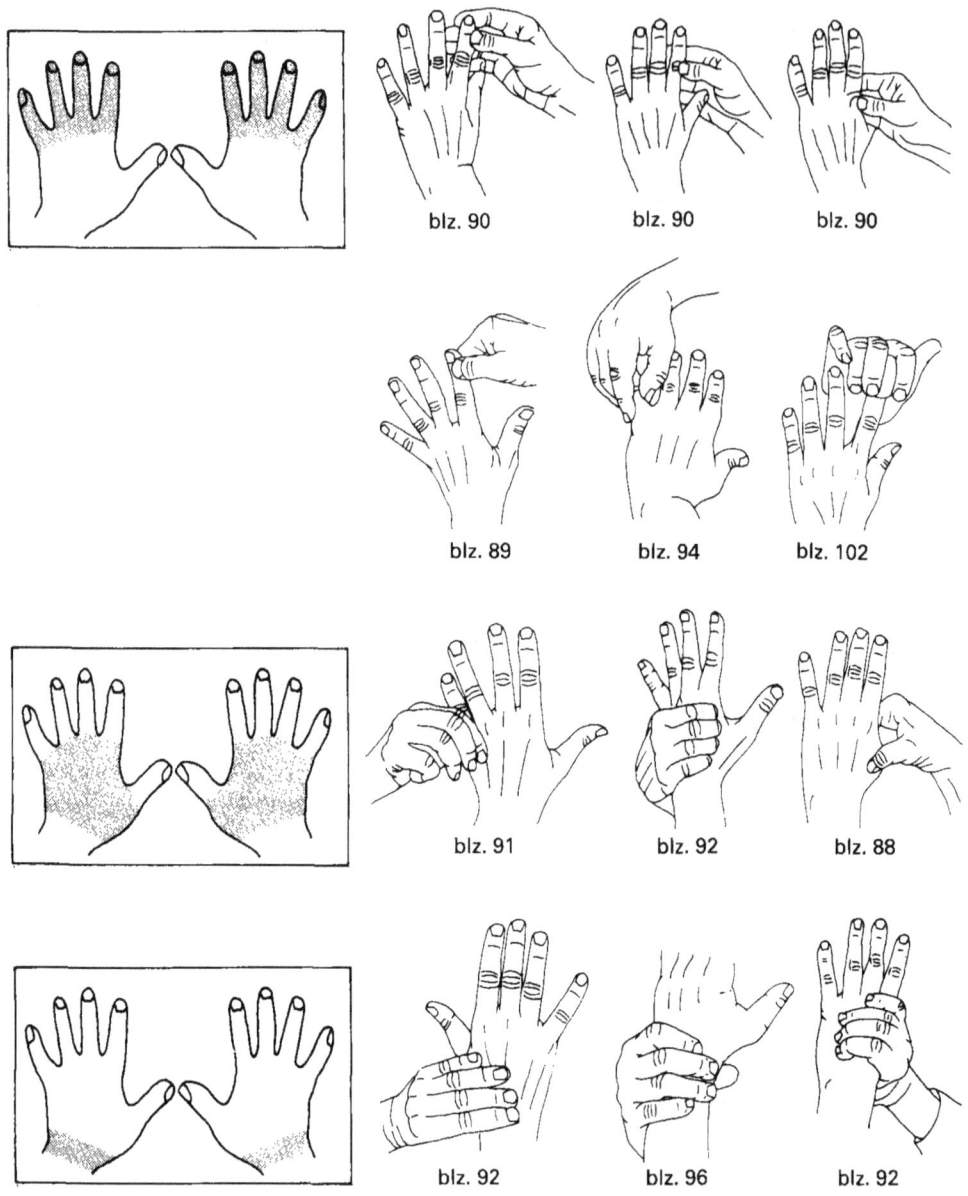

blz. 90   blz. 90   blz. 90

blz. 89   blz. 94   blz. 102

blz. 91   blz. 92   blz. 88

blz. 92   blz. 96   blz. 92

10. Stapsgewijs kopiëren

Inleiding

De waarde van de reflexologie heeft altijd gelegen in het bewerkstelligen van zintuiglijke waarnemingen zoals lichte aanraking, diepgaande druk, buigen van gewrichten, strekken van spieren en pezen, en de mate van die strekking. Dit zijn allemaal, met uitzondering van de lichte aanraking, communicatievormen die nodig zijn om te bewegen. Om deze variatie in de communicatie nog verder te doen toenemen, hebben we een aantal samenhangende technieken ontwikkeld die we *stapsgewijs kopiëren* noemen. Zoals deze term al aangeeft zorgen de technieken voor een kopie van enkele belangrijke zintuiglijke signalen die nodig zijn om te kunnen lopen of staan.

Stapsgewijze kopieertechnieken gaan uit van twee belangrijke elementen van het lopen: 1. gerichte beweging van de voet, en 2. belasting. Bij het lopen heeft de voet als taak de richting te wijzigen, terwijl het lichaam ingeseind wordt om in reactie daarop het gewicht te verplaatsen. Via stapsgewijs kopiëren worden belangrijke zintuiglijke signalen die nodig zijn om te kunnen lopen, nagebootst. Via deze technieken worden deze sleutelsignalen uitvergroot. De basisbewegingen worden in alle richtingen tot het uiterste uitgevoerd, waardoor de voet zich in reactie daarop ontspant.

Zoals elk zintuigorgaan ontvangt ook de voet zijn informatie via zintuiglijke ervaringen. Zo is het oog bijvoorbeeld een zintuigorgaan dat ter informatie licht nodig heeft om te kunnen zien. De voet heeft als zintuiglijk orgaan ter informatie strekking en druk nodig om te kunnen bewegen. Tijdens het autorijden zorgt het zien van een rood verkeerslicht voor een onbewuste reactie van de voet, die op het rempedaal gaat staan. Dit is een integratie van het oog dat het verkeerslicht ziet en de voet die voor de juiste reactie zorgt. Een beweging wordt mogelijk gemaakt door gestructureerde informatiepakketjes die afkomstig zijn van de zintuigen. Ook de voet verzamelt informatiepakketjes die nodig zijn voor een geïntegreerde activiteit. In dit geval gaat het om staan en lopen. Dit is geen eenvoudige opgave en kan alleen zo gemakkelijk worden uitgevoerd door het samentrekken en weer loslaten van bepaalde spiergroepen door het hele lichaam. Om beweging mogelijk te maken reageren deze spiergroepen achter elkaar. De volgorde wordt aangegeven door een bijzondere zintuiglijke ervaring: de druk van de ondergrond waarop gelopen wordt, de waarneming van het hoogteverschil van het terrein, het strekken van de spieren in reactie op het oppervlak en de snelheid waarmee over de ondergrond gelopen wordt. Het zintuiglijk signaal en de daaruit voortvloeiende reactie van de spiergroepen wordt beschouwd als zijnde een van de fasen van het stapsgewijs-kopieermechanisme. Door aanpassing aan het schoeisel en de moderne vloeroppervlakken kan het kopieermechanisme noodgedwongen nog slechts in beperkte mate functioneren.

Een dergelijk onderdeel begint met de hielfase. Als de hiel de grond raakt, zendt deze informatie naar het hele lichaam over de stand van de voet in relatie tot het lichaam. Het geeft ook het punt in het kopieermechanisme aan waar de voet noodzakelijkerwijs het lichaamsgewicht moet gaan dragen. Voor elke voetstap is deze informatie nodig.

Beschrijving van een voetstap

Hielfase: Hierbij ontstaat het eerste contact van de voet met de ondergrond. De voet staat gebogen met de bedoeling waar te nemen wat er onder de voetzool ligt. Met name moet tijdens de hielfase besloten worden met welke hoek de voet de grond tegemoet treedt. Zo kunnen dus nog de nodige aanpassingen worden gemaakt als er bijvoorbeeld door zand heen gelopen of een helling beklommen moet worden.

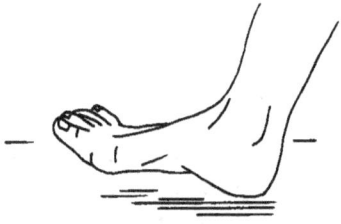

Hiel op de grond

Standfase: Het lichaamsgewicht verschuift van de hiel naar de bal van de voet. De standfase wordt zo genoemd om aan te geven dat op dit punt van de voetstap, het lichaam op een voet staat die het hele lichaamsgewicht draagt.

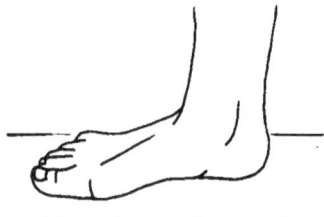

Voet plat op de grond

Teenfase: Het afzetten door de tenen als de voet de grond loslaat. In deze laatste fase van een voetstap tillen de bal van de voet en de tenen het lichaamsgewicht van de grond.

Zowel het richting bepalen als de belasting zijn belangrijke elementen van een voetstap. De vier richtingen waarin de voet zich tijdens een stap kan bewegen zijn: dorsiflexie, inversie, eversie en plantarflexie. Bij een normale voetstap beweegt de voet zich in alle vier de richtingen. Bewe-

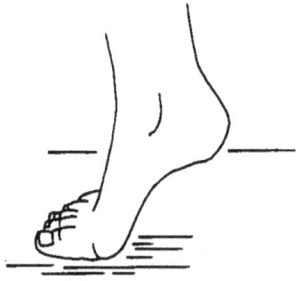

Bal van de voet op de grond

108

gingen zoals het strekken van de tenen, het draaien van de enkel of het bewegen van de voet van de ene naar de andere kant, hoeven in ons dagelijks leven niet zo vaak te worden gemaakt.

De beperkingen die ons schoeisel en de gladde vloeroppervlakken veroorzaken, maken dat de spiergroepen die voor onze bewegingen zorgen, daarin beperkt worden. Gevolg hiervan is dat wij de fijngevoelige capaciteiten van onze voet voor een deel kwijtraken.

De richtingen waarin we de voet kunnen bewegen

Deze oefeningen laten de voet in alle richtingen van een voetstap bewegen.

Gerichte bewegingen

Dorsiflexie
Ga zitten met de ene voet bovenop het andere been. Gebruik de tegenoverliggende hand (linkerhand voor de rechtervoet en omgekeerd) om de bal van de voet en de tenen vast te pakken. Gebruik de muis van de hand om de tenen en de hele voet achterover te buigen.

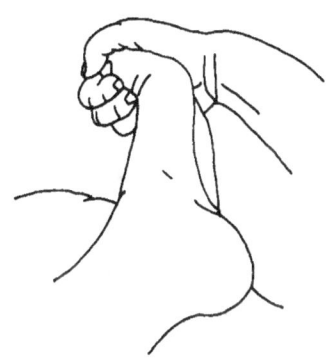

Dorsiflexie

Eversie
Sla de hand om de voet heen. Als u de voet draait, oefent de muis van de hand opwaartse druk uit omdat de vingers in neerwaartse richting trekken. De voetzool dient nu meer naar u toegekeerd te zijn.

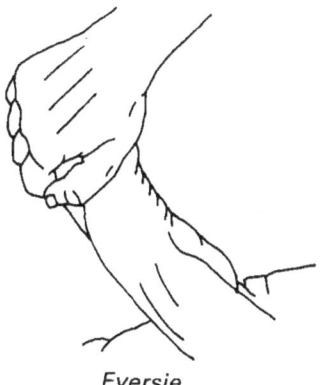

Eversie

Plantarflexie

Ga met het ene been over het andere zitten en pak de bal van de voet en de tenen vast. De vingers rusten boven- op de voet, terwijl de muis van de hand de voet omlaag drukt en de tenen strekt.

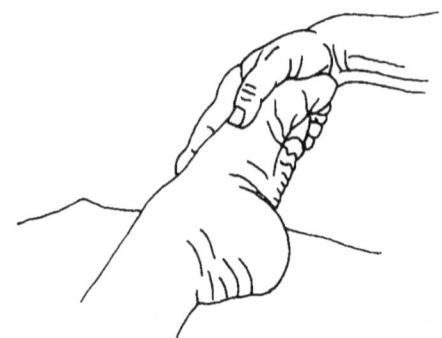

Plantarflexie

Inversie

Sla de hand om de voet heen. De vingers omvatten daarbij de zijkant bij de kleine teen. Trek de buiten- rand van de voet met de vingers om- hoog, terwijl u met de muis van de hand naar beneden drukt. Het maximale effect ontstaat als u bij de inplanting van de grote teen op het voetgewricht drukt.

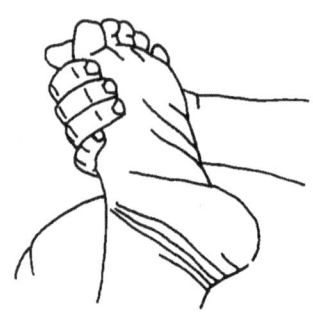

Inversie

Werken op een ondergrond

Zet, terwijl u zit, de hiel op de grond. Trek de tenen naar u toe. Gebruik de hiel als draaipunt en beweeg de voet van links naar rechts heen en weer.

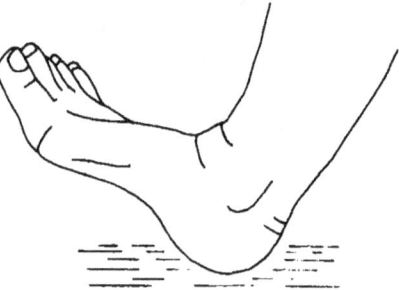

Zet de binnenrand van de voet op de grond. Beweeg de voet weer van links naar rechts heen en weer.

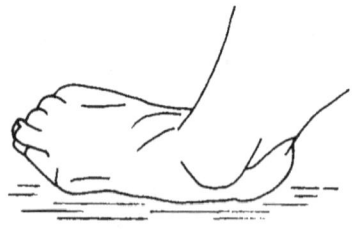

Zet de punten van de tenen op de grond, beweeg de voet weer van links naar rechts heen en weer.

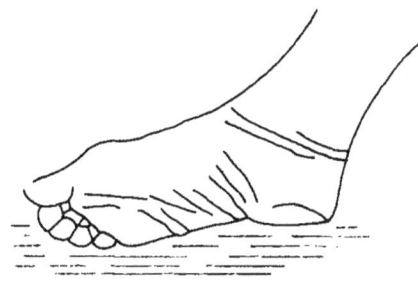

Zet de buitenrand van de voet op de grond. Beweeg de voet weer van links naar rechts heen en weer.

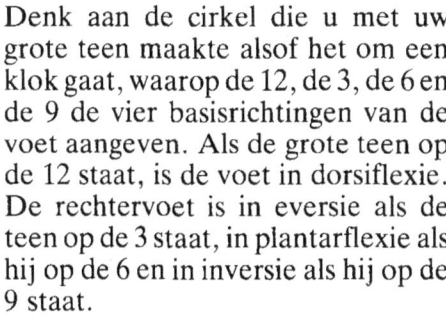

Rotatie-oefeningen
Maak met uw grote teen een cirkel in de lucht. Maak dan met uw hele voet in beide richtingen een cirkel in de lucht. Kostte het u moeite om uw enkel te bewegen? In welke richting ging de beweging het gemakkelijkst? Was het een complete cirkel? Gaan bepaalde delen van de cirkel u beter af dan andere?

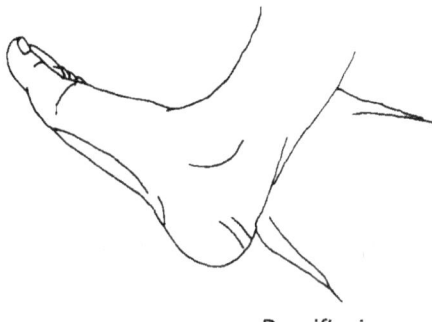

Dorsiflexie

Denk aan de cirkel die u met uw grote teen maakte alsof het om een klok gaat, waarop de 12, de 3, de 6 en de 9 de vier basisrichtingen van de voet aangeven. Als de grote teen op de 12 staat, is de voet in dorsiflexie. De rechtervoet is in eversie als de teen op de 3 staat, in plantarflexie als hij op de 6 en in inversie als hij op de 9 staat.
Maak met de grote teen een cirkel in de lucht. Let erop welk deel van de

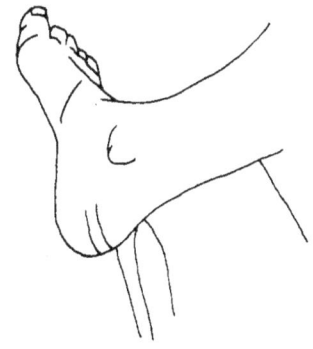

Eversie

(zie vervolg oefening op bladzijde 112)

111

cirkel het moeilijkst ging. Was het het gedeelte van de 12 naar de 3? Van de 3 naar de 6 of de 6 naar de 9? Of van de 9 naar de 12?

De linkervoet staat in dorsiflexie als de grote teen op de 12 staat, in inversie als deze op de 3 staat, in plantarflexie als hij op de 6 en in eversie als hij op de 9 staat.

Als u de beweging in bijvoorbeeld het gedeelte van de 12 naar de 3 wilt oefenen, kunt u de voet beetpakken zoals te zien is in de afbeelding over dorsiflexie. Maak een cirkel in de lucht. De grote teen tekent de cirkel terwijl de hand de voet beweegt.

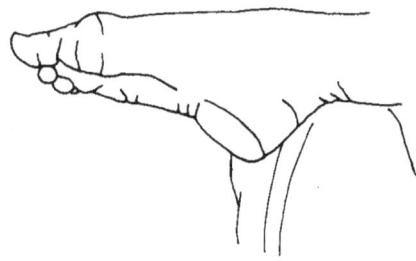

Plantarflexie

Andere delen van de cirkel kunnen op soortgelijke wijze worden geoefend door de stand van de leidende hand te veranderen, zoals op de andere afbeeldingen te zien is.

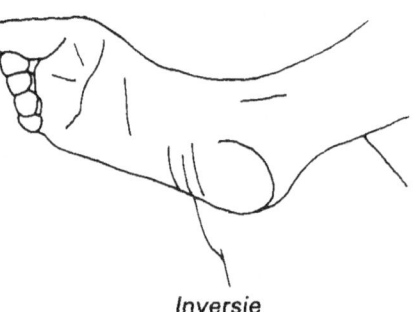

Inversie

Variatie van zintuiglijke signalen

Technieken als tapotage (met de holle hand en 'hakken') en percussie worden op de voet uitgevoerd om afwisseling in de zintuiglijke signalen te bewerkstelligen. De voet wordt in een van de vier richtingen gezet om die variatie te helpen bevorderen.

Tapotage met de holle hand
Bij het tapoteren met de holle hand wordt er wat lucht in de hand gehouden zodat er een gedempte klap ontstaat. Maak om te beginnen van uw hand een kommetje alsof u water uit een beekje wilt scheppen. Om de techniek aan te leren kunt u beide

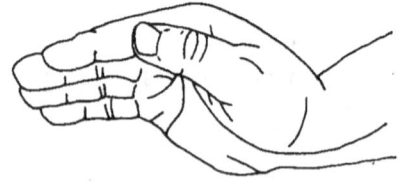

holle handen tegen elkaar slaan. Daarbij moet u een dof geluid kunnen horen.

Probeer deze techniek op de voet. De holle hand dient voor een maximaal effect aan de vorm van de voet aangepast te worden. Dit kunt u bereiken door de stand van de vingers te veranderen. Als het geluid van deze techniek meer op een klap lijkt en de voet er rood door wordt, dan is de hand te open en zijn de vingers niet genoeg gebogen. Voer deze techniek uit op de aangegeven gebieden van de voet (zie afbeelding op de volgende bladzijde). De enkel is hierbij het belangrijkste gebied.

Tapotage (hakken)

Bij het tapoteren maakt de buitenkant van de pink van een open, ontspannen hand contact met de voet. Het effect lijkt op het tikken op de knie met een dichtgevouwen waaier. De ribben van de waaier tikken tegen elkaar. Bij de tapotage/haktechniek slaan de losse vingers tegen elkaar. Om dit te bereiken moeten de vingers ontspannen zijn (en niet stijf als bij een karateslag). Om het tapoteren te oefenen kunt u deze techniek op uw dijbeen proberen. Houd de hand open en de vingers ontspannen. Kunt u uw vingers tegen elkaar horen slaan? Het doel van de tapotage wordt eerder bereikt door een snelle, ritmische dan een krachtige slag. Door die kracht kan er een blessure of ander ongemak ontstaan. De beweging van de werkende arm is dezelfde als die welke bij de percussietechniek wordt gebruikt. De biceps van de arm wordt gebogen en de arm gedraaid zodat de buitenkant van de hand contact kan maken met de voet. In tegenstelling tot percussie is de hand nu open en het contact wordt gemaakt met de buitenkant van de pink. De elleboog is het enige

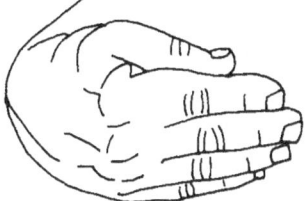

bewegende deel van de werkende arm. De biceps blijft de hele tijd gebogen. Pas de techniek toe op de gebieden die op de voet staan afgebeeld.

Percussie
Maak van uw hand een losse vuist. Bedoeling van deze techniek is om met de vlezige buitenrand van de hand contact te maken met de aangegeven gebieden van de voet (zie afbeelding). De elleboog is het enige bewegende deel van de werkende arm. De biceps blijft de hele tijd gebogen. Trek de rechterarm naar de borst toe en zwaai hem naar voren, zodat contact met het gebied op de voet wordt gemaakt. Doe dit in een bepaald ritme. Oefen hierbij niet te veel kracht uit. Kracht is minder belangrijk dan het snel kunnen strekken van de spier. Het tempo, dat tijdens het uitvoeren van deze techniek kan worden bepaald door het buigen van de biceps, is belangrijker dan kracht.

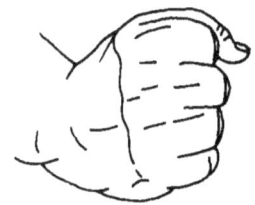

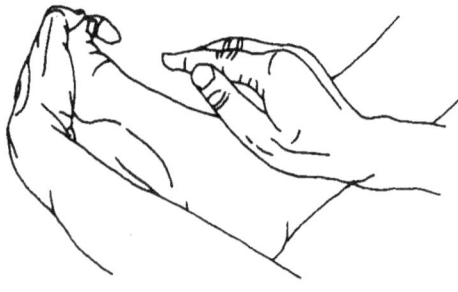

De techniek van de tapotage met de holle hand is met name bedoeld voor de enkel. De enkel geeft namelijk belangrijke informatie door over zijn positie. Dat gebeurt door de proprioceptoren die het buigen van het gewricht en het strekken van spieren en pezen doorseinen. De mogelijkheden van deze 'rapporteurs' worden niet optimaal gebruikt als er geen 'nieuws' te melden is, dus als bepaalde bewegingen nooit worden gemaakt. Zonder oefening wordt het steeds moeilijker om de verfijnde bewegingen uit te voeren.

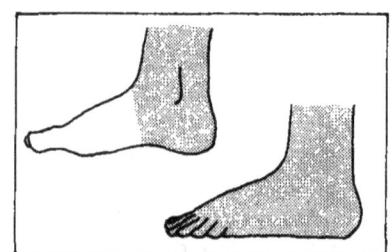

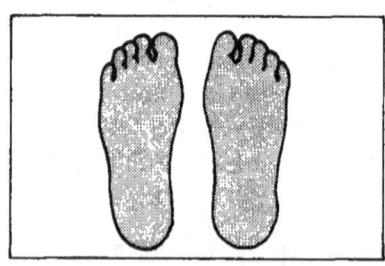

Bij de tapotage-haktechniek wordt de voet in gestrekte stand gehouden. Door tapotage toe te passen wordt een belangrijk moment van het lopen nagebootst. De boodschap hierbij duidt op extreme strekking. Door een snelle tapotage toe te passen wordt er naar de hersenen geseind dat er een extreme strekking plaatsvindt. In een poging om deze beweging wat aangenamer te laten worden, seinen de hersenen aan de betrokken spiergroepen door, dat de beweging breder gemaakt moet worden. In wezen is tapoteren een poging om een vast patroon te doorbreken dat is ontstaan door het lopen op gladde vloeroppervlakken.

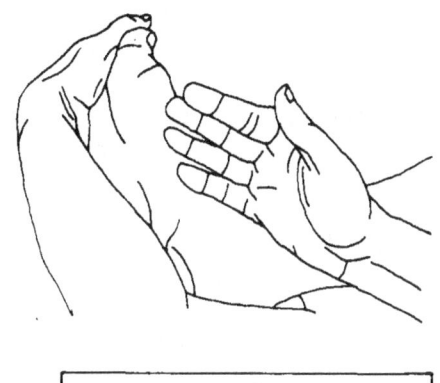

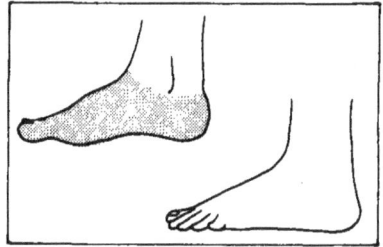

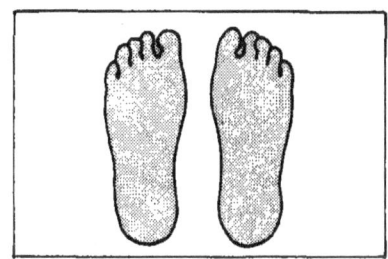

Percussie zorgt voor het nabootsen van de zintuiglijke informatie die de voet krijgt als de hiel en andere delen van de voet de grond raken. Net zoals bij het stapsgewijs kopiëren zorgt de zintuiglijke input feitelijk voor een reactie vanuit het hele lichaam. De uiteindelijke reactie is er een van ontspanning.

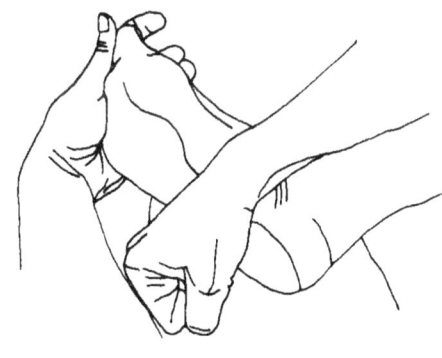

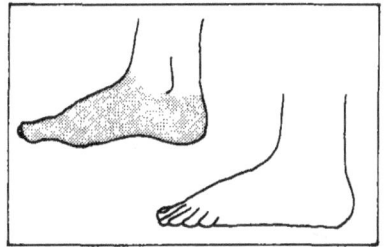

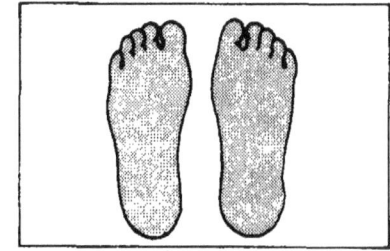

Gebruik de steunende hand om de voet in een van de vier basisrichtingen te zetten. Kies een van de drie zintuiglijke signalen en pas deze met de werkende hand toe.
Gebruik de afbeeldingen om de mogelijkheden wat richting en zintuiglijke signalen betreft, te onderzoeken.

Variatie: Pak met de werkende hand een tennisbal vast. Klop zachtjes met de bal op de voet zodat er een zintuiglijk signaal ontstaat.

Gerichte bewegingen ▼

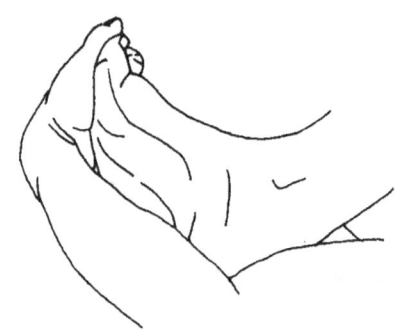

Dorsiflexie

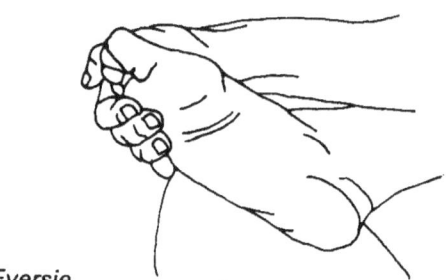

Eversie

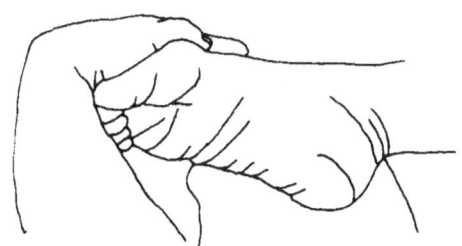

Plantarflexie

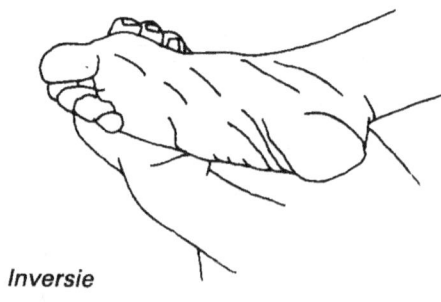

Inversie

Tapotage met de holle hand ▼   Tapotage (hakken) ▼

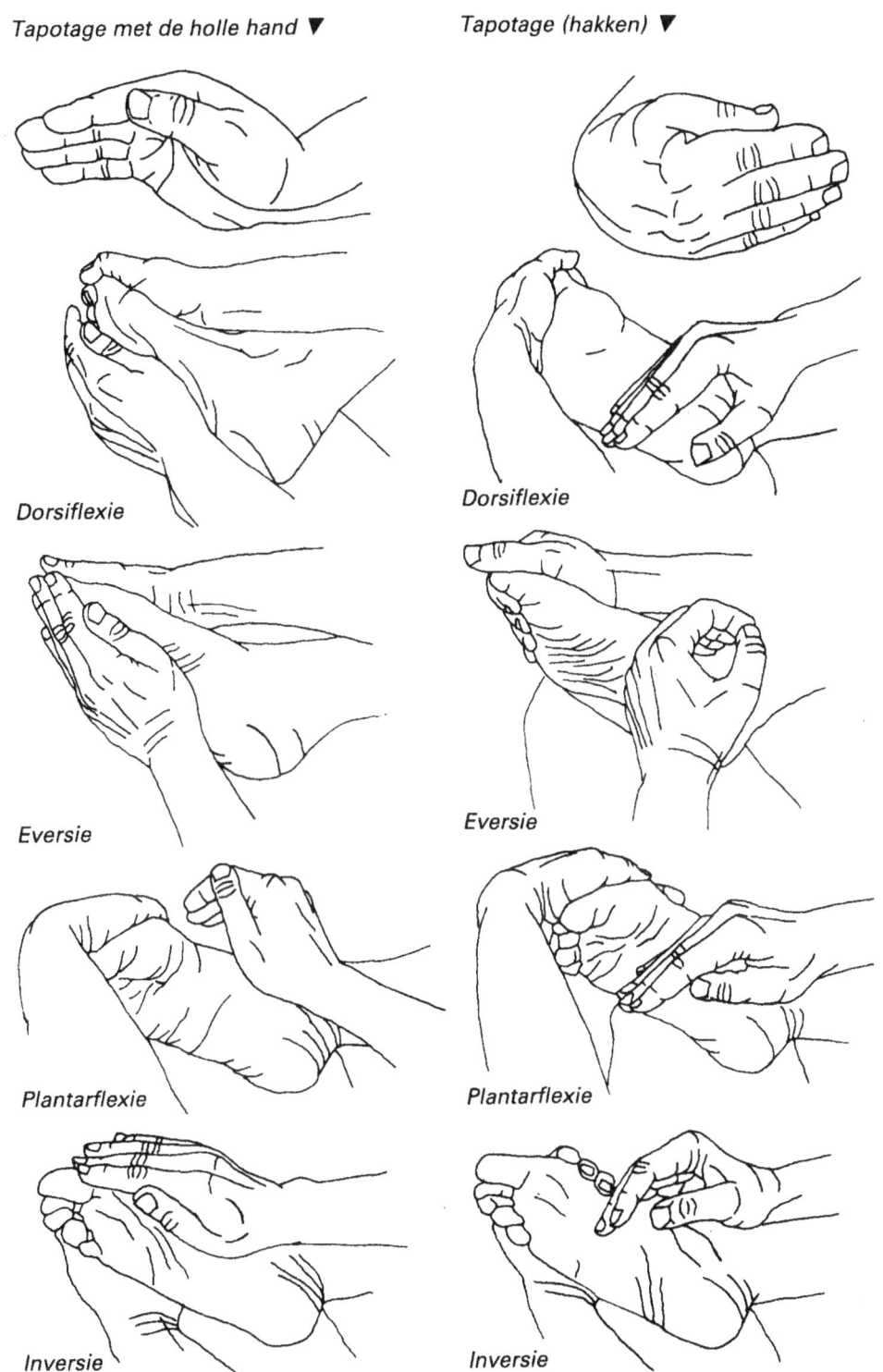

Dorsiflexie   Dorsiflexie

Eversie   Eversie

Plantarflexie   Plantarflexie

Inversie   Inversie

Percussie ▼

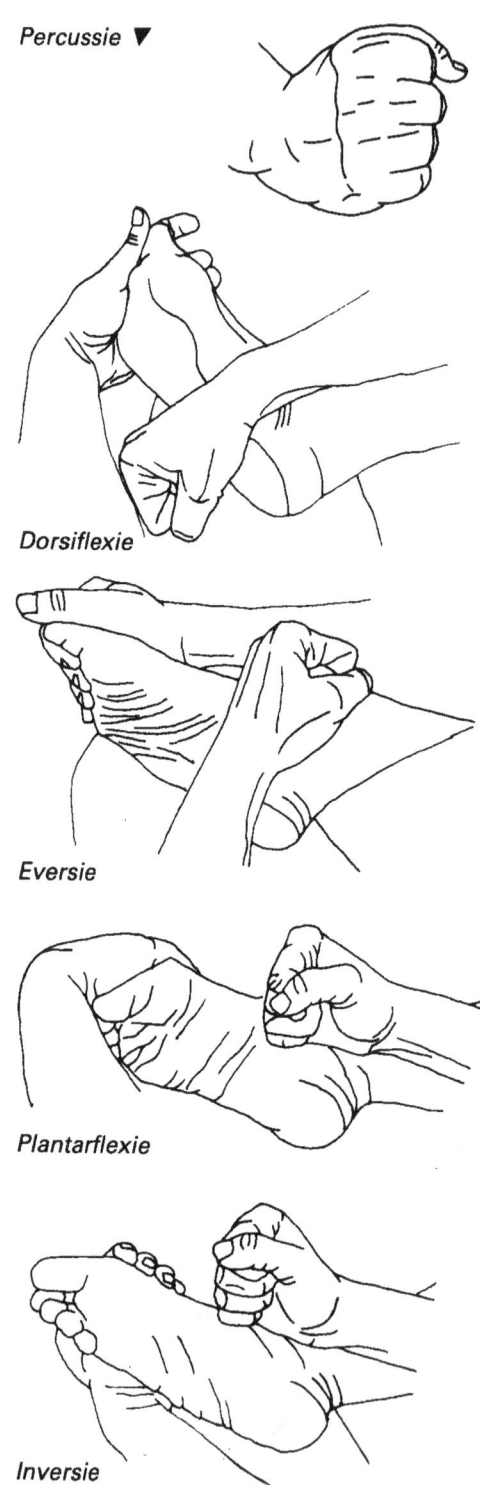

Dorsiflexie

Eversie

Plantarflexie

Inversie

118

Variatie in belasting

Wandelstok

Deze techniek is niet voor iedereen geschikt. De voet wordt er erg door belast en de oefening is derhalve niet aan te bevelen voor mensen met voetproblemen; voor hen is het vaak een erg pijnlijke oefening. De bedoeling van deze techniek is om een nieuw gebied van de voet te leren belasten. Gebruik voor het gewenste resultaat bijvoorbeeld een bezemsteel, zodat de spieren en banden in de voetzool belast worden.

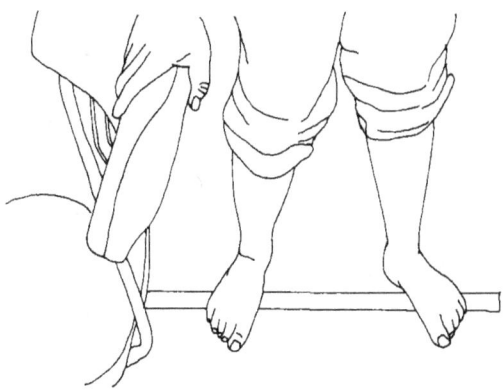

Begin de oefening met een wat dunnere bezemsteel. Pak ter ondersteuning een stevig voorwerp, zoals een stoel vast. Door een kleedje of handdoek over de steel te leggen, kunt u zo nodig de hardheid ervan iets wegnemen. Loop heel voorzichtig over de steel heen en probeer het effect van hiel tot teen te voelen. Blijf staan en voel de druk op de verschillende delen van de voet. Loop dan op uw plaats en blijf de druk voelen.

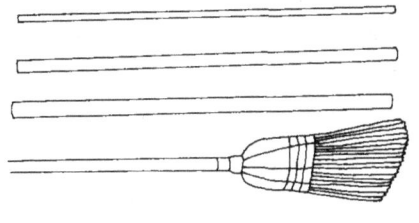

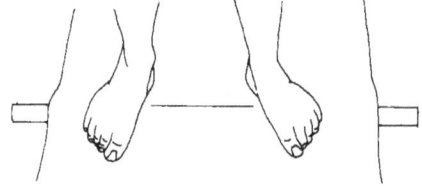

Probeer variatie in het looppatroon aan te brengen, zoals met naar binnen en met naar buiten gekeerde tenen. Loop ook over de lengte van de stok heen. *Doe dit nooit zonder steuntje.*
Twee interessante gebieden zijn het begin van de hiel en het gebied boven de middenvoetsboog. Het zintuiglijke signaal van diepe druk, uitgeoefend op de voetzool heeft zijn uitwerking op het hele lichaam.

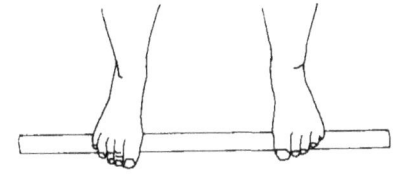

(zie vervolg oefening op bladzijde 120)

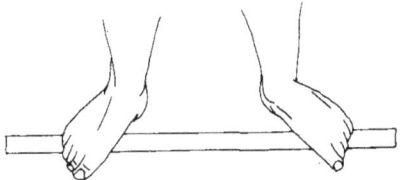

Diepgaande druk geeft een seintje dat de lichaamshouding veranderd moet worden. Als we bijvoorbeeld over een rotsachtig terrein lopen vinden er steeds aanpassingen plaats in reactie op hetgeen er onder de voetzool ligt. Die reactie is overeenkomstig de plaats op de voetzool waar de druk op wordt uitgeoefend.

In het zand lopen is misschien wel het bekendste voorbeeld dat het terrein onder de voetzool van invloed is op de rest van het lichaam. Een helling beklimmen is een ander voorbeeld waarbij de voet zich op de ondergrond instelt, hetgeen ook weer zijn weerklank vindt in de rest van het lichaam.

De bedoeling van deze belastingstechnieken is om diverse soorten belasting uit te oefenen, zoals het simpele staan tot aan het veeleisende lopen op wisselende ondergrond.

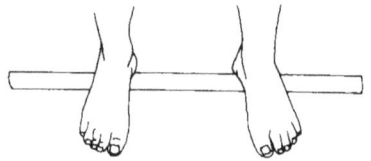

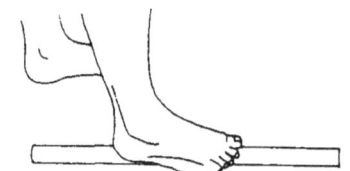

Rust
Rust met de benen omhoog om tegenwicht te bieden aan de zwaartekracht en langdurig staan of lopen.

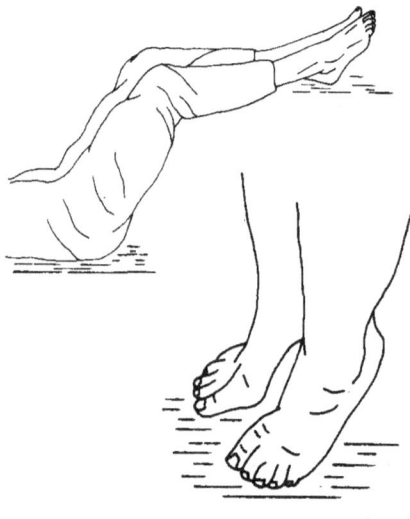

Opdrukken
Pak terwijl u staat, voor het evenwicht een stoel beet. Druk u dan omhoog op de ballen van de voeten.

Drukken
Druk, terwijl u zit of staat, de tenen tegen de vloer aan.

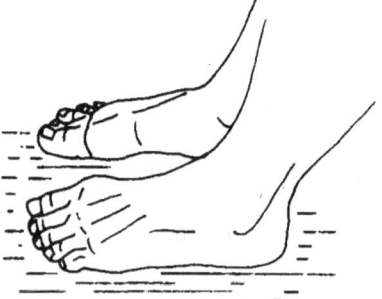

Gerichte bewegingen van de hand
De bedoeling van deze techniek is de
basisrichtingen van de hand te oefenen. Deze richtingen zijn dezelfde
als die bij de voet zijn besproken.
Op dezelfde wijze als bij de serie
voor de voeten kunt u nu een serie
gerichte bewegingen voor de handen
oefenen.

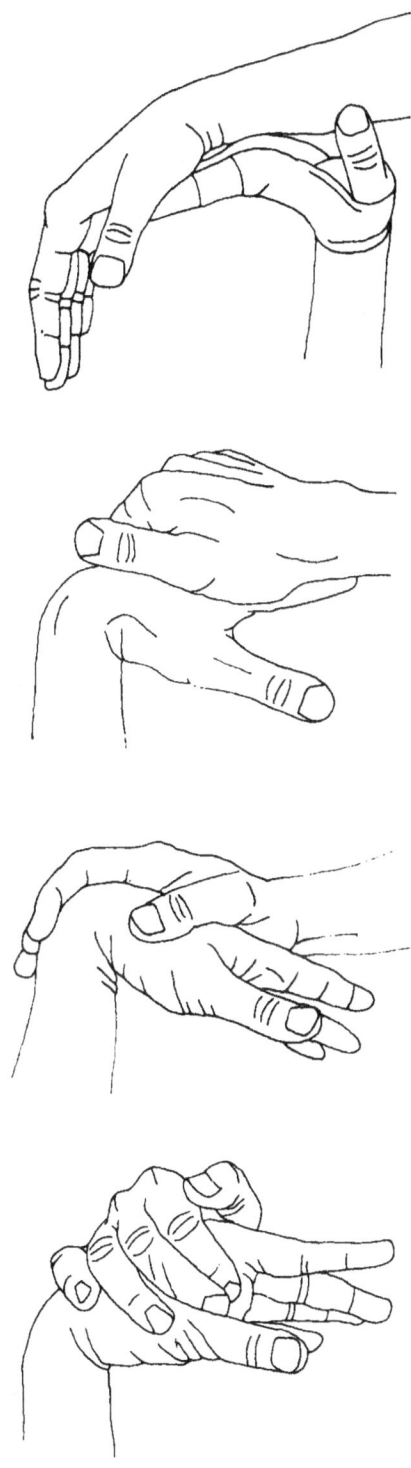

Variatie in zintuiglijke signalen

Laat de hand met de palm omhoog of omlaag op het been rusten. Kies een van de drie zintuiglijke signalen uit en bewerkstellig deze met de werkende hand.
Gebruik de afbeeldingen om in de palm of bovenop de hand zintuiglijke signalen te onderzoeken.

Variatie: Houd de hand in de lucht. Pas dan met de werkende hand de tapotage-haktechniek toe.

Variatie: Pak met de werkende hand een tennisbal vast. Klop hiermee voorzichtig op de hand.

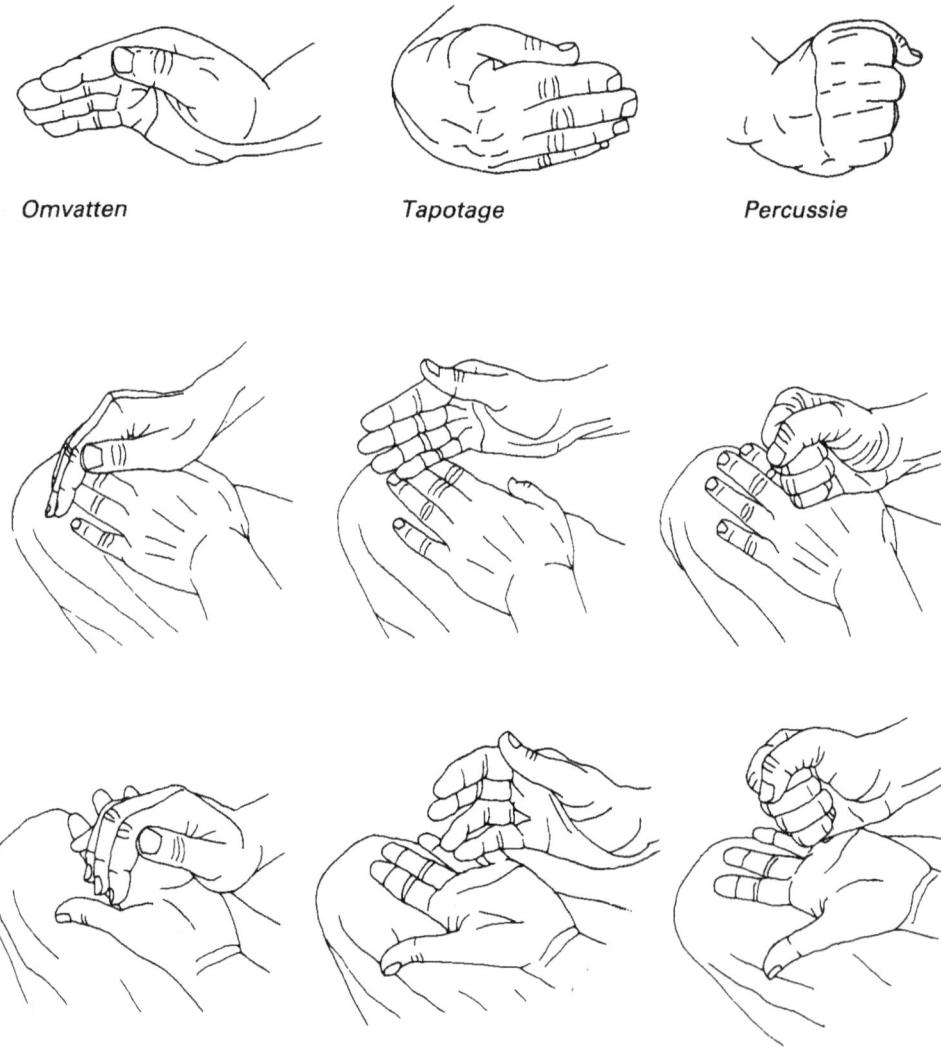

Omvatten   Tapotage   Percussie

11. Overzichten

Voetreflexologiekaarten

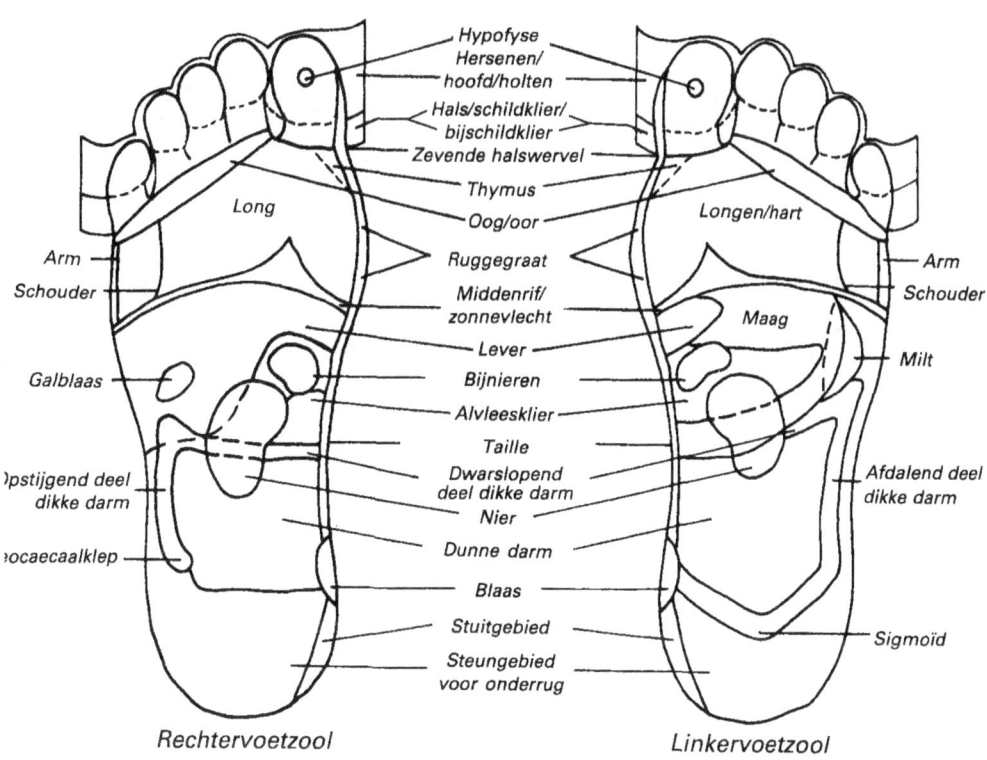

Hypofyse
Hersenen/hoofd/holten
Hals/schildklier/bijschildklier
Zevende halswervel
Thymus
Oog/oor
Ruggegraat
Middenrif/zonnevlecht
Lever
Bijnieren
Alvleesklier
Taille
Dwarslopend deel dikke darm
Nier
Dunne darm
Blaas
Stuitgebied
Steungebied voor onderrug

Long
Arm
Schouder
Galblaas
Opstijgend deel dikke darm
Ileocaecaalklep

Longen/hart
Arm
Schouder
Maag
Milt
Afdalend deel dikke darm
Sigmoïd

Rechtervoetzool   *Linkervoetzool*

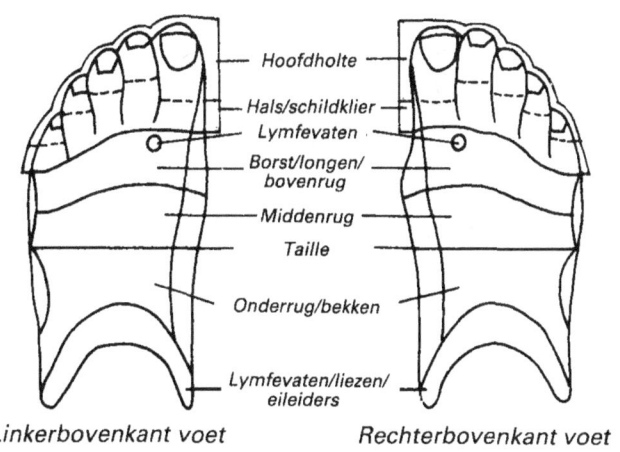

Hoofdholte
Hals/schildklier
Lymfevaten
Borst/longen/bovenrug
Middenrug
Taille
Onderrug/bekken
Lymfevaten/liezen/eileiders

Linkerbovenkant voet   *Rechterbovenkant voet*

Handreflexologiekaarten

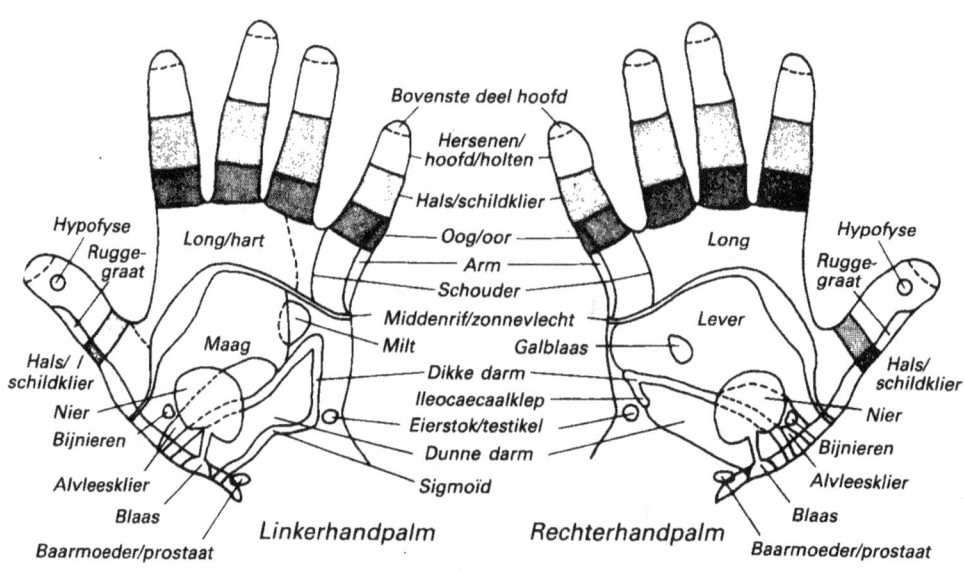

Bovenste deel hoofd
Hersenen/hoofd/holten
Hals/schildklier
Oog/oor
Arm
Schouder
Middenrif/zonnevlecht
Milt   Galblaas
Dikke darm
Ileocaecaalklep
Eierstok/testikel
Dunne darm
Sigmoïd

Hypofyse
Ruggegraat
Long/hart

Hals/schildklier
Nier
Bijnieren
Alvleesklier
Blaas
Baarmoeder/prostaat

Maag

Linkerhandpalm

Long

Lever

Hypofyse
Ruggegraat

Hals/schildklier
Nier
Bijnieren
Alvleesklier
Blaas
Baarmoeder/prostaat

Rechterhandpalm

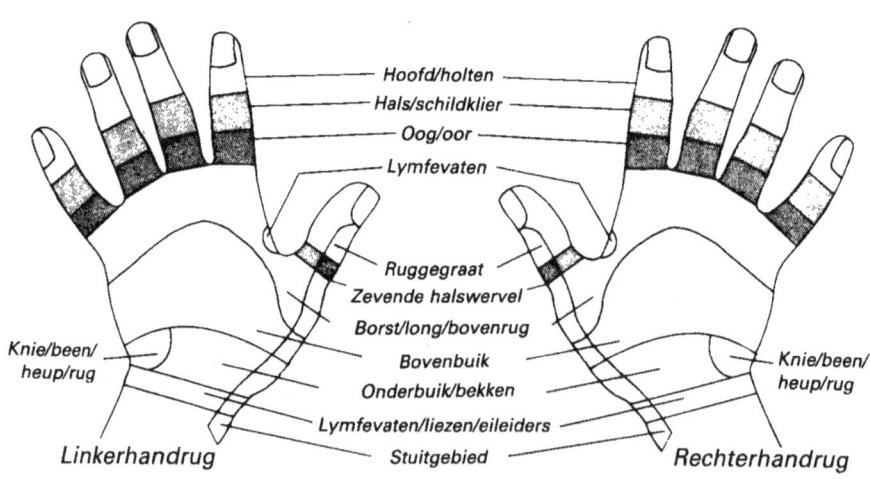

Hoofd/holten
Hals/schildklier
Oog/oor
Lymfevaten

Ruggegraat
Zevende halswervel
Borst/long/bovenrug
Bovenbuik
Onderbuik/bekken
Lymfevaten/liezen/eileiders
Stuitgebied

Knie/been/heup/rug

Linkerhandrug

Knie/been/heup/rug

Rechterhandrug

Voetreflexologiekaarten

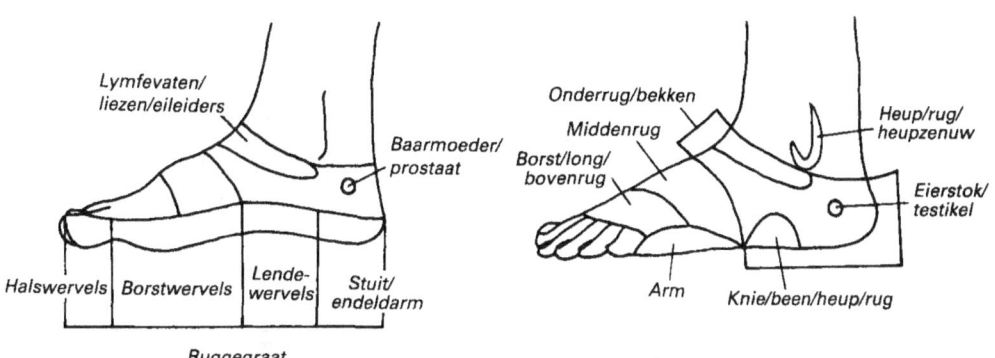

Lymfevaten/
liezen/eileiders

Baarmoeder/
prostaat

Halswervels | Borstwervels | Lende-wervels | Stuit/endeldarm

Ruggegraat

Rechterbinnenkant

Onderrug/bekken

Middenrug

Borst/long/bovenrug

Heup/rug/heupzenuw

Eierstok/testikel

Arm

Knie/been/heup/rug

Linkerbuitenkant

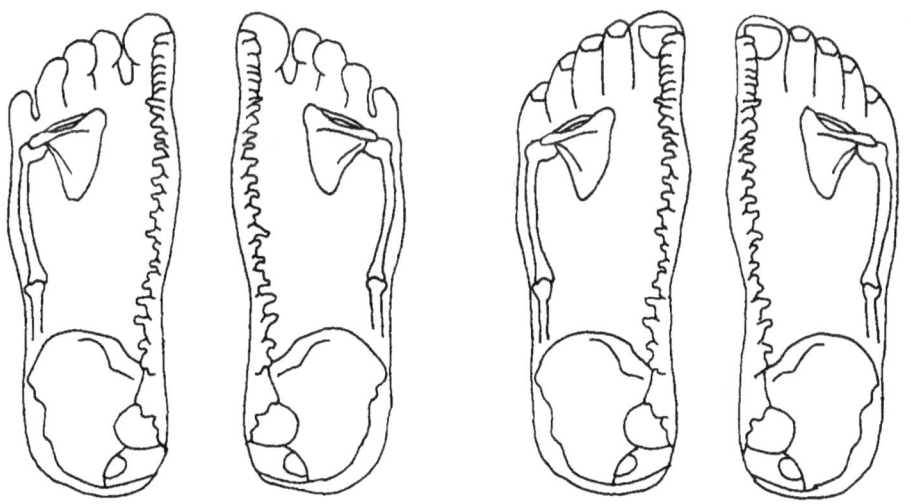

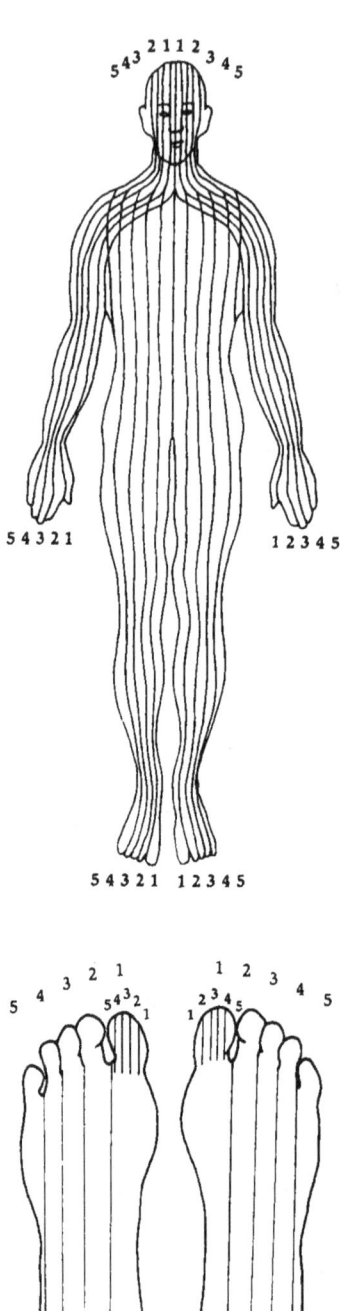

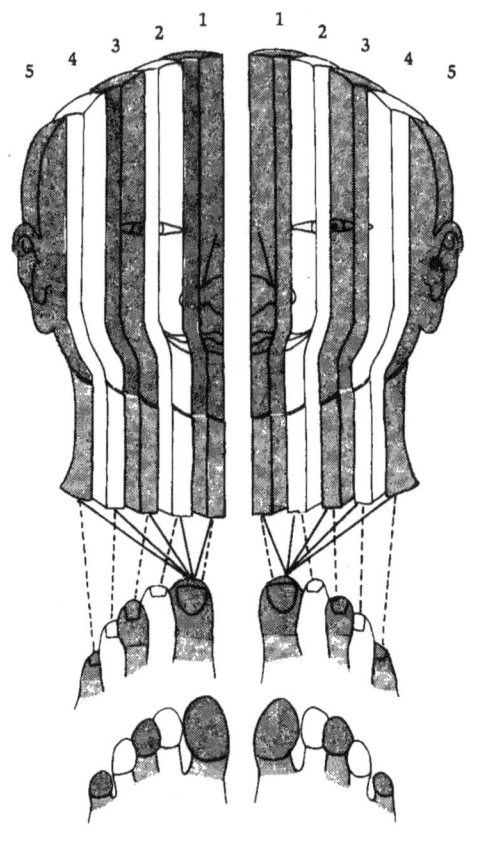

Overzicht van symbolen. Basistechnieken

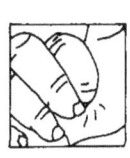 Greep met
één vinger
(blz. 39)
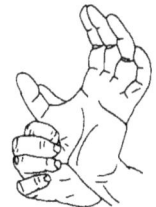

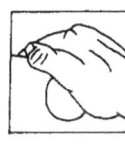 Lopende
duim
(blz. 44)
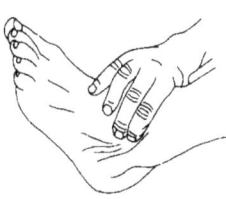

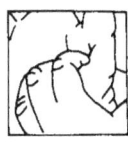 Greep met
meer vingers
(blz. 39)
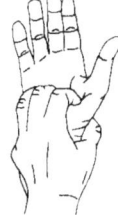

Lopende
vinger
(blz. 45)
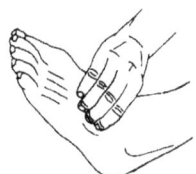

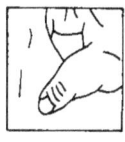 Knijpen
(blz. 40)
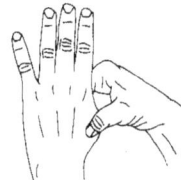

Lopende
vingers
(blz. 45)
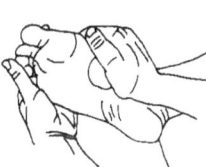

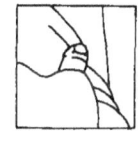 Directe
greep
blz. 40)
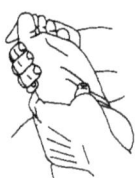

Golfbal
(blz. 70)

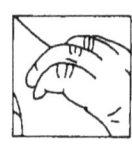 Reflexrotatie
met één
vinger
(blz. 41)
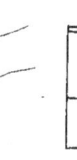

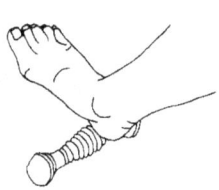 Voetroller
(blz. 74)

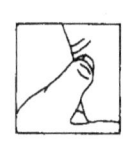 Reflexrotatie met
de duim
(blz. 42)

127

Onderlinge verbanden

Reflecterende verbanden

Afspiegeling van het hele lichaam in één lichaamsdeel (zie blz. 24). Gebruik de kaart om te zien welk reflexgebied van hand of voet overeenkomt met een bepaald lichaamsdeel. Elk gebied op hand of voet is een gelijktijdige weerspiegeling van voor-, achterkant en het binnenste van het lichaam. De rechtervoet of -hand weerspiegelt de rechterhelft van het lichaam en de linkerhand en -voet, de linkerhelft.

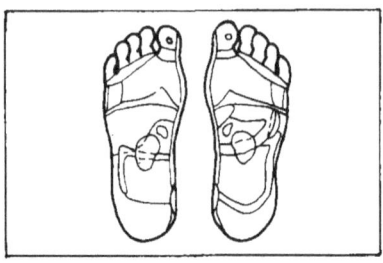

Zonale verbanden

Over de hele lengte van het lichaam lopen tien evenwijdige, overlangse lijnen (zie blz. 24). Om de zonale verbanden te benutten kunt u beginnen met de reflexgebieden op hand of voet of het betreffende lichaamsdeel. Probeer hier verder in te gaan door de zone op te sporen waarin het reflexgebied of lichaamsdeel ligt.

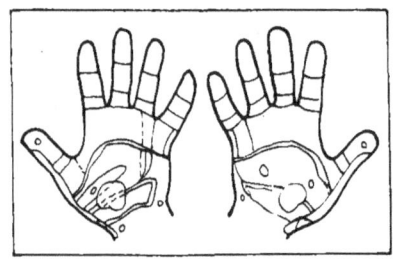

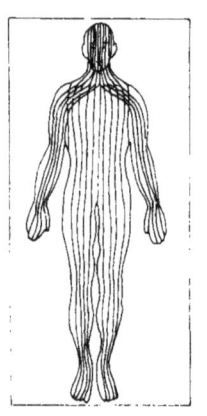

Verwijzingsgebieden

Schouder	-	heup
Bovenarm	-	dijbeen
Elleboog	-	knie
Onderarm	-	kuit
Pols	-	enkel
Hand	-	voet
Vingers	-	tenen

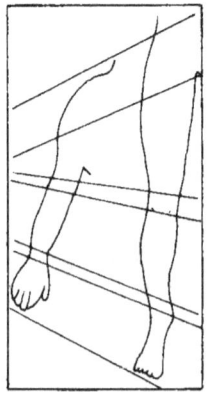

Het opzoeken van de verwijzingszones met behulp van de ledematen (zie blz. 25). Om van deze verwijzingsgebieden gebruik te maken, kunt u op de kaart zien welk verwijzingsgebied op een arm of been overeenkomt met het betreffende lichaamsdeel. De knie staat bijvoorbeeld via zo'n verwijzingsgebied in relatie tot de elleboog.

Gebruik deze onderlinge verbanden om nog meer profijt te hebben van de reflexgebieden.

Naburige verbanden

De aanhechting van arm of been aan de romp vormt een speciale verbinding met delen van arm of been.
Schouder: arm, elleboog, pols, hand.
Heup: been, knie, enkel, voet.

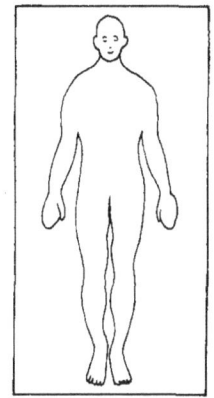

Tegengestelde verbanden

Vanwege de beweging zijn tegengestelde lichaamsdelen met elkaar verbonden.
Hals: stuitbeen.
Heup: schouder.

Verbanden tussen lichaamsstelsels

Er zijn verbindingen tussen klieren of organen van een bepaald lichaamsstelsel.

Lichaamsstelsels	Organen of klieren
Endocriene stelsel	Hypofyse, bijnieren, alvleesklier, eierstokken/testikel, baarmoeder/prostaat
Spijsverteringsstelsel	Maag, galblaas, lever, alsvleesklier, dunne darm, dikke darm
Urinewegstelsel	Nieren, urinebuis, blaas
Voortplantingsorganen	Eierstokken, baarmoeder, eileiders (bij vrouwen) Testikels, prostaat (bij mannen)
Zenuwstelsel	Ruggemerg, hersenen
Bloedsomloop	Hart, slagaders, aders
Lymfestelsel	Lymfevaten, milt, thymus
Ademhalingsstelsel	Longen

12. Kaarten met technieken

Voetreflexologie

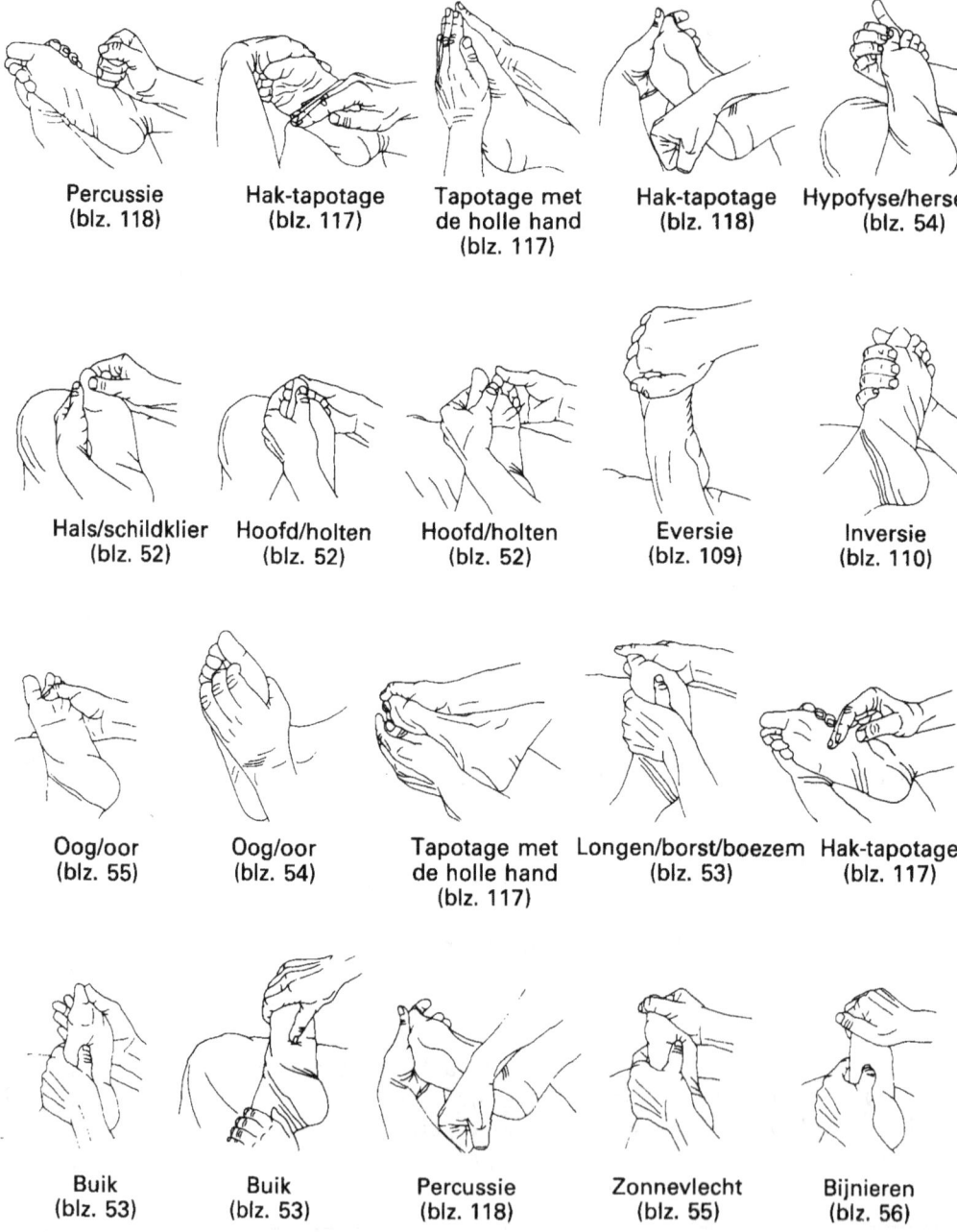

Percussie
(blz. 118)

Hak-tapotage
(blz. 117)

Tapotage met
de holle hand
(blz. 117)

Hak-tapotage
(blz. 118)

Hypofyse/herse
(blz. 54)

Hals/schildklier
(blz. 52)

Hoofd/holten
(blz. 52)

Hoofd/holten
(blz. 52)

Eversie
(blz. 109)

Inversie
(blz. 110)

Oog/oor
(blz. 55)

Oog/oor
(blz. 54)

Tapotage met
de holle hand
(blz. 117)

Longen/borst/boezem
(blz. 53)

Hak-tapotage
(blz. 117)

Buik
(blz. 53)

Buik
(blz. 53)

Percussie
(blz. 118)

Zonnevlecht
(blz. 55)

Bijnieren
(blz. 56)

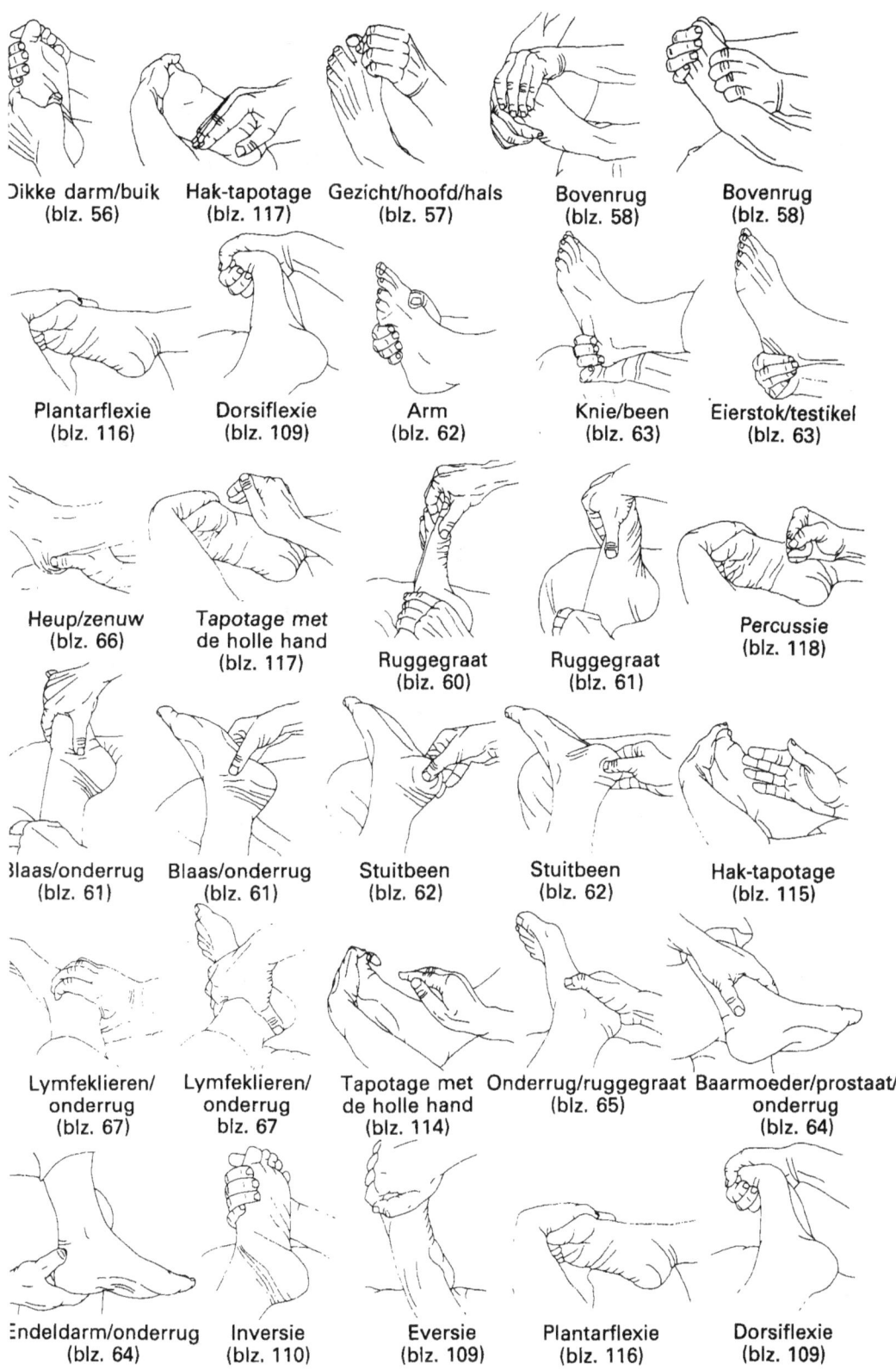

Dikke darm/buik (blz. 56)	Hak-tapotage (blz. 117)	Gezicht/hoofd/hals (blz. 57)	Bovenrug (blz. 58)	Bovenrug (blz. 58)
Plantarflexie (blz. 116)	Dorsiflexie (blz. 109)	Arm (blz. 62)	Knie/been (blz. 63)	Eierstok/testikel (blz. 63)
Heup/zenuw (blz. 66)	Tapotage met de holle hand (blz. 117)	Ruggegraat (blz. 60)	Ruggegraat (blz. 61)	Percussie (blz. 118)
Blaas/onderrug (blz. 61)	Blaas/onderrug (blz. 61)	Stuitbeen (blz. 62)	Stuitbeen (blz. 62)	Hak-tapotage (blz. 115)
Lymfeklieren/ onderrug (blz. 67)	Lymfeklieren/ onderrug blz. 67	Tapotage met de holle hand (blz. 114)	Onderrug/ruggegraat (blz. 65)	Baarmoeder/prostaat/ onderrug (blz. 64)
Endeldarm/onderrug (blz. 64)	Inversie (blz. 110)	Eversie (blz. 109)	Plantarflexie (blz. 116)	Dorsiflexie (blz. 109)

Handreflexologie

Om vermoeidheid van de werkende hand te voorkomen, dienen de technieken steeds in afwisseling tussen beide handen te worden toegepast.

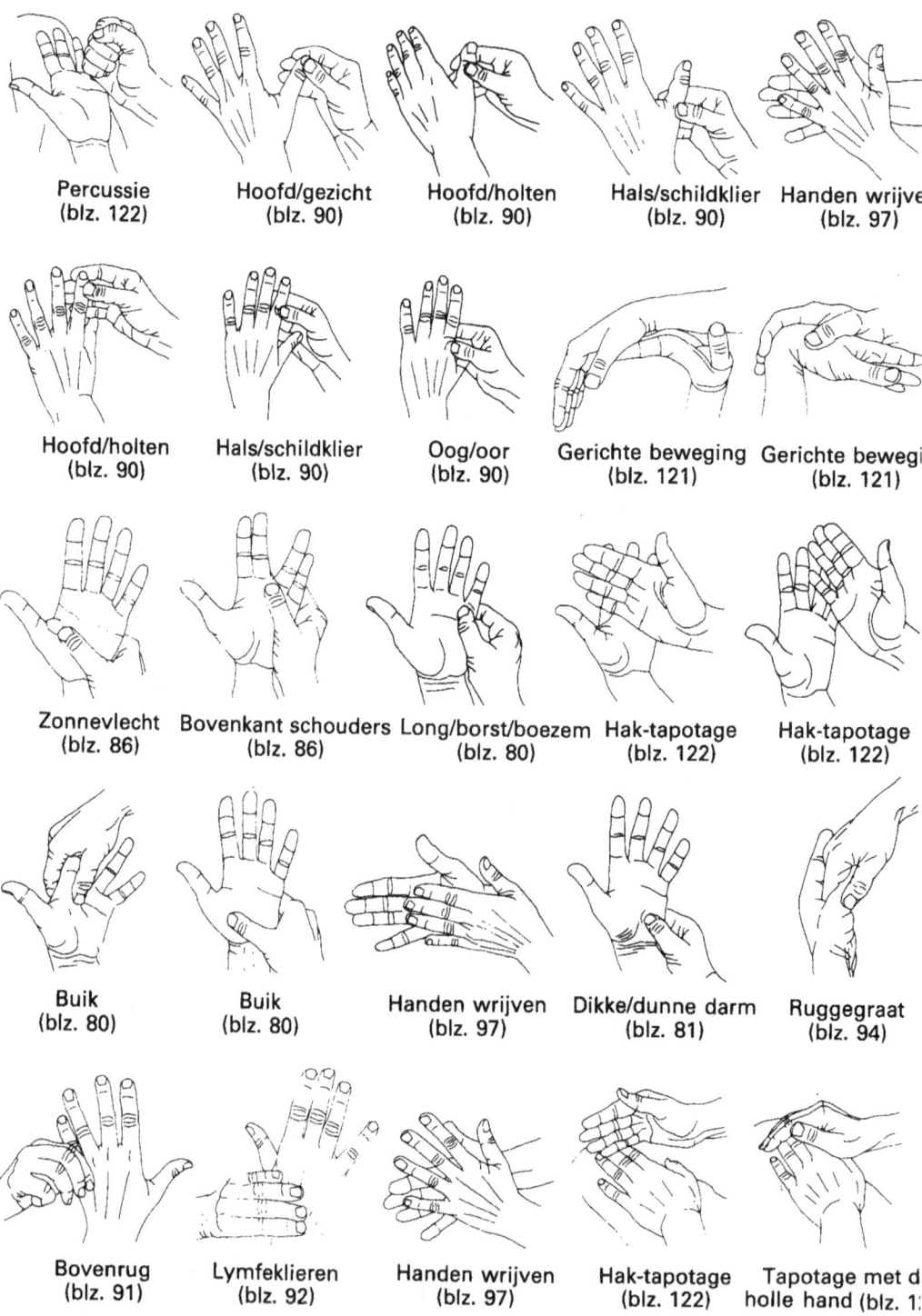

Percussie (blz. 122)	Hoofd/gezicht (blz. 90)	Hoofd/holten (blz. 90)	Hals/schildklier (blz. 90)	Handen wrijve (blz. 97)
Hoofd/holten (blz. 90)	Hals/schildklier (blz. 90)	Oog/oor (blz. 90)	Gerichte beweging (blz. 121)	Gerichte bewegi (blz. 121)
Zonnevlecht (blz. 86)	Bovenkant schouders (blz. 86)	Long/borst/boezem (blz. 80)	Hak-tapotage (blz. 122)	Hak-tapotage (blz. 122)
Buik (blz. 80)	Buik (blz. 80)	Handen wrijven (blz. 97)	Dikke/dunne darm (blz. 81)	Ruggegraat (blz. 94)
Bovenrug (blz. 91)	Lymfeklieren (blz. 92)	Handen wrijven (blz. 97)	Hak-tapotage (blz. 122)	Tapotage met d holle hand (blz. 1:

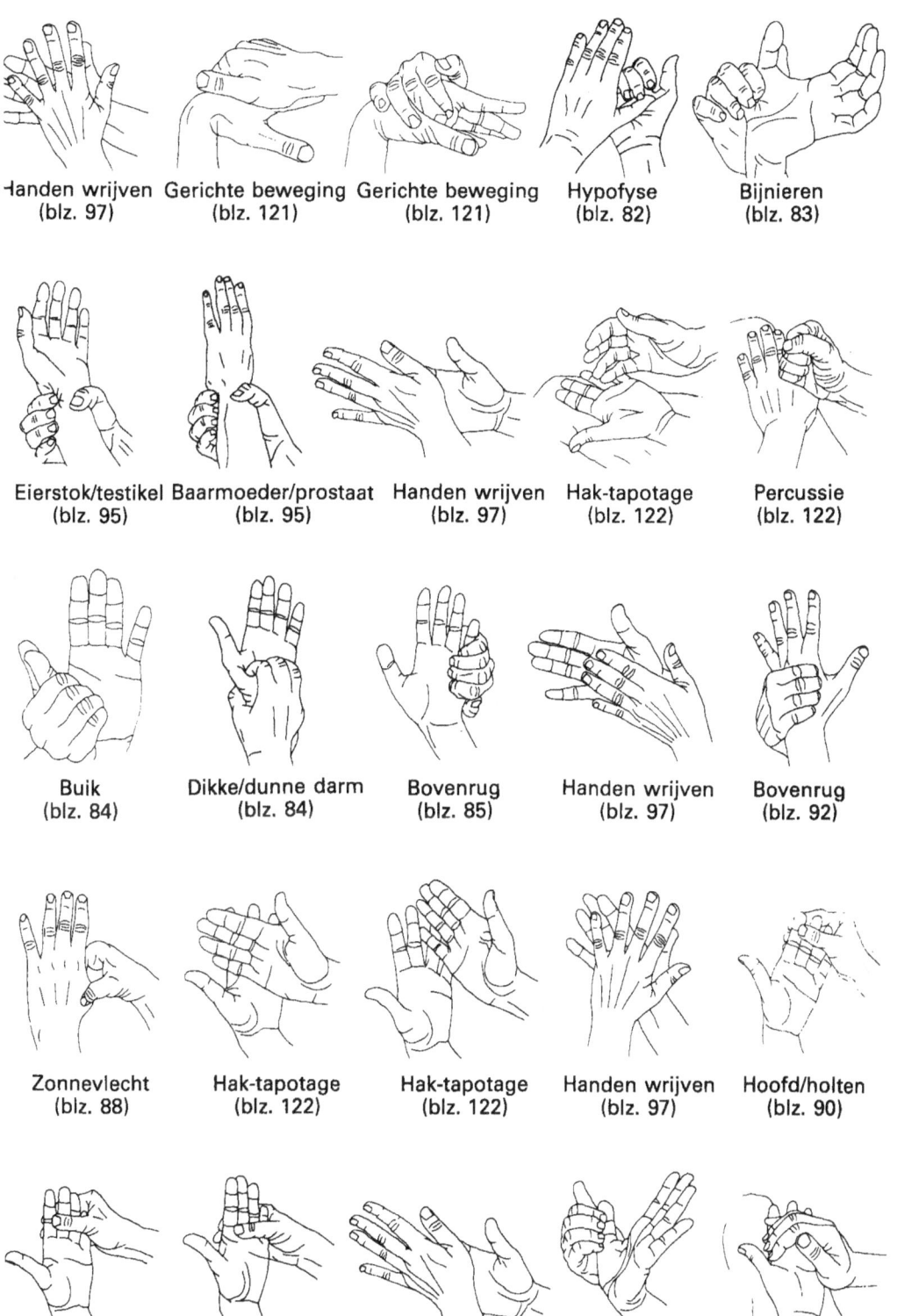

Handen wrijven (blz. 97) Gerichte beweging (blz. 121) Gerichte beweging (blz. 121) Hypofyse (blz. 82) Bijnieren (blz. 83)

Eierstok/testikel (blz. 95) Baarmoeder/prostaat (blz. 95) Handen wrijven (blz. 97) Hak-tapotage (blz. 122) Percussie (blz. 122)

Buik (blz. 84) Dikke/dunne darm (blz. 84) Bovenrug (blz. 85) Handen wrijven (blz. 97) Bovenrug (blz. 92)

Zonnevlecht (blz. 88) Hak-tapotage (blz. 122) Hak-tapotage (blz. 122) Handen wrijven (blz. 97) Hoofd/holten (blz. 90)

Hals/schildklier (blz. 79) Oog/oor (blz. 79) Handen wrijven (blz. 97) Hersenen (blz. 81) Tapotage met de holle hand (blz. 122)

Deel III.

Totaaloverzicht

13. Specifieke klachten

Het hanteren van de lijst met specifieke klachten

Onder elk kopje in dit hoofdstuk staat een algemene omschrijving met de reflexgebieden vermeld.

Kijk, om iets snel en gemakkelijk te kunnen opzoeken, eerst in het hiernaast afgedrukte overzicht.

Lees dan voor meer specifieke informatie de verdere gegevens.

Met het technieksymbool staat de basistechniek aangegeven die op een reflexgebied wordt toegepast. Het eerste symbool slaat op het eerstgenoemde reflexgebied. Het tweede symbool verwijst naar het volgende reflexgebied.

Zie *Overzicht van symbolen*, blz. 127, voor een lijst van alle technieksymbolen.

Op de locatiekaarten staat de ligging van alle reflexgebieden afgebeeld. Zie voor meer informatie de *Kaarten* op blz. 123.

In de afbeeldingen van de reflexgebieden kunt u zien waar nog meer informatie te vinden is. Voor meer informatie over een specifieke techniek of andere technieken die op een reflexgebied kunnen worden toegepast, kunt u het gedeelte uit dit hoofdstuk raadplegen met de titel Lichaamsdelen.

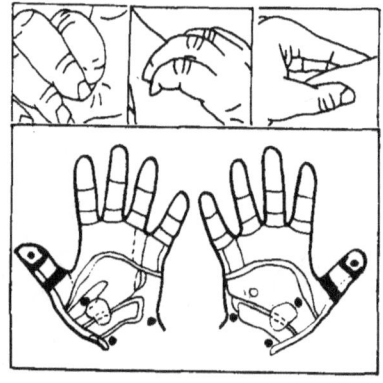

*Bijnieren, hypofyse/
hersenen, eierstok/testikel,
baarmoeder/prostaat/schildklier*

Alfabetische lijst met specifieke klachten

Aambeien
Acne
Aderontsteking
Aderverkalking
Allergieën
Angina
Artritis
Astma

Baarmoeder (verwijdering)
Beroerte
Bloedsomloop (gestoorde)
Bronchitis

Diabetes
Dikke-darmontsteking (colitis)
Diverticulitis
Doof gevoel in de vingers
Duizeligheid

Eczeem
Eeltknobbel
Emfyseem
Enkel (gezwollen)

Flauwvallen

Gespannenheid
Gordelroos

Hartklachten
Hoofdpijn
Hooikoorts
Hypoglykemie

Impotentie
Indigestie
Ischias

Jicht

Keelpijn
Koorts
Kou (gewone)

Likdoorn/eksteroog
Longontsteking

Maagzuur
Menopauze
Menstruatie (onregelmatige/moeilij-
ke)
Middenrifbreuk
Multiple sclerose

Nierinfectie

Obstipatie
Ogen (oververmoeide)
Onvruchtbaarheid
Oorpijn
Oorsuizingen
Osteoporose
Oververmoeidheid

Peesontsteking
Pijn (acuut/chronisch), stijfheid
Psoriasis

Slijmbeursontsteking
Spataderen

Tumor

Verlamming
Voorhoofdsholten

Winderigheid

Zwangerschap
Zweepslag
Zweer

Aambeien: spataders in het rectum

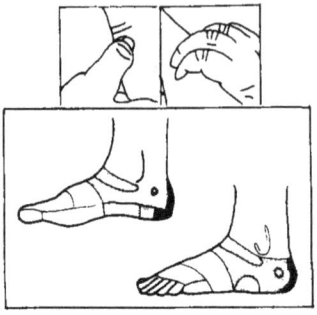 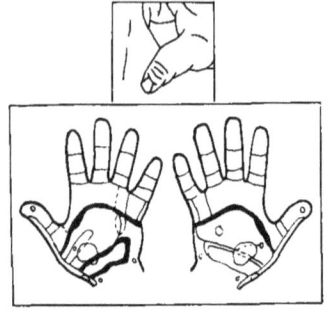

Rectum, onderrug   *Dikke darm/zonnevlecht*

Acne: een reactie op spanningen en hormonale veranderingen tijdens de puberteit.

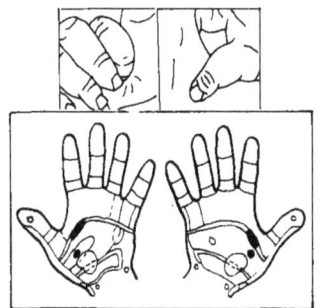 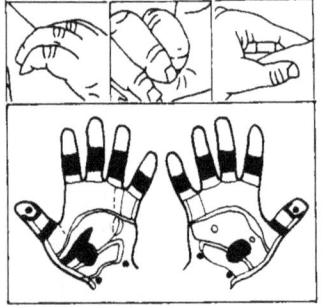 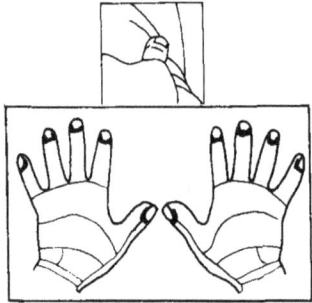

Bijnieren, zonnevlecht   *Baarmoeder/prostaat,*   *Gezicht*
                             eierstok/testikel/hypofyse
                             hersenen, alvleesklier/
                             schildklier, nieren

Aderontsteking: een ontsteking meestal met een verstopping van een ader als oorzaak.

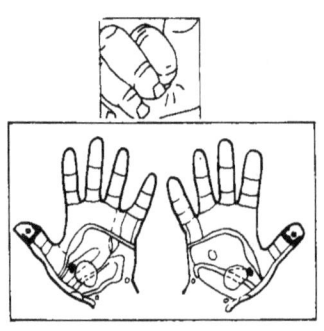 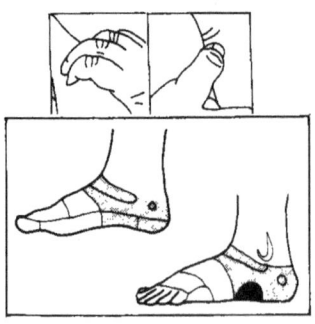 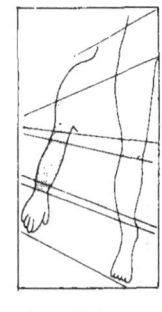

Bijnieren, hersenen   *Knie/been, onderrug*   *Verwijzings-*
                                                    gebied

Aderverkalking: verstopping van arteriën.

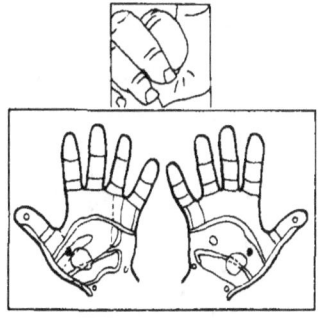

Bijnieren

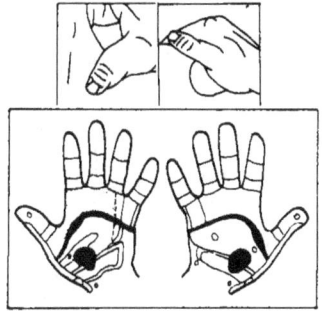

Zonnevlecht, nier/hart

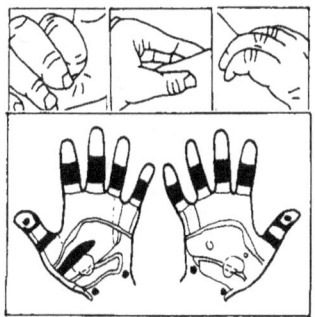

Hersenen, hypofyse,
alvleesklier/schildklier/
baarmoeder/prostaat,
eierstok/testikel

Allergieën: verkeerde beoordeling van bepaalde voedingsstoffen, stuifmeel en andere stoffen als mogelijke indringers in het lichaam.

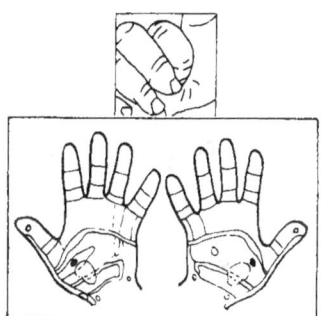

Bijnieren

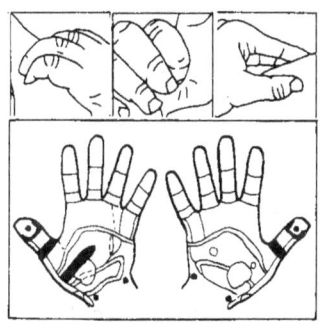

Baarmoeder/prostaat, eierstok/
testikel/hypofyse, hersenen,
alvleesklier/schildklier

Angina: ontsteking van de keelamandelen en omliggende slijmvliezen.

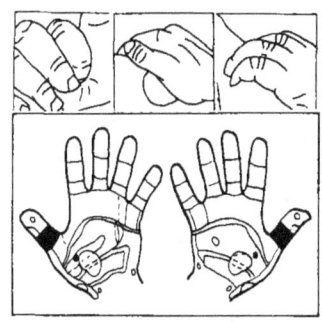

Bijnieren

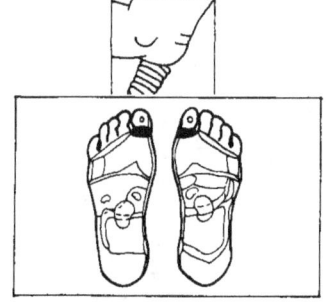

Keel

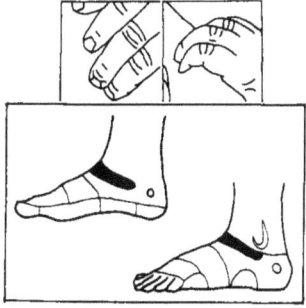

Lymfestelsel

Artritis: een aandoening van het hele lichaam die meestal gepaard gaat met gewrichtsontsteking

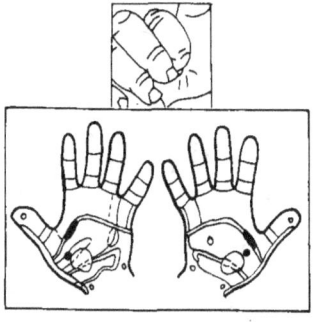

Bijnieren, zonnevlecht

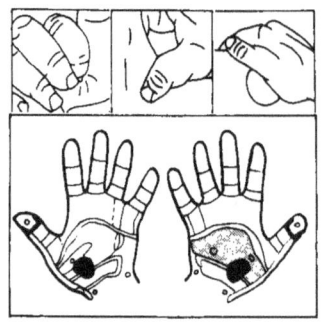

Hersenen/nier/lever

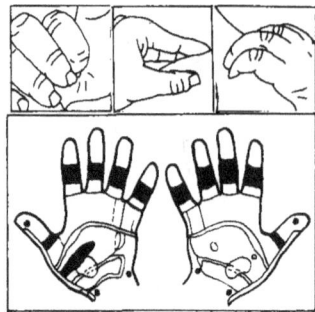

Hypofyse, alvlees-
klier/schildklier/
baarmoeder/prostaat
eileider/testikel

Astma: een allergische aandoening gepaard gaande met ademhalingsproblemen.

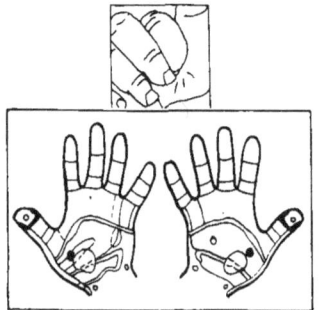

Bijnieren, hersenen

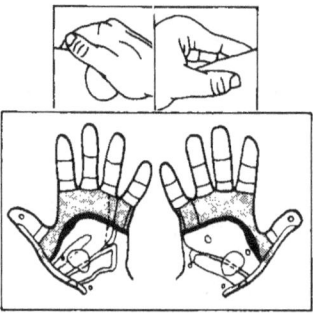

Longen, zonnevlecht

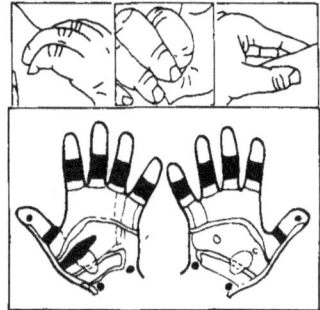

Baarmoeder/prostaat,
eierstok/testikel/
alvleesklier,
hypofyse, schildklier

Baarmoeder (verwijdering): operatieve verwijdering van de baarmoeder.

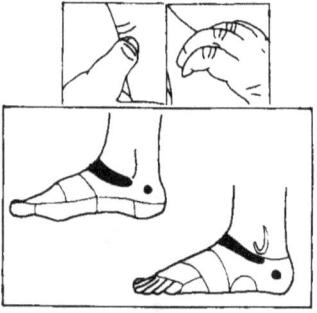

Baarmoeder, eierstok/
eileiders

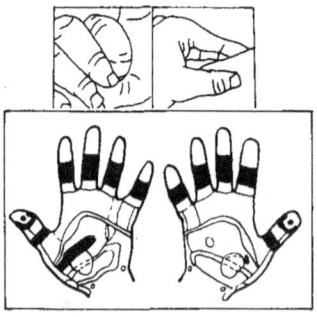

Bijnieren, hypofyse,
hersenen, alvleesklier/
hersenen

140

Beroerte: bloeding van een bloedvat in de hersenen.

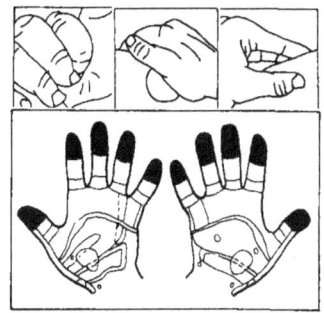

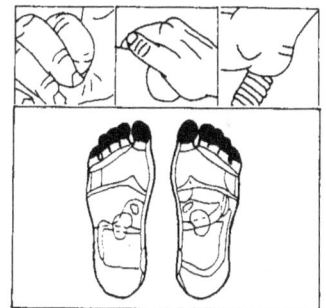

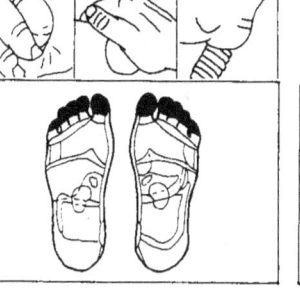

Hersenen, hoofd   Hersenen, hoofd   Ruggegraat

Bloedsomloop (gestoorde): onderbreking van de circulatie van bloed en andere lichaamsvloeistoffen.

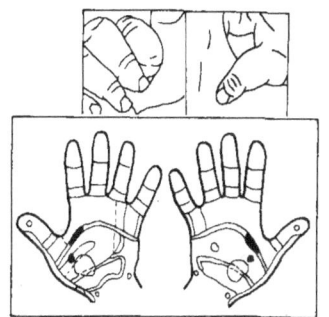

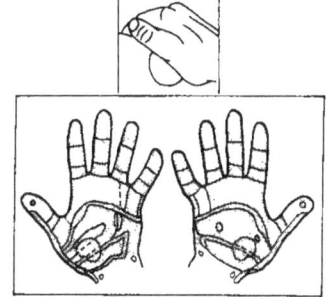

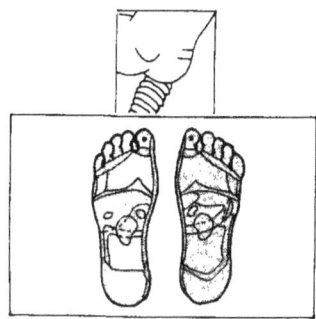

Bijnieren/zonnevlecht   Hele hand   Hele voet

Bronchitis: ontsteking van de bronchiën in de longen.

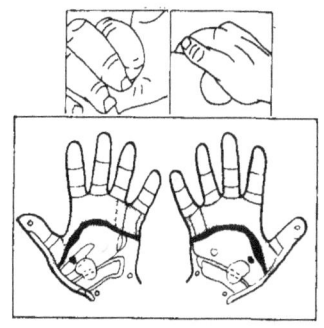

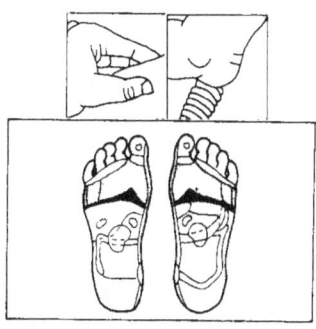

Bijnieren/longen,   Longen, zonnevlecht
zonnevlecht

Diabetes: niet in staat zijn opgenomen suikers (koolhydraten) te verbranden.

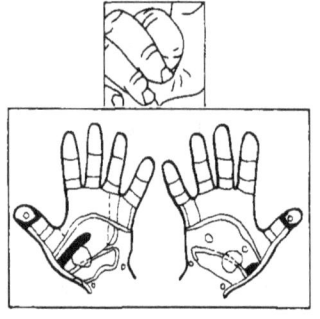 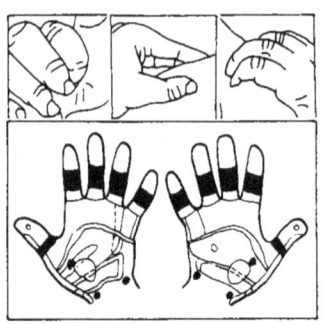 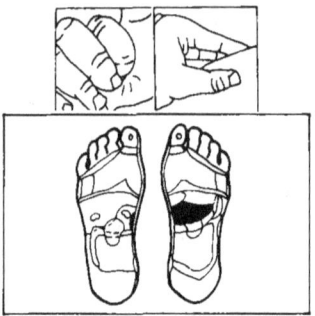

Alvleesklier, hersenen   *Bijnieren/schildklier/*   *Alvleesklier*
                            eierstok/testikel,
                            baarmoeder/prostaat

Dikke-darmontsteking (colitis): ontsteking van de dikke darm.

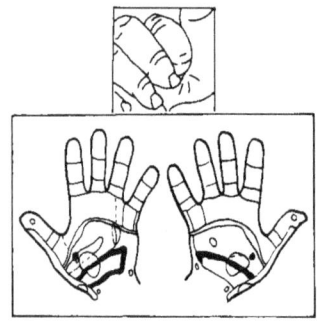 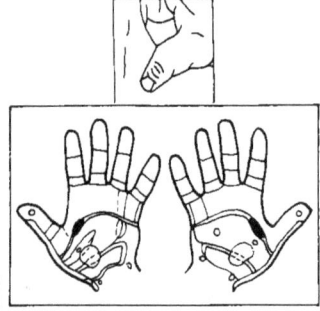 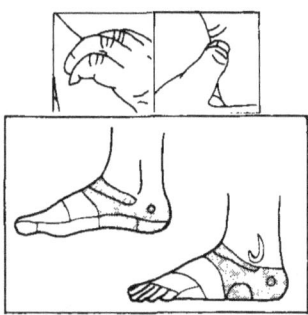

Bijnieren, dikke darm   *Zonnevlecht*   *Onderrug*

Diverticulitis: ontsteking van de divertikels (uitstulpingen) in de dikke darm.

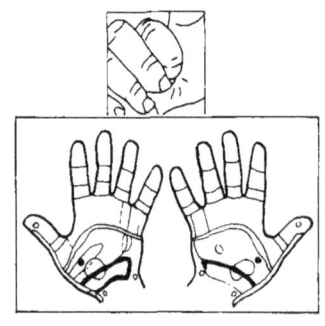 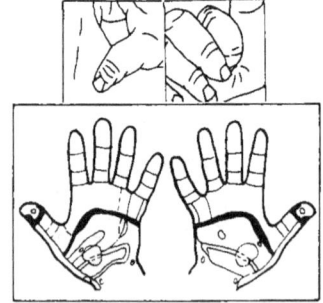 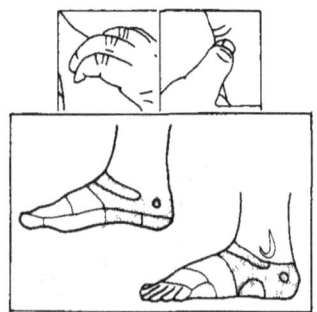

Bijnieren, dikke darm   *Zonnevlecht/hersenen*   *Onderrug*

Doof gevoel in de vingers: andere dan normale sensaties in hand en/of vinger.

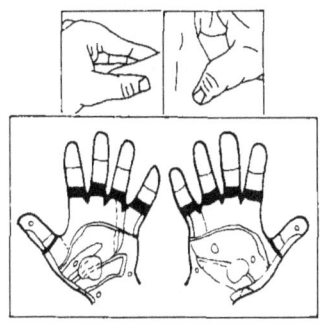 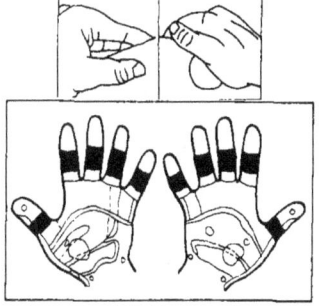 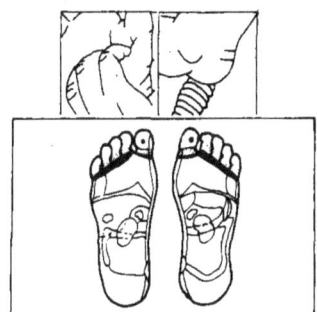

Zevende halswervel/oog/oor Hals　　　　　　　　　*Oog/oor/hals, zevende halswervel*

Duizeligheid: een tijdelijk evenwichtsverlies.

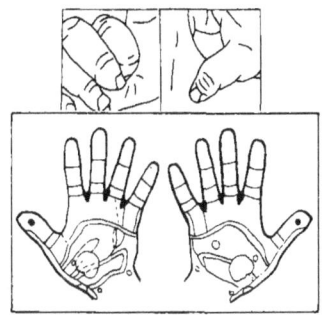 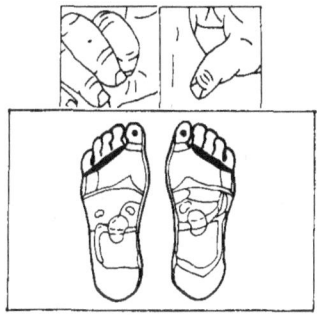

Hersenen/oog/oor　　　　*Hersenen/oog/oor*

Eczeem: extreme droogheid van de huid.

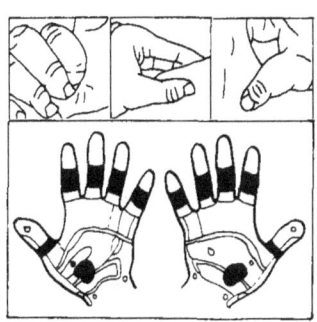 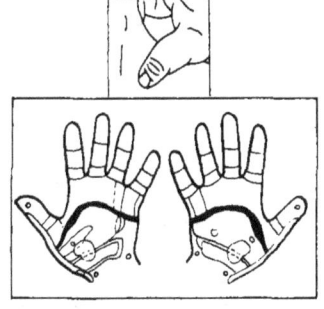 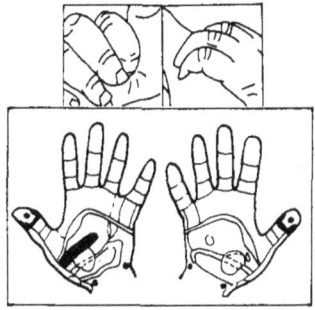

Bijnieren/schildklier/ nieren　　　*Zonnevlecht*　　　*Hersenen, hypofyse, alvleesklier/baarmoeder/ prostaat, eierstok/testikel*

143

Eeltknobbel: ontsteking van het gewricht bij de inplanting van de grote teen, als gevolg van overprikkeling van het gewricht als reactie op stapsgewijs kopiëren.

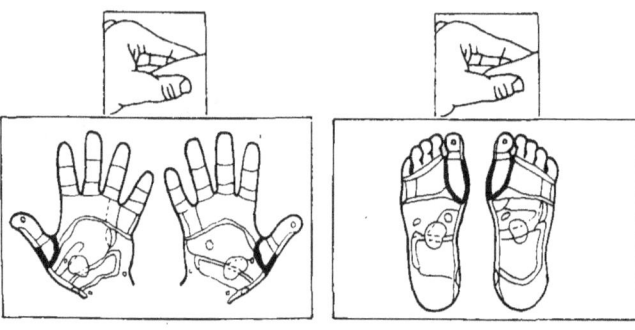

Verwijzingsgebieden

Emfyseem: ademnood als gevolg van een chronische longaandoening.

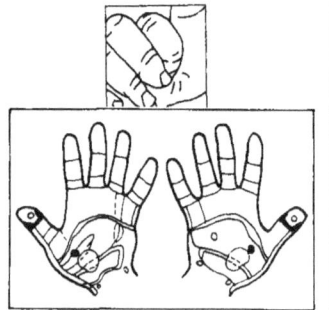 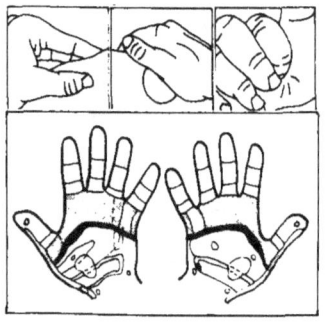 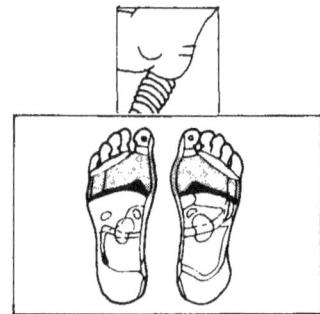

Hersenen, bijnieren   *Long/borst/zonnevlecht*   *Long/borst,*
                            ileocoecaalklep   *zonnevlecht,*
                                                           ileocoecaalklep

Enkel (gezwollen, niet als gevolg van een blessure): het lichaam is om een aantal redenen niet in staat het vocht kwijt te raken.

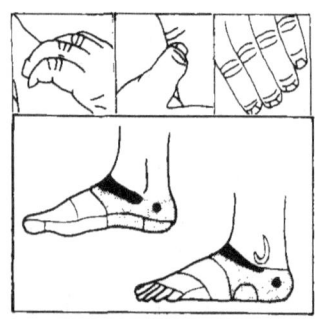 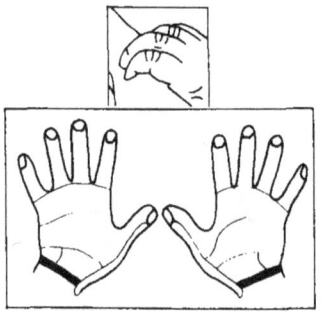 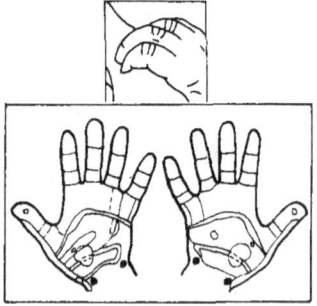

Lymfestelsel, eierstok/   *Lymfestelsel*   *Eierstok/testikel,*
testikel, baarmoeder/   *baarmoeder/prostaat*
prostaat

144

Flauwvallen: een tijdelijk bewustzijnsverlies.

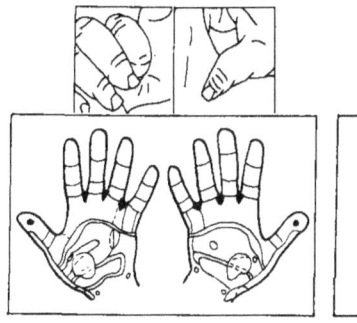

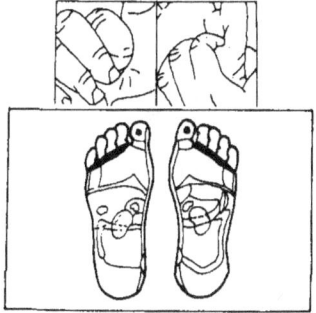

Hersenen/oog/oor   *Hersenen/oog/oor*

Gespannenheid: uitputting van het hele lichaam of een lichaamsdeel als gevolg van te veel spanningen.

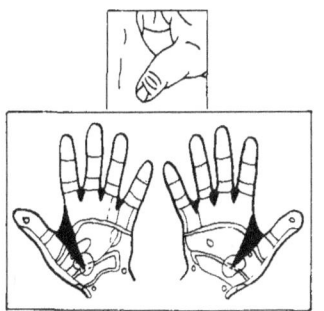

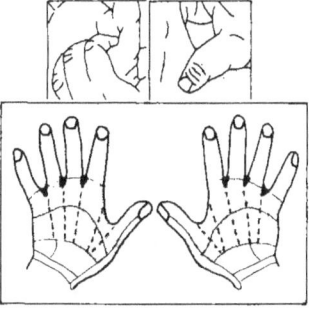

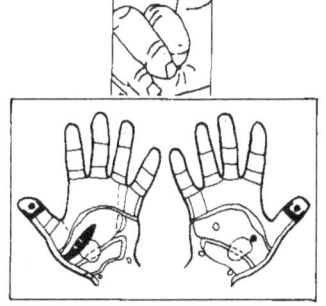

Zonnevlecht,
schoudertoppen

Bovenrug/schoudertoppen

Bijnieren, hersenen,
hypofyse,
alvleesklier

Gordelroos: een virus dat een zintuigzenuw aantast hetgeen uitmondt in een huidaandoening in het gebied waar de zenuw heen leidt.

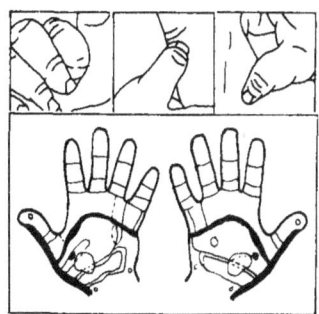

Bijnieren/ruggegraat/
zonnevlecht

Hartklachten: problemen wat betreft de hartspier.

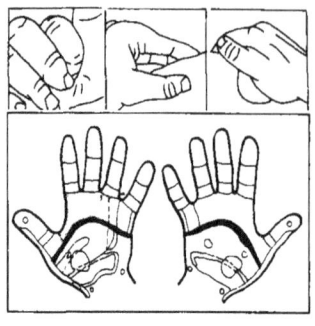 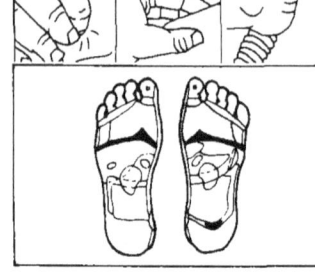 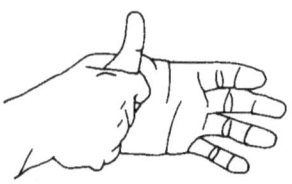

Hart, zonnevlecht   *Hart, zonnevlecht*
Hersenen, bijnieren,   *sigmoïd*
sigmoïd

Hoofdpijn: een reactie op lichamelijke aandoeningen, stress en/of bepaalde medicijnen.

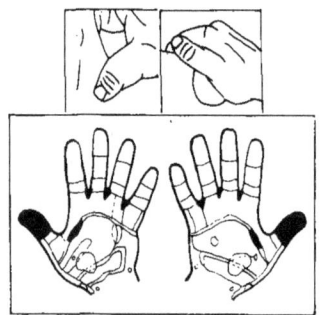 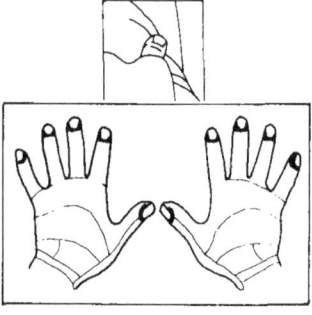 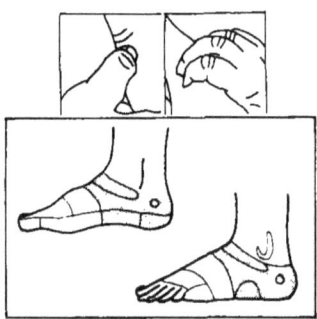

Zonnevlecht, oog/oor,   *Gezicht*   *Onderrug*
hoofd

Hooikoorts: een seizoensgebonden allergische aandoening die hoofdzakelijk door stuifmeel wordt veroorzaakt.

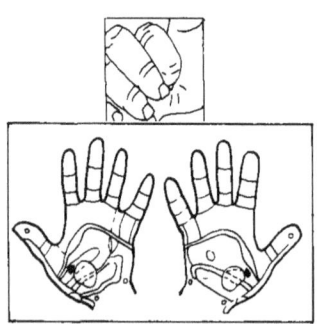 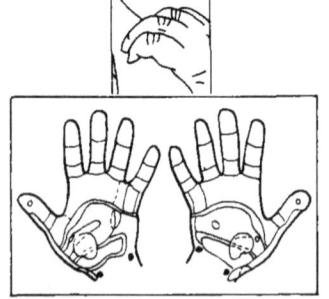 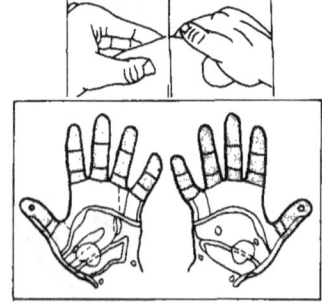

Bijnieren   *Baarmoeder/prostaat,*   *Hoofd/hals*
                     eierstok/testikel   *voorhoofdsholten*

146

De huid: Het grootste – bij ons lichaam behorende – orgaan.

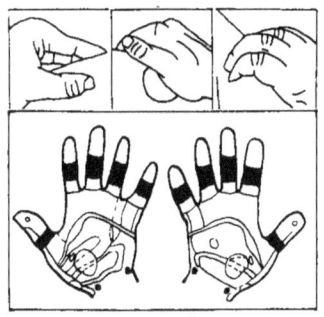

Schildklier/baarmoeder/
prostaat, eierstok/
testikel

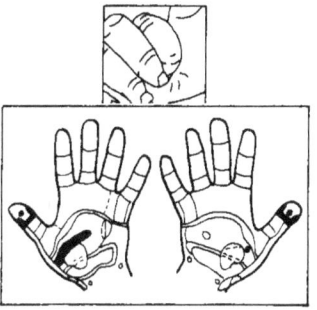

Hersenen, baarmoeder,
bijnieren

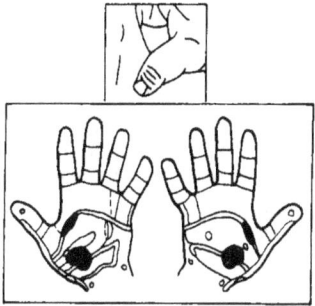

Zonnevlecht, nier

Hypoglykemie: een suikertekort in het bloed.

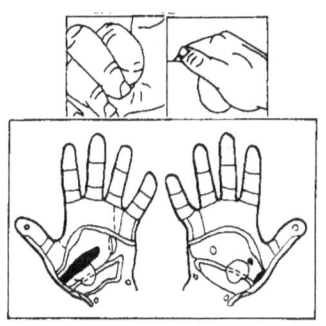

Alvleesklier, bijnieren

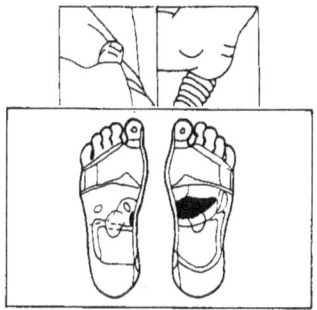

Alvleesklier

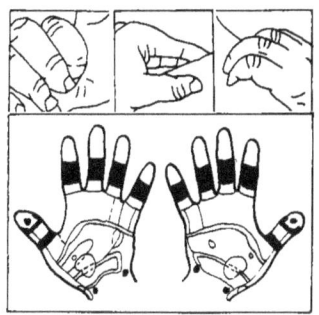

Hersenen, hypofyse/
schildklier/eierstok/
testikel, baarmoeder/
prostaat

Impotentie: geen seksuele activiteiten kunnen ondernemen.

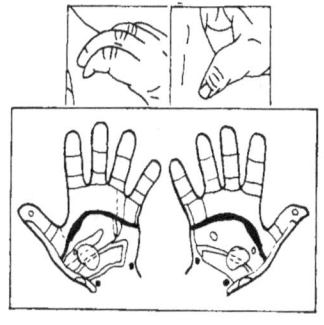

Eierstok/testikel,
baarmoeder/prostaat/
zonnevlecht

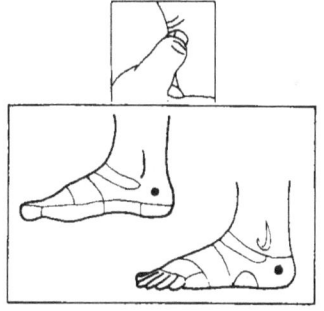

Eierstok/testikel,
baarmoeder, prostaat

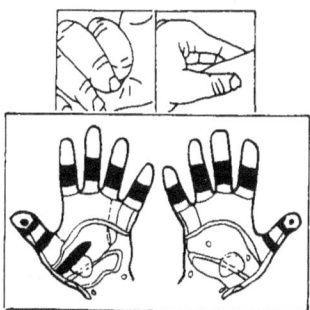

Hersenen,
hypofyse,
alvleesklier/
schildklier

147

Indigestie: een onbehaaglijk gevoel als gevolg van de spijsvertering.

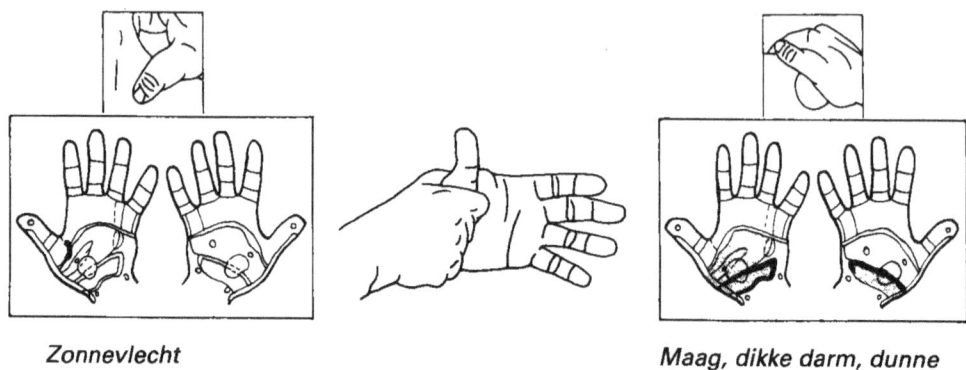

Zonnevlecht   Maag, dikke darm, dunne
                                     darm

Ischias: aanhoudende pijn van de heupzenuw, de grootste lichaamszenuw.

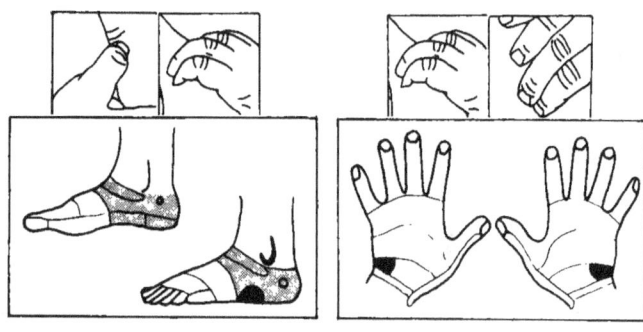

Heupzenuw, onderrug   Heupzenuw, onderrug

Jicht: te veel urinezuur in het bloed, wat ontstekingen rondom een gewricht veroorzaakt.

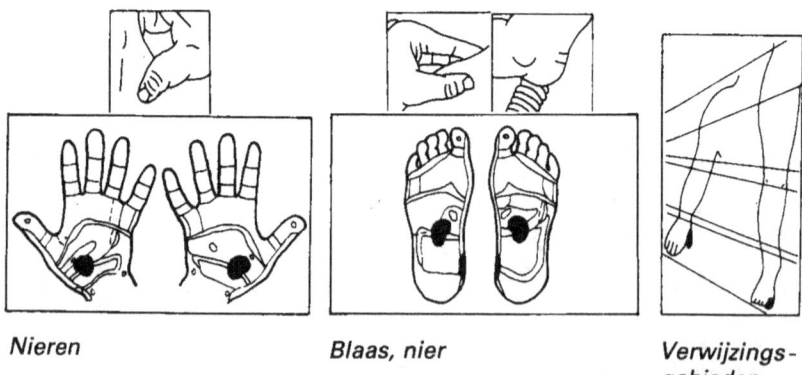

Nieren   Blaas, nier   Verwijzings-
                                                  gebieden

Keelpijn: keelontsteking

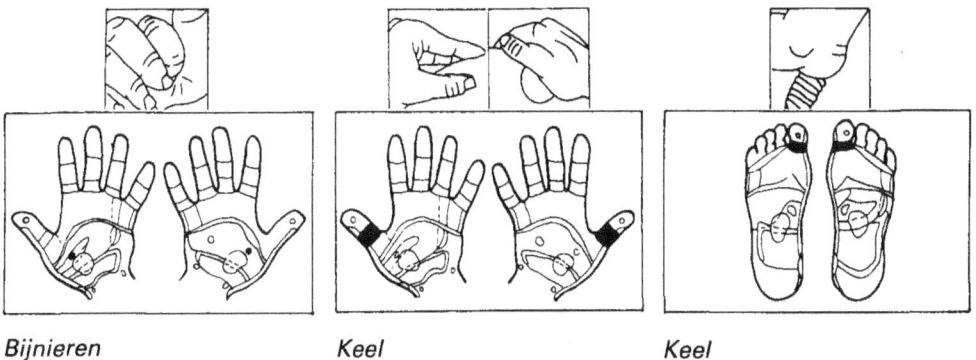

Bijnieren   Keel   Keel

Koorts: verhoging van de lichaamstemperatuur in samenhang met een infectie.

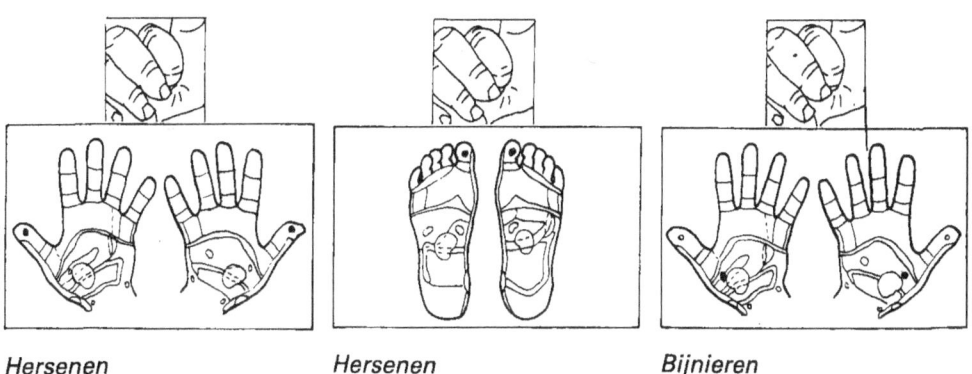

Hersenen   Hersenen   Bijnieren

Kou (gewone): ontsteking van de slijmvliezen in neus en keel.

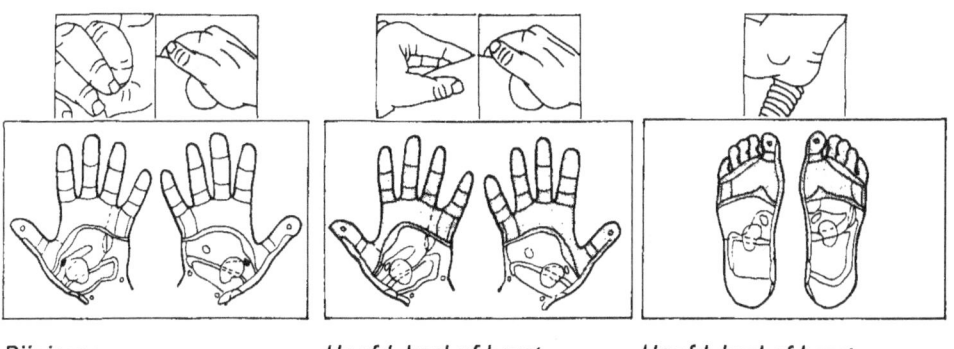

Bijnieren   Hoofd, keel of borst   Hoofd, keel of borst

Likdoorn/eksteroog: verdikking van de huid als reactie op wrijving of druk. Een likdoorn is tevens een overprikkeling bij een zenuwuiteinde.

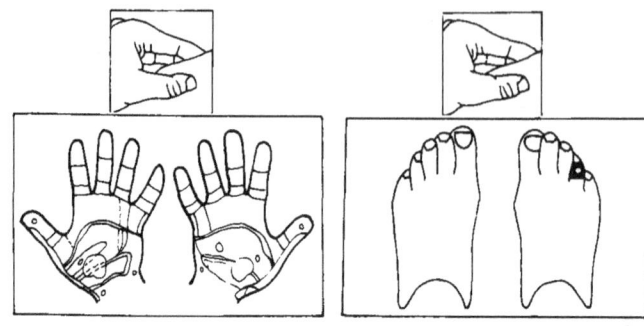

Verwijzingsgebieden

Longontsteking: ontsteking van de longen.

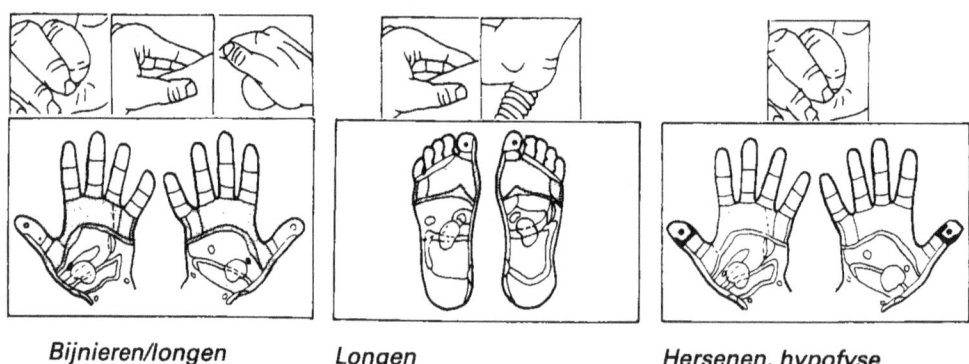

Bijnieren/longen　　　*Longen*　　　*Hersenen, hypofyse*

Maagzuur: terugstromen van maagzuur in de slokdarm.

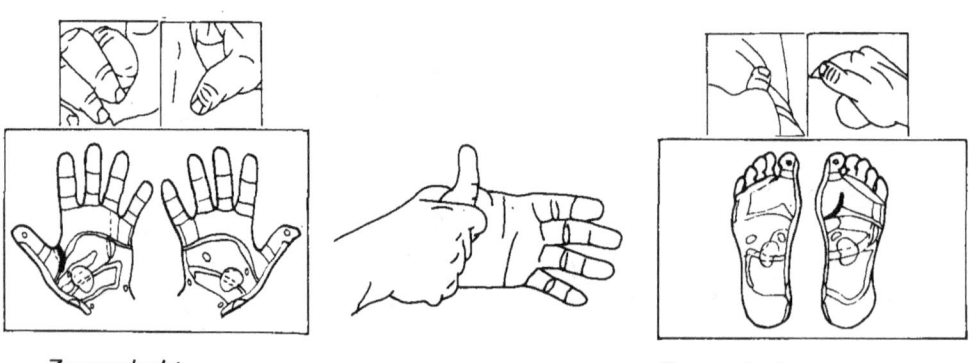

Zonnevlecht　　　　　　*Zonnevlecht*

150

Menopauze: overgang bij vrouwen.

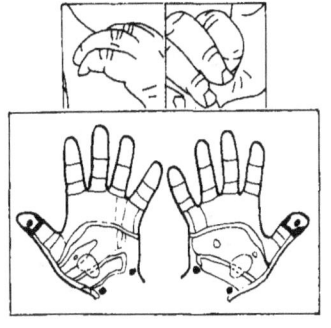
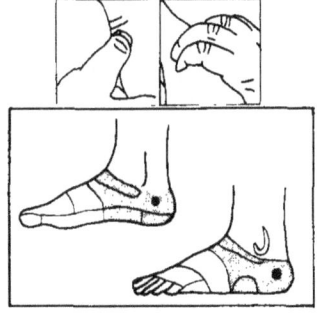

Baarmoeder, eierstok/
hersenen

Baarmoeder, eierstok/
onderrug

Menstruatie (onregelmatige/moeilijke): periodieke bloeding bij geslachtsrijpe vrouwen.

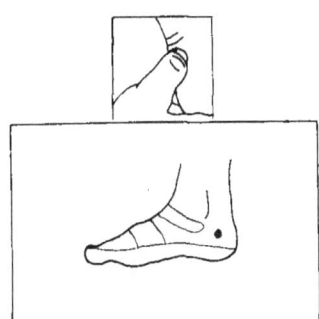
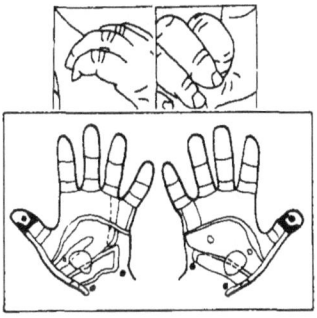
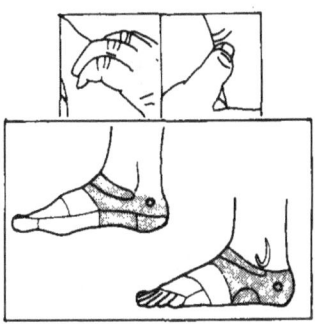

Baarmoeder

Baarmoeder, eierstok/
hersenen, hypofyse

Onderrug

Middenrifbreuk: breuk in de middenrifspier.

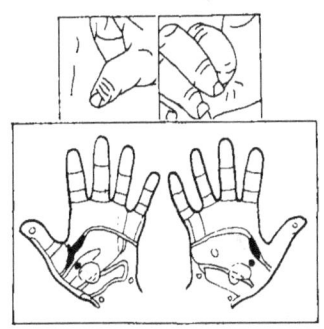
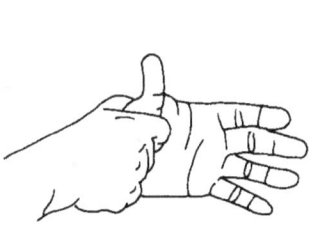
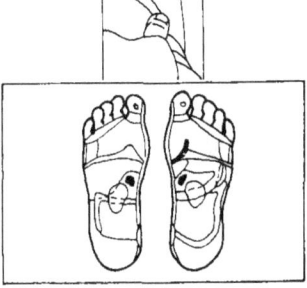

Zonnevlecht/bijnieren

Zonnevlecht,
bijnieren

151

Multiple sclerose: chronische aandoening van het centrale zenuwstelsel.

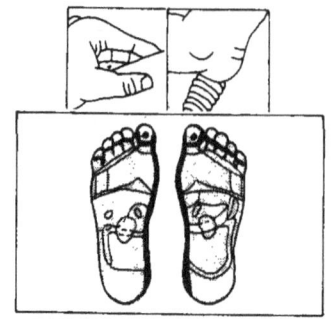 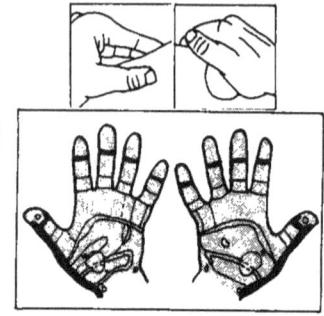

Ruggegraat, hersenen   Ruggegraat, hersenen

Nierinfectie: infectie van nieren en urinewegen.

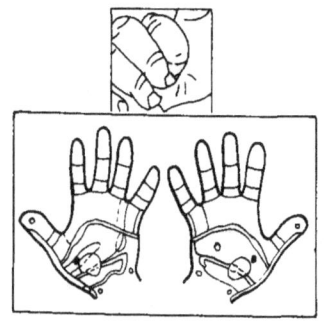 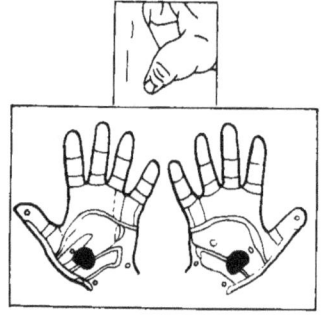 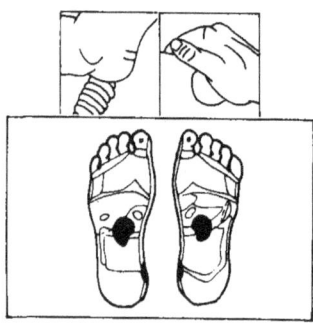

Bijnieren   Nieren   Blaas/nieren

Obstipatie: Verstopping van de darmen, wat vaak een neveneffect is van stress en spanningen in de onderrug.

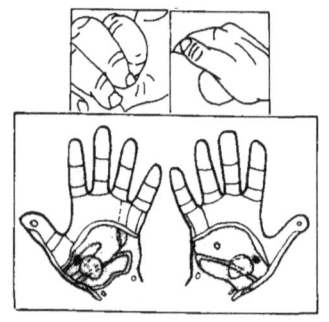 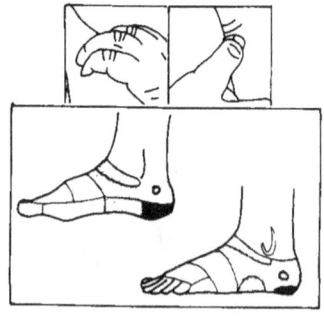 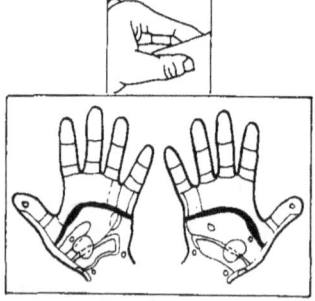

Bijnieren/
spijsverteringsstelsel   Onderrug, stuit   Zonnevlecht

Ogen (oververmoeide): een reactie op beroepsmatige, ontspannings- of omgevingsfactoren.

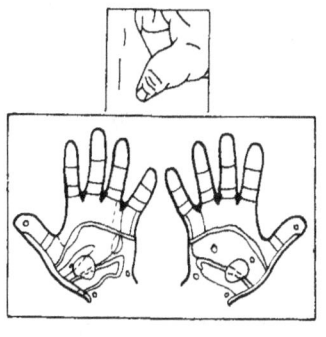

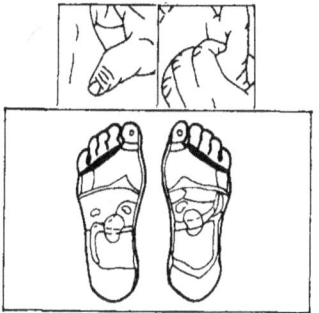

Oog/oor   *Oog/oor*

Onvruchtbaarheid: niet zwanger kunnen raken.

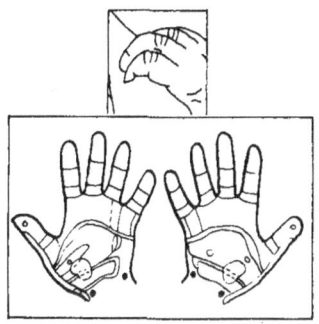

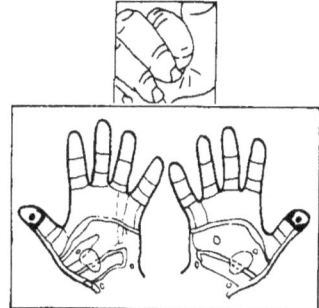

Baarmoeder/prostaat,   *Baarmoeder/prostaat*   *Hersenen, hypofyse*
eierstok/testikel   *eierstok/testikel/*
                      eileiders

Oorpijn: infectie van het middenoor.

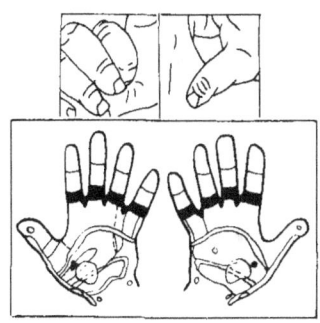

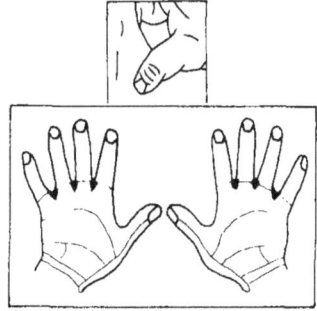

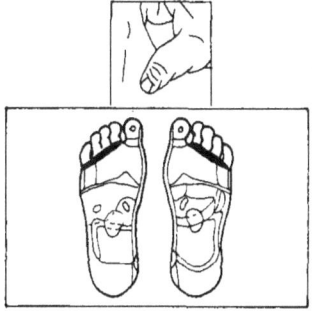

Bijnieren/oog/oor   *Oog/oor*   *Oog/oor*

153

Oorsuizingen: suizingen in het oor wat allerlei oorzaken kan hebben.

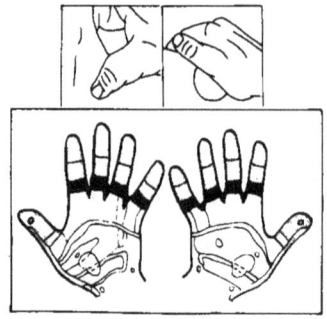 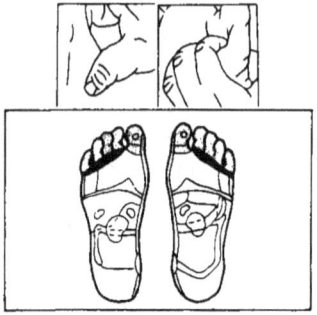

Oog/oor/hoofd, hals,
voorhoofdsholten

Oog/oor/hoofd, hals
voorhoofdsholten

Osteoporose: dunner en zwakker worden van de botten.

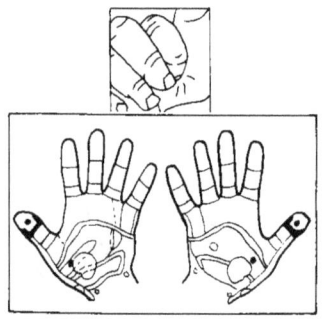 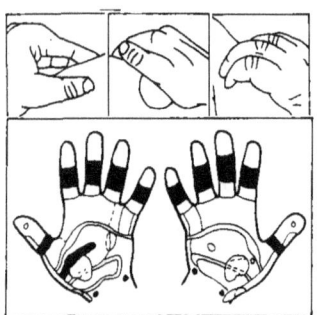

Hypofyse, hersenen,
bijnieren

Schildklier/bijschildklier,
alvleesklier/baarmoeder/
prostaat, eierstok/testikel

Oververmoeidheid: grote moeheid als gevolg van te veel activiteit.

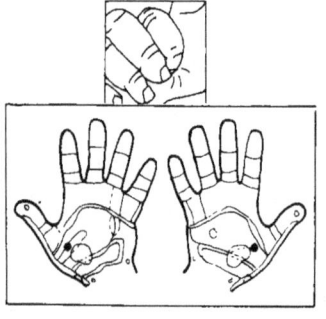 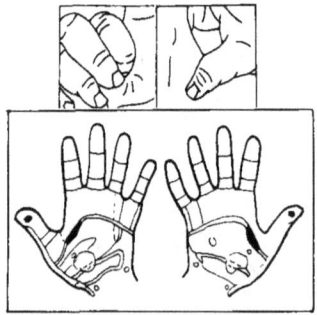

Bijnieren

Hersenen/zonnevlecht

Peesontsteking: ontsteking van een pees.
Zie ook de theorie over de verwijzende, zonale en reflecterende verbanden.

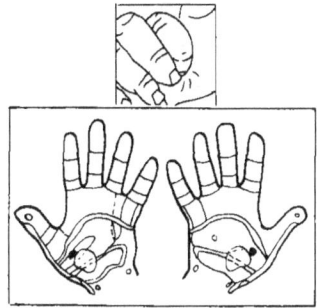

Bijnieren

Pijn (acuut/chronisch), stijfheid: algehele lichaamspijn of pijn bij directe druk.

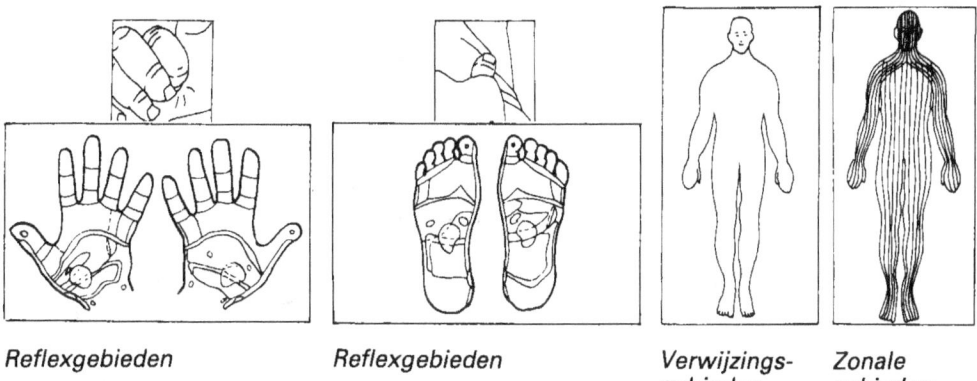

Reflexgebieden   *Reflexgebieden*   *Verwijzings-*   *Zonale*
                                                   gebieden   *gebieden*

Psoriasis: storing in de buitenste huidlaag.

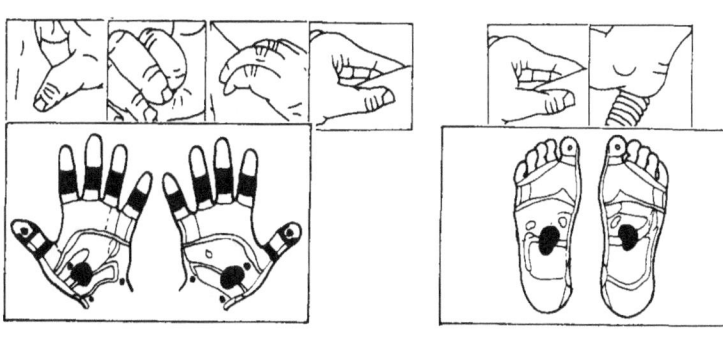

Nier/hersenen, hypofyse,   *Nieren*
alvleesklier/schildklier/
baarmoeder/prostaat,
eierstok/testikel

155

Slijmbeursontsteking: ontsteking van de zachte weefselzak die rondom gewrichten ligt.

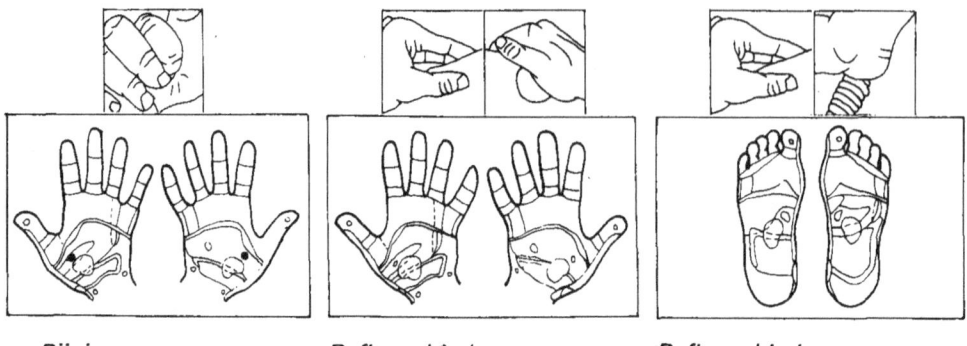

| Bijnieren | Reflexgebieden | Reflexgebieden |

Spataderen: abnormale zwelling van de beenaders (meestal).

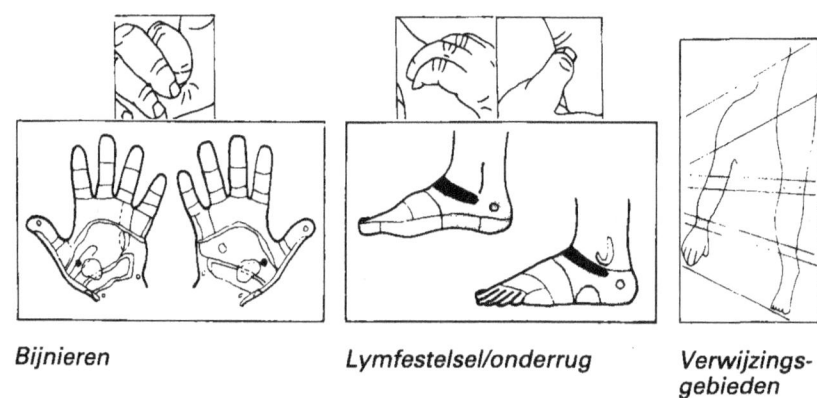

| Bijnieren | Lymfestelsel/onderrug | Verwijzings-gebieden |

Tumor: wildgroei van weefsel.
Zie ook de theorie over de verwijzende, zonale en reflecterende verbanden.

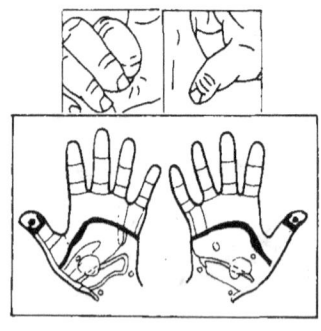

Hersenen,
hypofyse/zonnevlecht

Verlamming: beperkte bewegingsvrijheid.

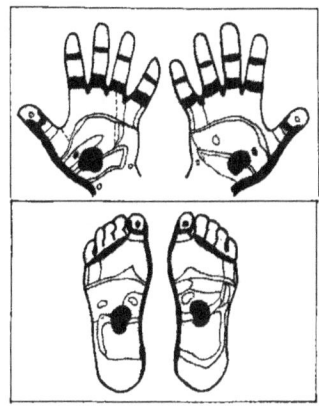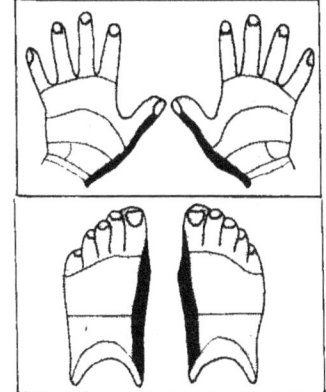

Ruggegraat, oog/oor,
hersenen, hals/nier,
blaas, hele voet

Ruggegraat, hoofd, oog/oor,
hersenen, hals/nier, blaas,
hele hand

Voorhoofdsholten: holten in het hoofd die verstopt kunnen raken met slijm.

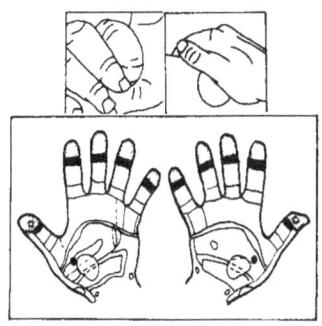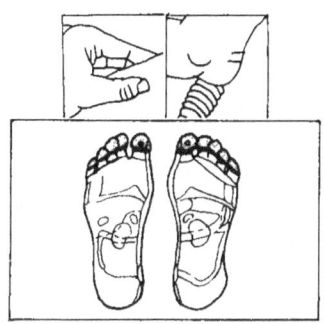

Bijnieren/voorhoofdsholten
hoofd, gezicht

Voorhoofdsholten, hoofd,
gezicht

Winderigheid: overmatige gasvorming.

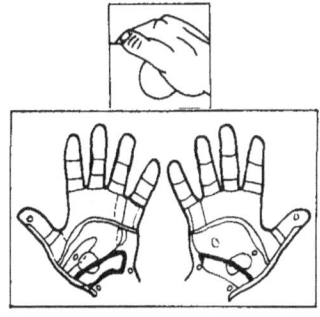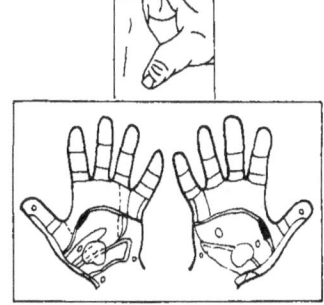

Dikke darm

Zonnevlecht

157

Zwangerschap

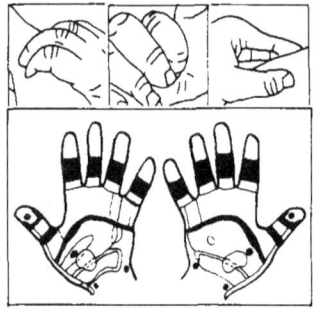 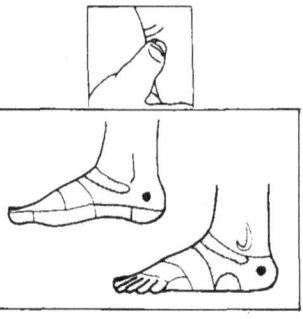 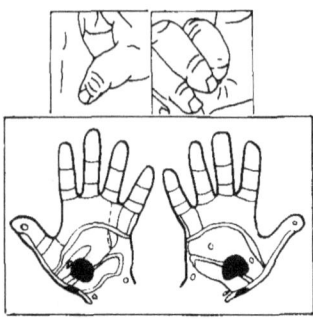

Zonnevlecht/baarmoeder, eierstokken, hersenen, hypofyse, bijnieren, alvleesklier/schildklier

Baarmoeder, eierstokken, onderrug

Nier/blaas

Zweepslag: overrekken van de spieren en pezen van de nek als gevolg van een trauma.

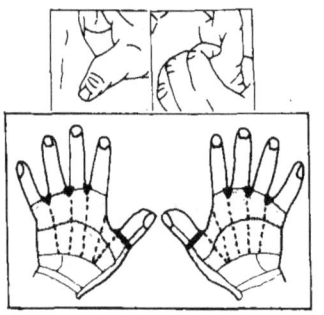 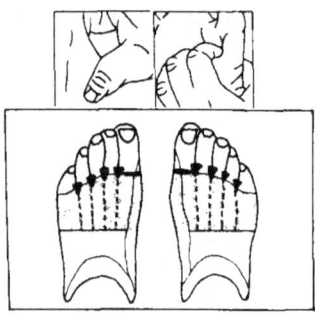

Schoudertoppen/zonnevlecht/bovenrug

Schoudertoppen/bovenrug

Zweer: een breuk in de huid of het slijmvlies.

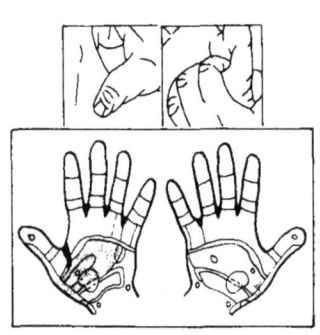 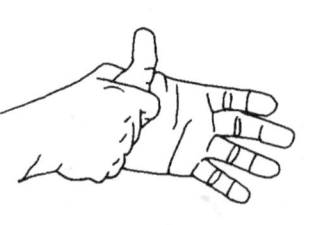

Zonnevlecht, schoudertoppen/maag

Zonnevlecht, maag

158

14. Lichaamsdelen

Het hanteren van de lijst met lichaamsdelen

Elk kopje in dit hoofdstuk geeft de plaats aan van een reflexgebied en rangschikt een keuze uit de technieken die kunnen worden toegepast. Verbindingen die met het reflexgebied te maken hebben staan vermeld onder 'Overige gebieden'.

U kunt, om snel iets op te zoeken, de locatiekaart gebruiken en daar een techniek uitkiezen om mee te werken.

Wilt u een diepgaander aanpak, beschouw dan alle technieken en de paragraaf 'Overige gebieden' als materiaal dat u voor verdere toepassing en bestudering kunt gebruiken.

Elk technieksymbool staat voor een basistechniek waarvan de specifieke toepassing in de afbeeldingen staat aangegeven. U kunt er misschien ook het 'Overzicht van symbolen' op blz. 127 nog eens op naslaan, waarin een lijst is opgenomen met de symbolen van alle basistechnieken met verwijzing naar de pagina's waar de instructies over die basistechniek te vinden zijn.

Op elke locatiekaart staat de plaats afgebeeld van het reflexgebied dat met dat specifieke lichaamsdeel te maken heeft. Zie voor meer informatie: 'Kaarten', blz. 123.

De afgebeelde technieken vormen een selectie waarin ook technieken zijn opgenomen die eenvoudig te doen of snel te leren zijn, voor een groot aantal gevallen geschikt of onderdeel van een diepgaander aanpak zijn. Om de techniek zelf nog eens te kunnen naslaan staat er een paginaverwijzing bij.

In de paragraaf 'Overige gebieden' staan de lichaamsverbindingen van de verschillende lichaamsdelen. Ze kunnen zowel afzonderlijk of allemaal samen worden gecombineerd.

De mogelijke verbindingen zijn: stelselmatig, zonaal, verwijzende, nabijgelegen en tegenovergestelde gebieden. Zie voor meer informatie ook het 'Overzicht van symbolen', blz. 127.

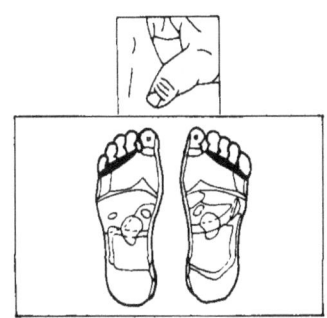

Alfabetische lijst van lichaamsdelen

Alvleesklier
Arm

Baarmoeder/prostaat
Blaas
Bijnieren

Dikke darm/dunne darm
  Ileocoecaalklep
  Sigmoïd
  Endeldarm/rectum

Eierstok/testikel
Elleboog
Enkel

Galblaas

Hart
Hersenen
Heup/zenuw
Hoofd
Hypofyse

Knie/been

Lever

Long/borst/boezem
Lymfestelsel

Maag
Milt

Nieren

Oog/oor

Pols

Ruggegraat
  Zevende halswervel
  Tussen de schouders
  Middenrug
  Onderrug
  Stuitbeen

Schildklier/bijschildklier
Schouder

Tanden

Voorhoofdsholten

Zonnevlecht

Alvleesklier

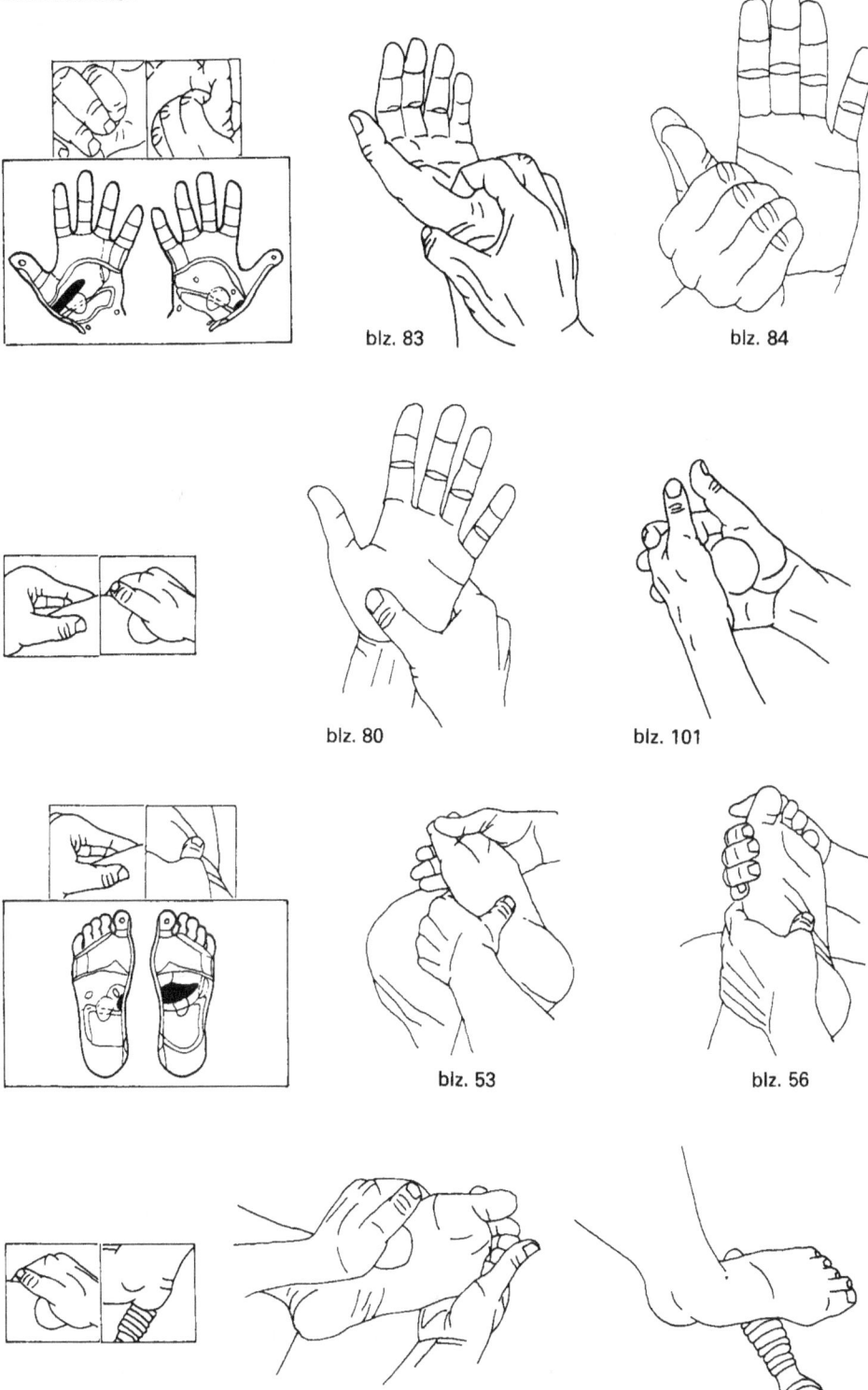

blz. 83

blz. 84

blz. 80

blz. 101

blz. 53

blz. 56

blz. 70

blz. 74

Andere gebieden:

Stelselmatige verbinding: endocriene klieren
Hypofyse/hersenen, bijnieren, eierstok/
testikel, baarmoeder/prostaat, schildklier

Functie:
een van de belangrijkste endocriene klieren.
Betrokken bij: energie, bloedsuikerspiegel,
mentale alertheid.

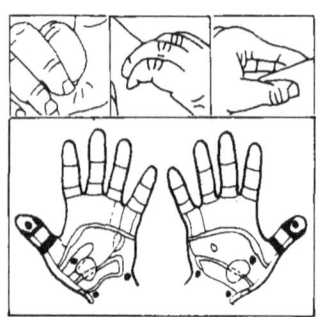

Arm

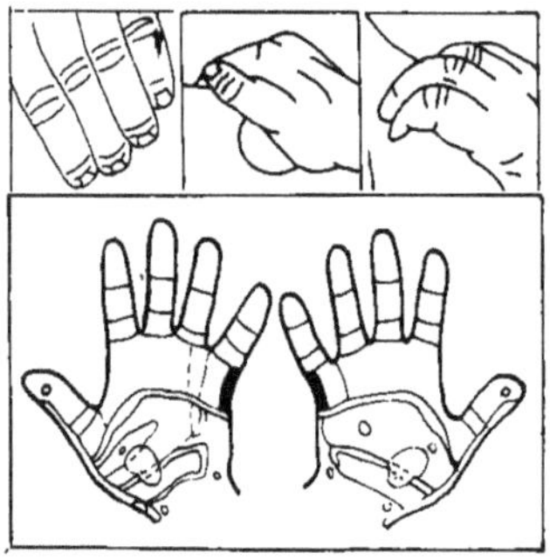

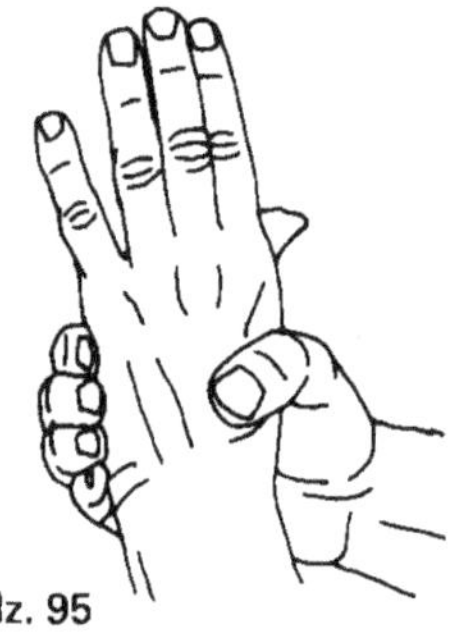

blz. 95

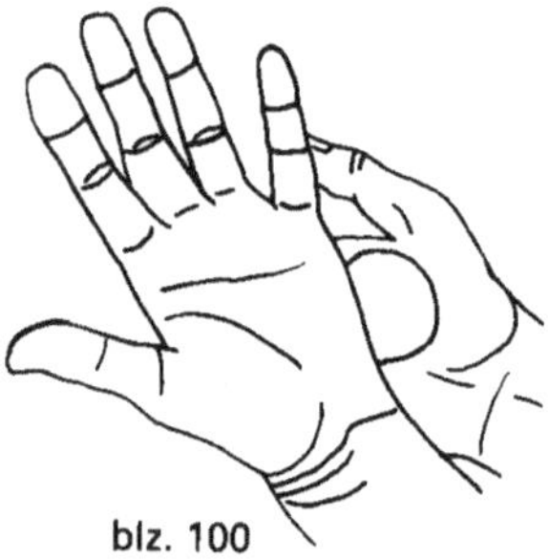

blz. 100

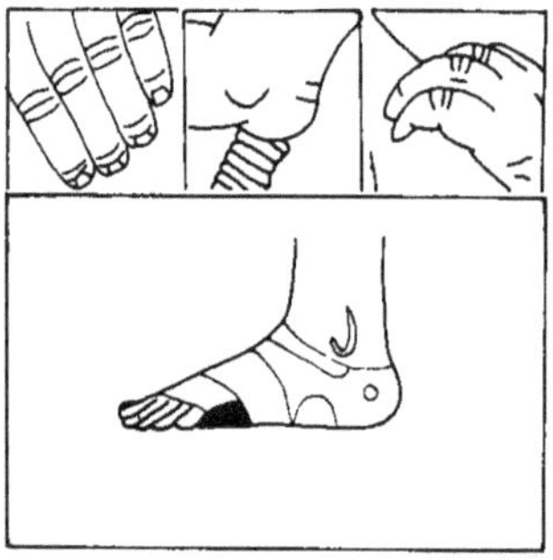

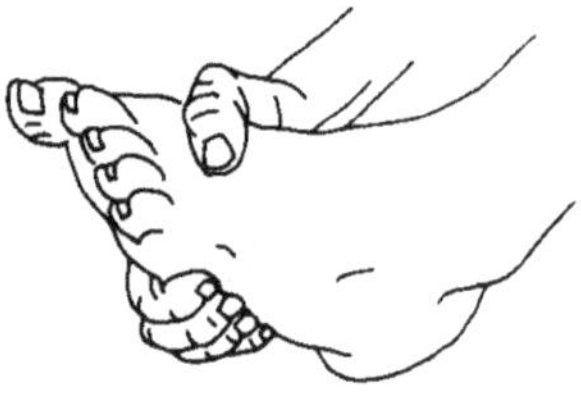

blz. 62

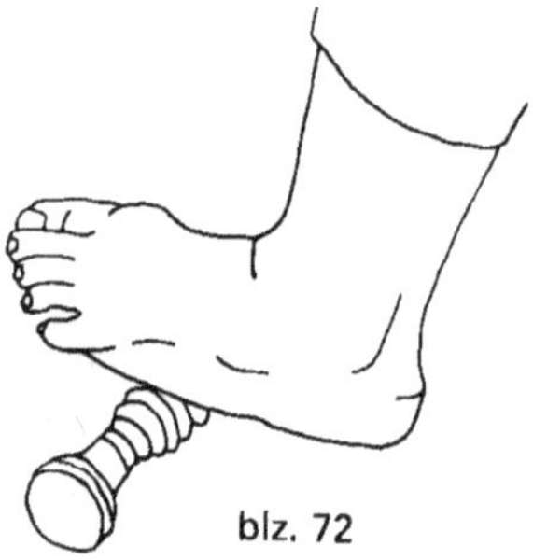

blz. 72

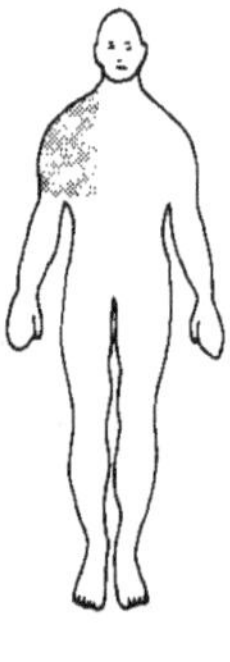

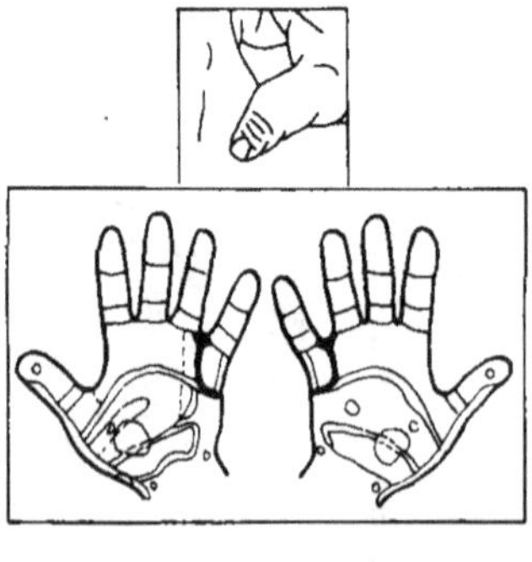

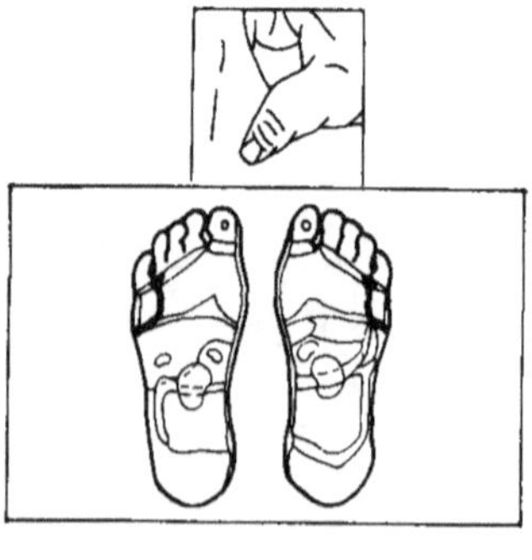

Andere gebieden:
Naburige verbinding: schouder

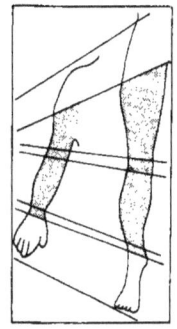

Andere gebieden:
Verwijzingsgebied: been

Baarmoeder/prostaat

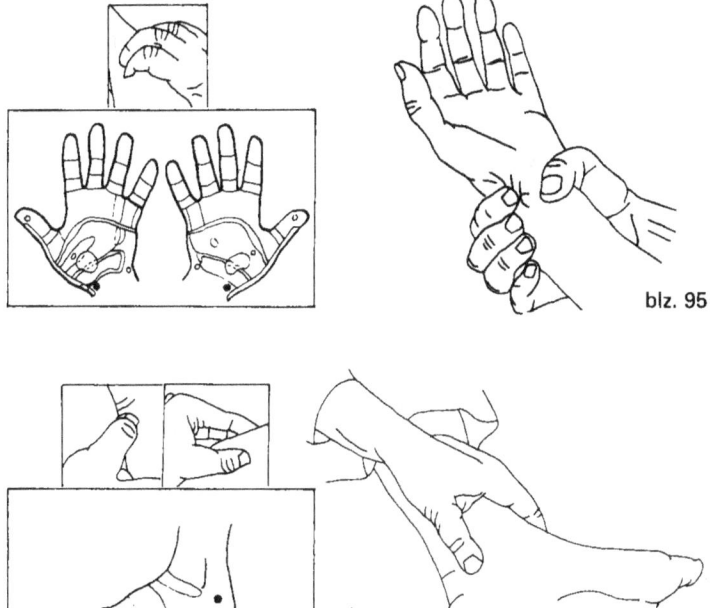

blz. 95

blz. 64

Andere gebieden:
Stelselmatige verbinding: endocriene klieren
Eierstok/testikel/hypofyse, hersenen, bijnie-
ren/alvleesklier/schildklier

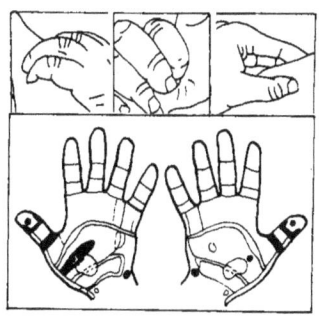

Andere gebieden:
Naburige verbinding: onderrug

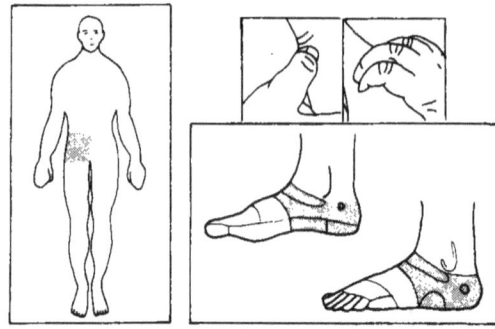

Functie:
Een van de belangrijkste endocriene klieren.

Betrokken bij: vermogen tot voortplanting, gaande houden van seksuele
behoefte, beïnvloeden van geestkracht en lichamelijke ontwikkeling.

Blaas

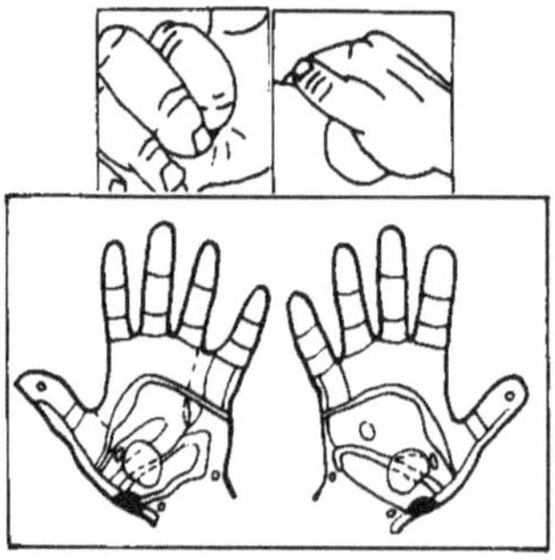

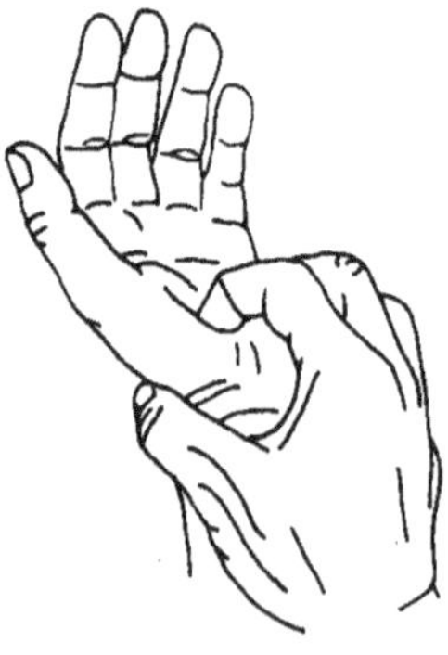

blz. 83

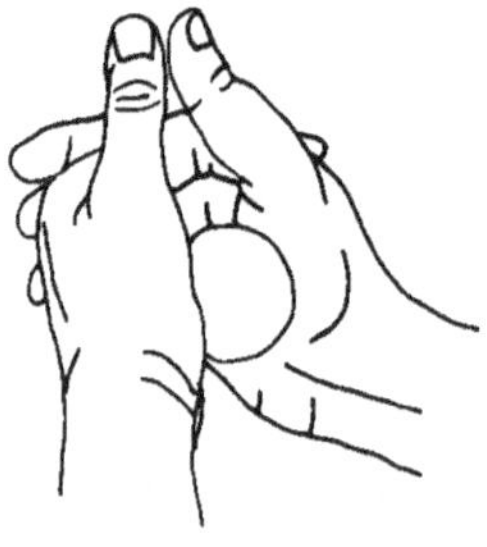

blz. 101

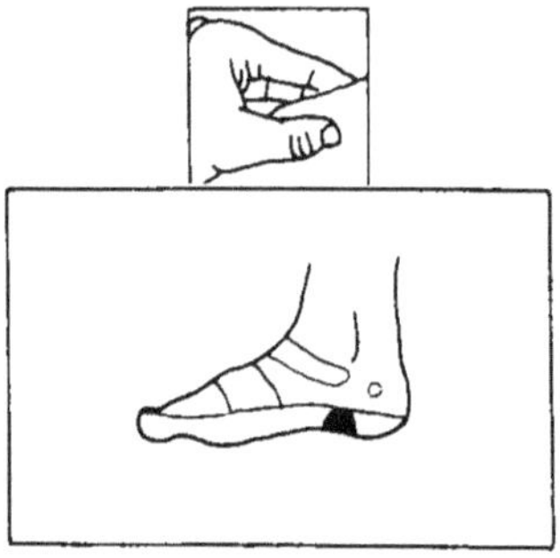

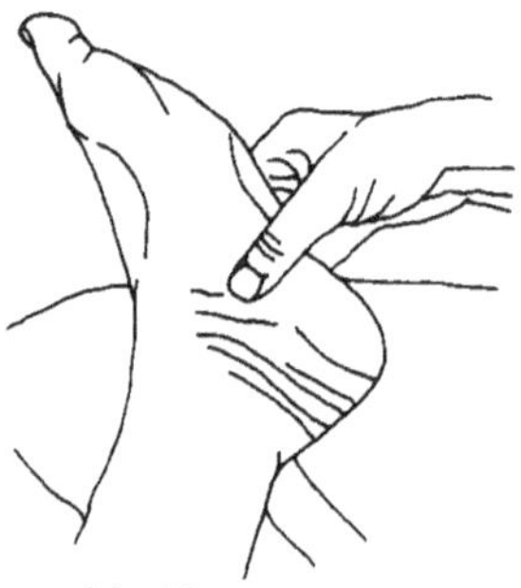

blz. 61

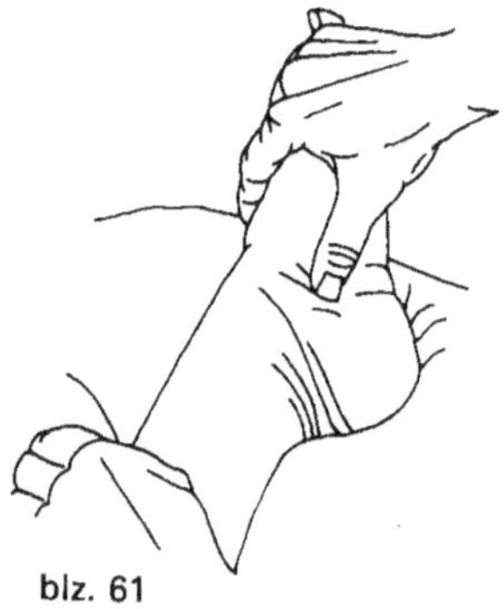

blz. 61

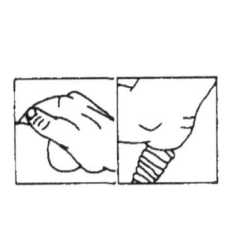
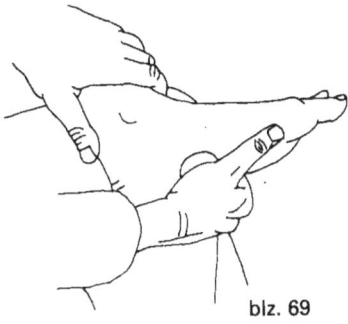

blz. 69

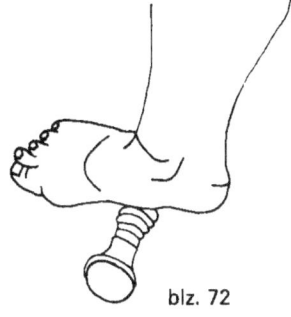

blz. 72

Andere gebieden:
Stelselmatige
verbinding: nieren

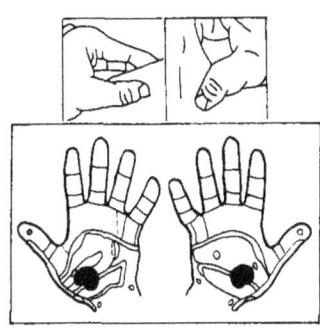
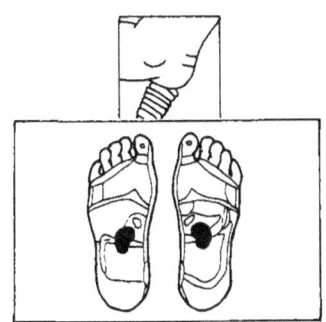

Bijnieren

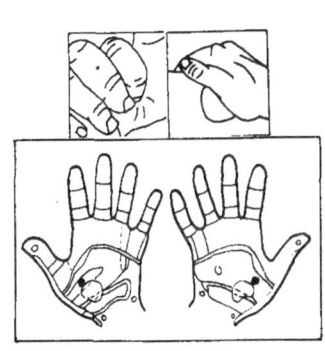
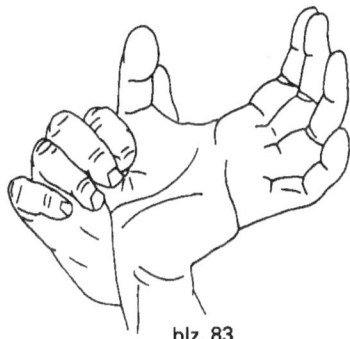

blz. 83

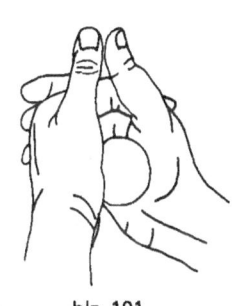

blz. 101

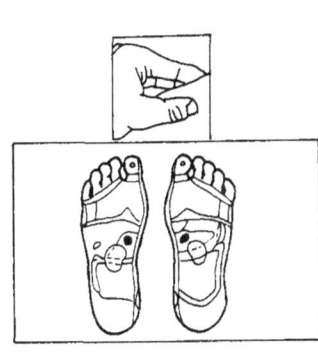
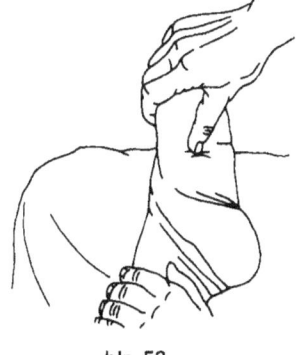

blz. 53

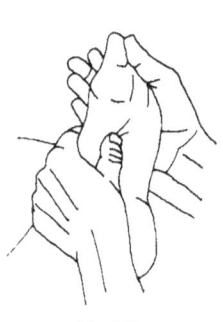

blz. 53

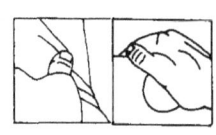
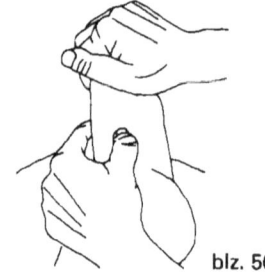
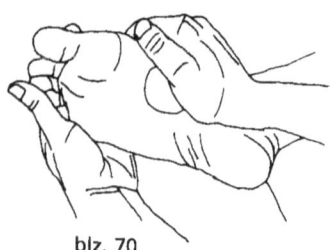

blz. 56   blz. 70

Andere gebieden:
Stelselmatige verbinding: endocriene klieren.
Hypofyse, hersenen, alvleesklier/schildklier/
eierstok/testikel, baarmoeder/prostaat

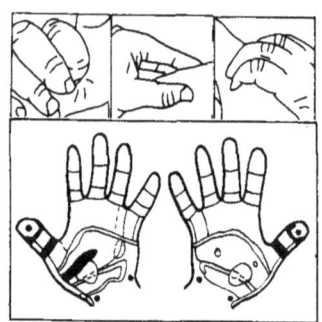

Functie:
Een van de belangrijkste endocriene klieren.

Betrokken bij: stress, uithoudingsvermogen, energie, infectie, spiertonus,
ontsteking.

Dikke darm/dunne darm

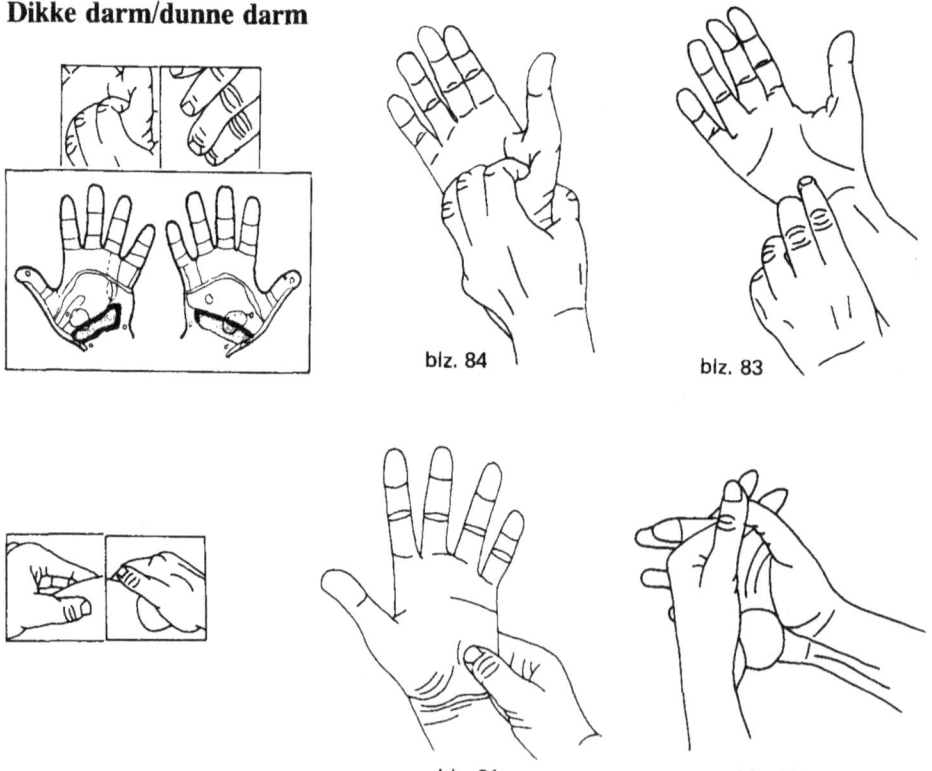

blz. 84   blz. 83

blz. 81   blz. 101

166

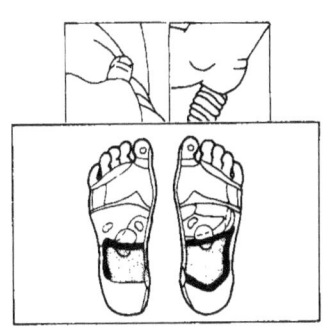
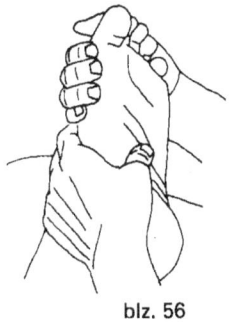

blz. 56

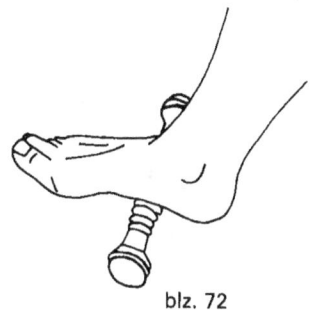

blz. 72

Andere gebieden:
Naburige verbinding: onderrug.

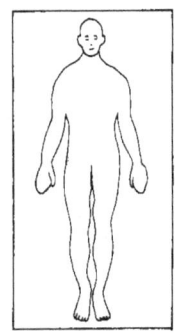
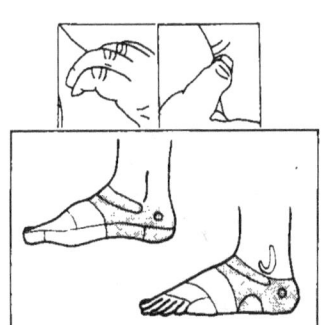

Andere gebieden:
Stelselmatige verbinding: spijsverteringsstelsel,
lever, maag.

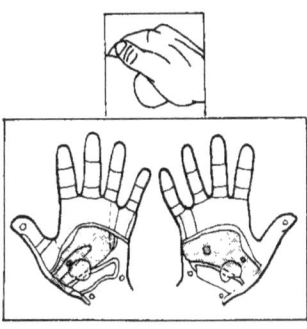

Ileocoecaalklep

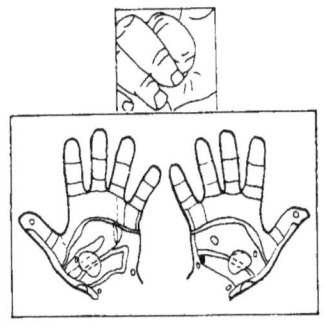
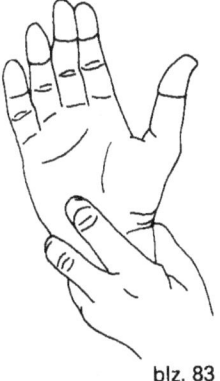

blz. 83

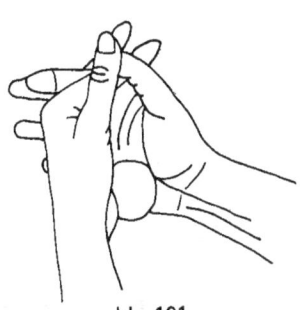

blz. 101

167

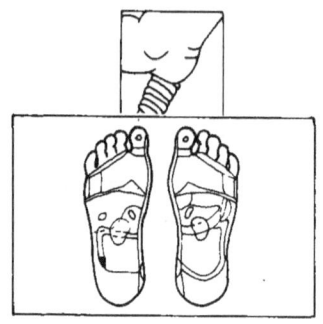
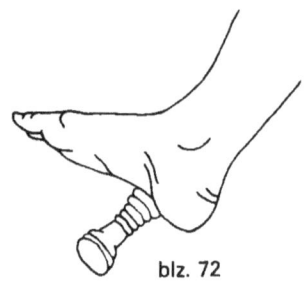

blz. 72

Sigmoïd

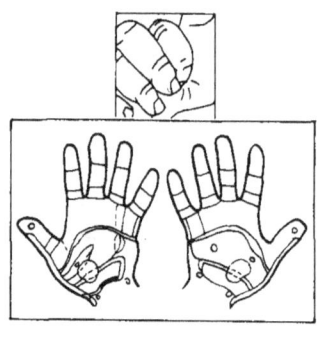
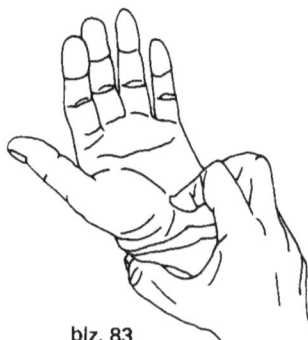
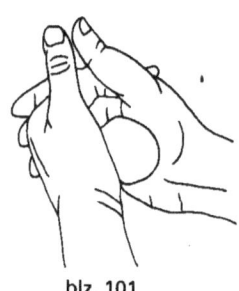

blz. 83

blz. 101

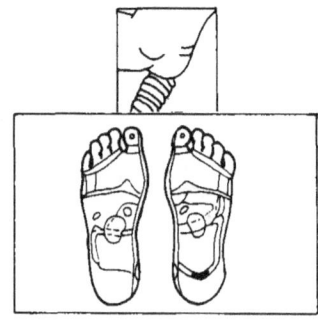
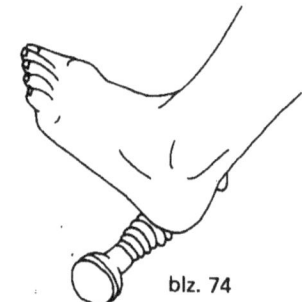

blz. 74

Endeldarm/rectum

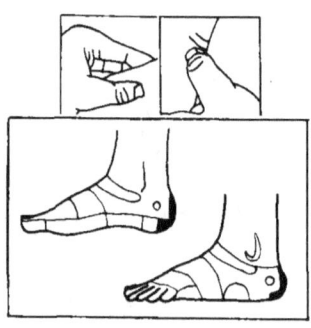
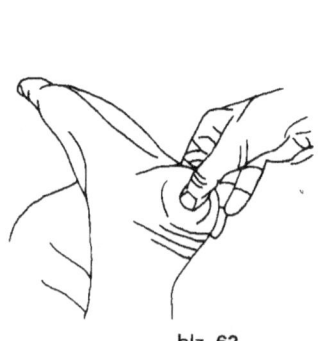
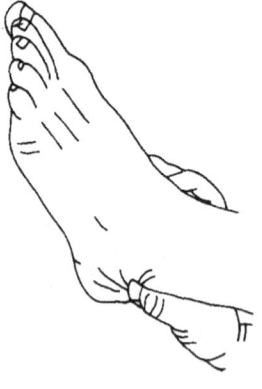

blz. 62

blz. 66

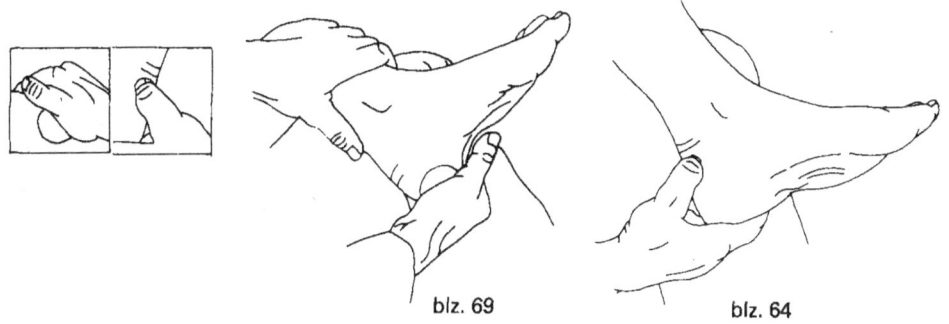

blz. 69   blz. 64

Eierstok/testikel

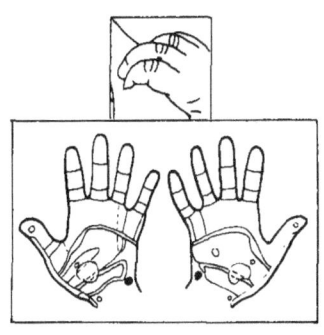

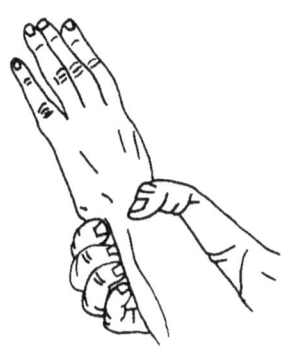

blz. 95

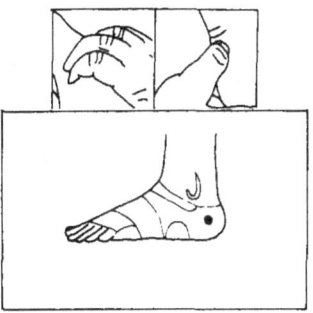

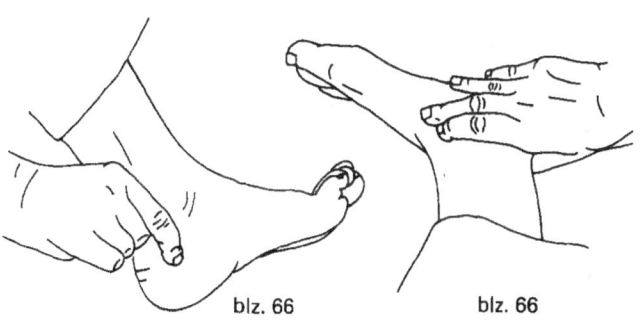

blz. 66   blz. 66

Andere gebieden:
Naburige verbinding: onderrug.

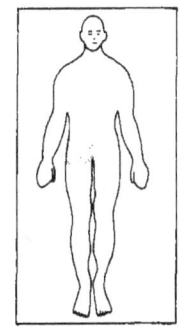

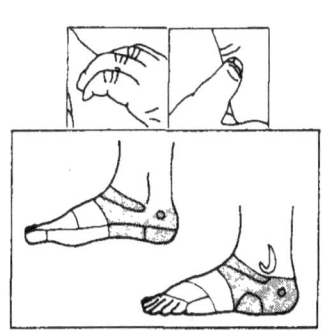

(zie vervolg op bladzijde 169)

Andere gebieden:
Stelselmatige verbinding: endocriene klieren.
Hypofyse, hersenen, bijnieren/schildklier,
alvleesklier/baarmoeder/prostaat.

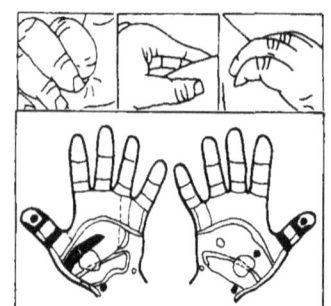

Functie:
Een van de belangrijkste endocriene klieren.
Betrokken bij: vermogen tot voortplanting, gaande houden seksuele behoefte, beïnvloeden van geestkracht en lichamelijke ontwikkeling.

Elleboog

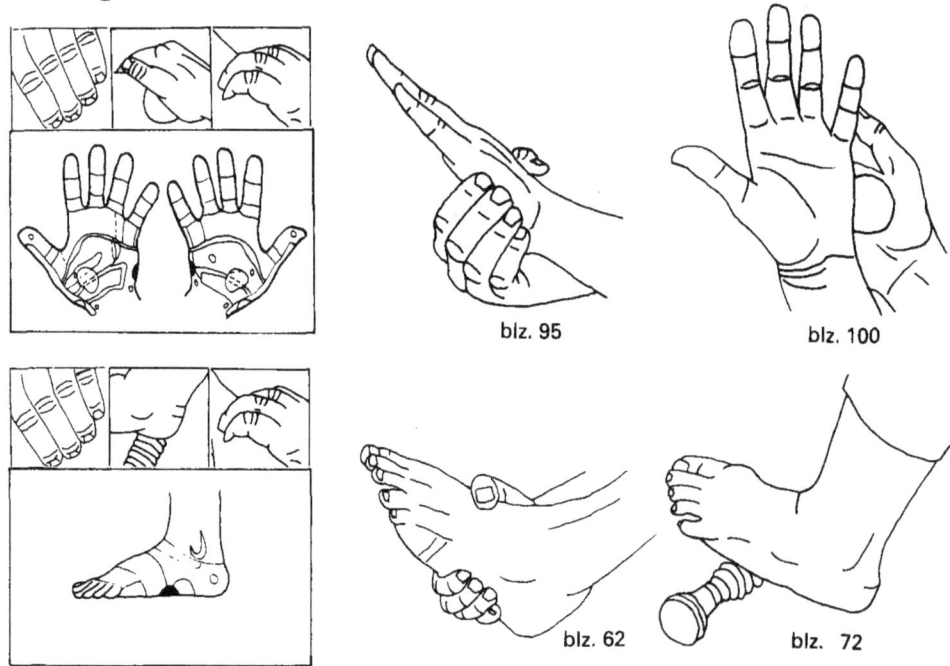

blz. 95   blz. 100

blz. 62   blz. 72

Andere gebieden:
Naburige verbinding: schouder.

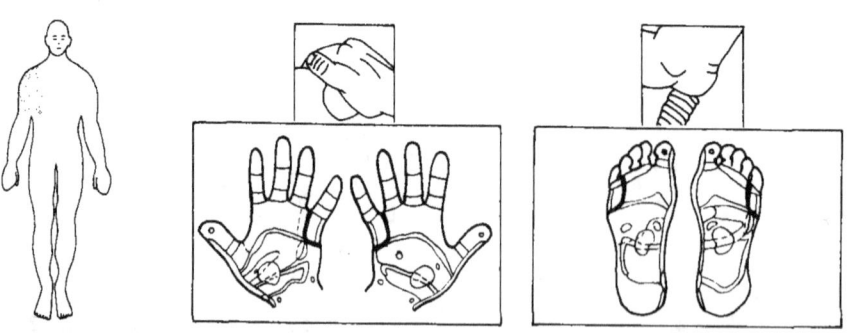

170

Andere gebieden:
Verwijzingsgebied: knie.

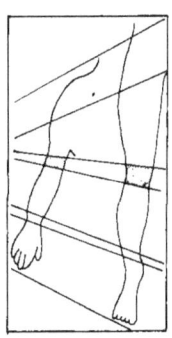

Enkel

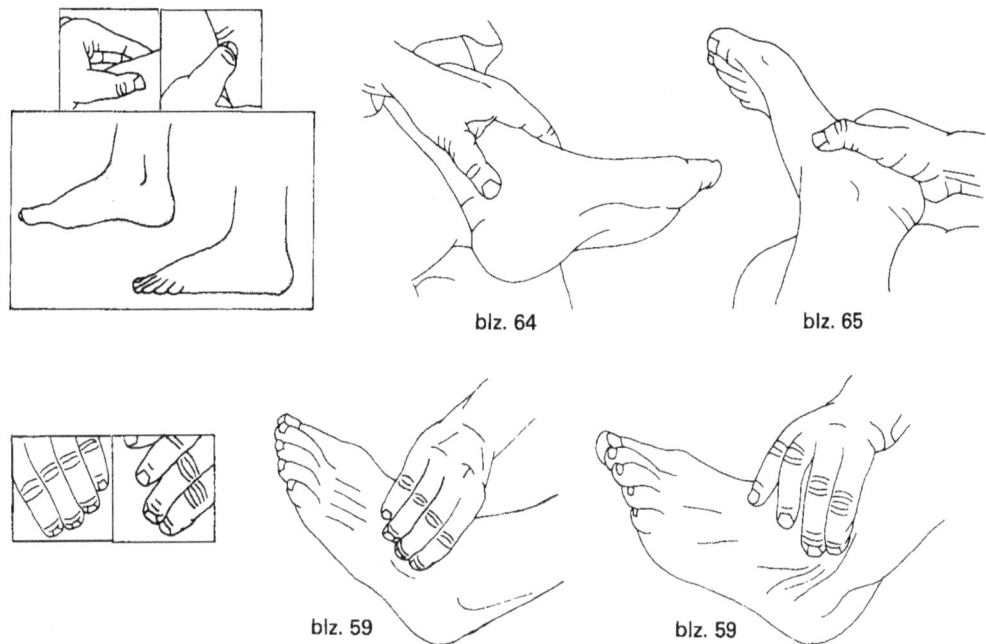

blz. 64   blz. 65

blz. 59   blz. 59

Andere gebieden:
Verwijzingsgebieden: pols.

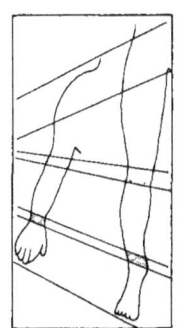
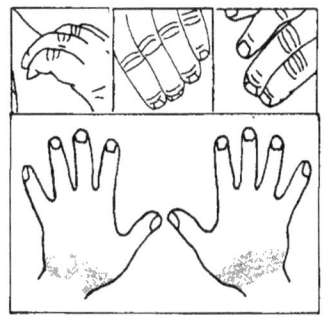
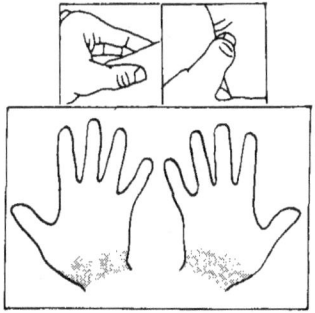

Andere gebieden:
Naburige verbinding: onderrug.

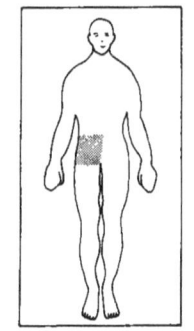
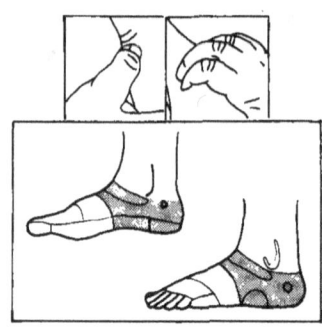

Galblaas

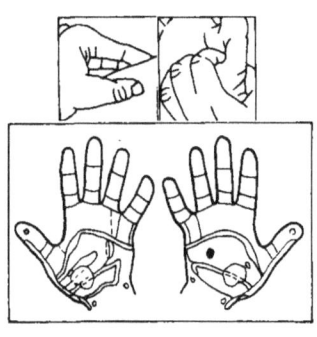

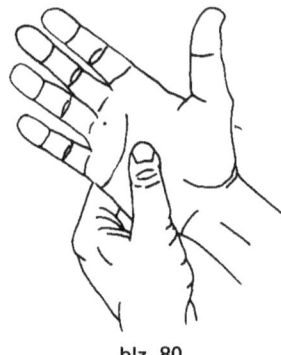

blz. 80

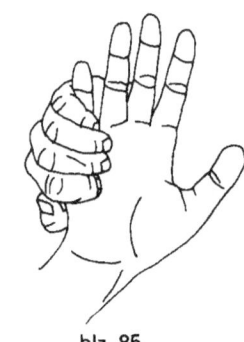

blz. 85

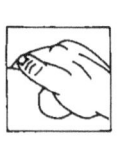
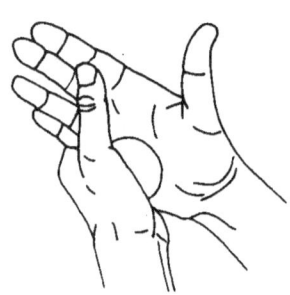

blz. 100

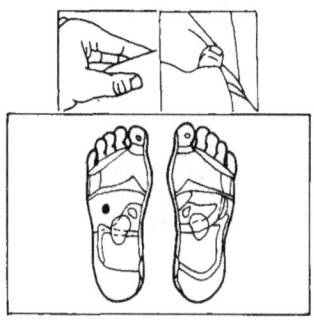

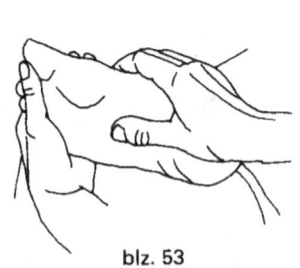

blz. 53

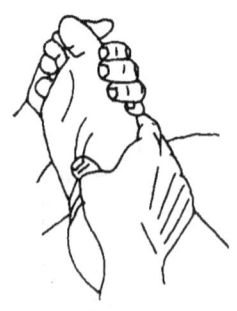

blz. 56

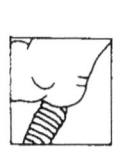

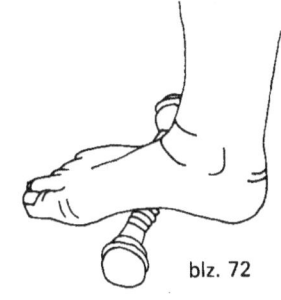

blz. 72

Andere gebieden:
Stelselmatige verbinding: spijsverteringsstelsel, lever, maag.

Functie:
Galopslag.
Lever, maag,
dikke darm,
dunne darm,
alvleesklier.

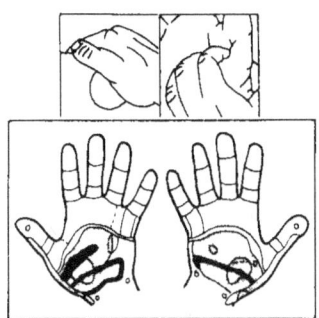

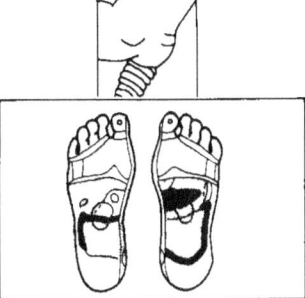

Hart

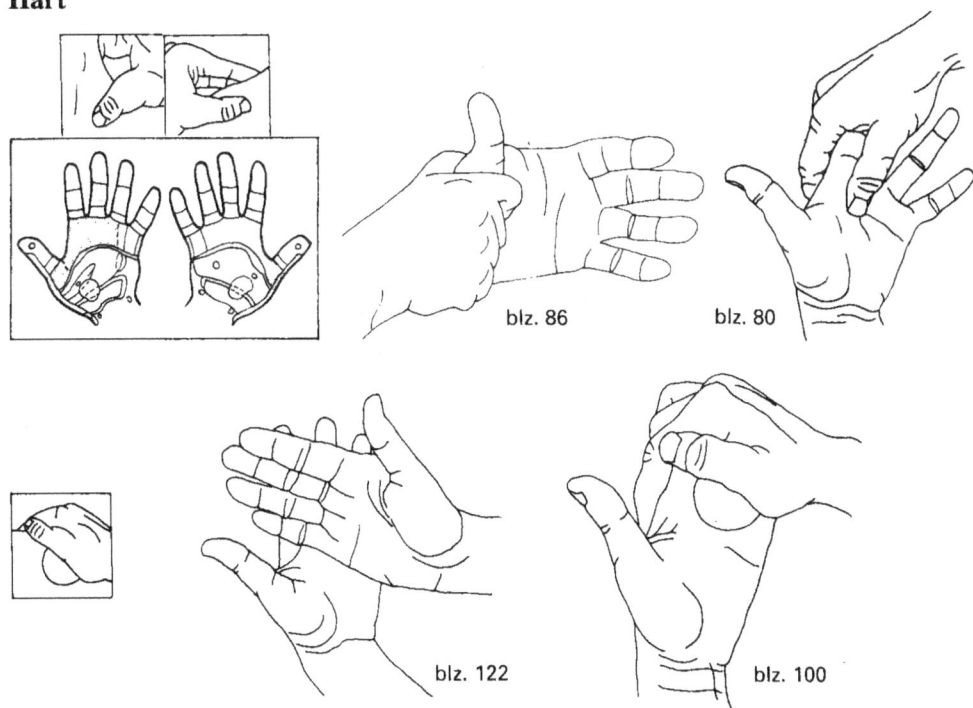

blz. 86

blz. 80

blz. 122

blz. 100

(zie vervolg op bladzijde 174)

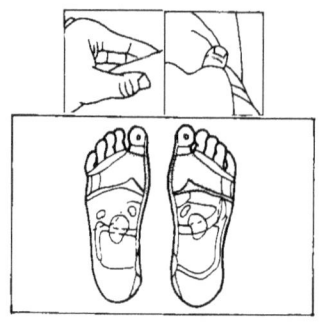

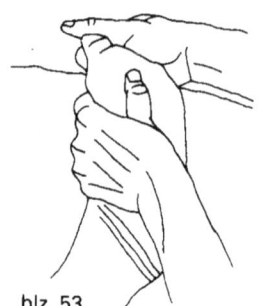

blz. 53

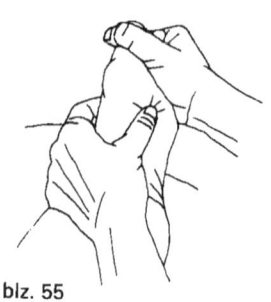

blz. 55

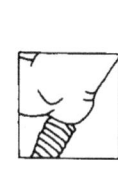

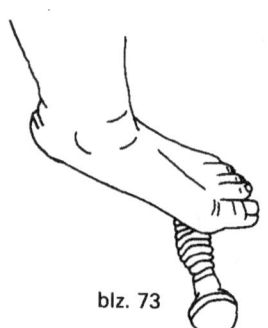

blz. 73

Andere gebieden:
Zonale verbinding: sigmoïd.

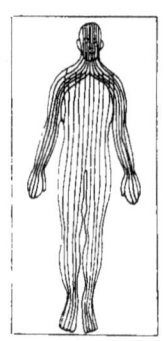

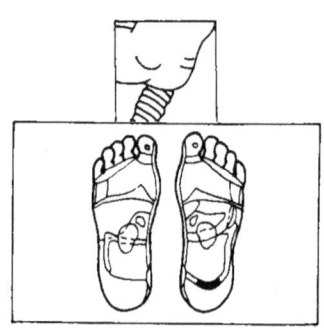

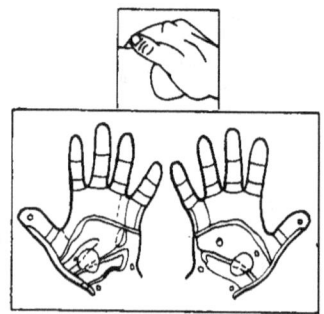

Hersenen

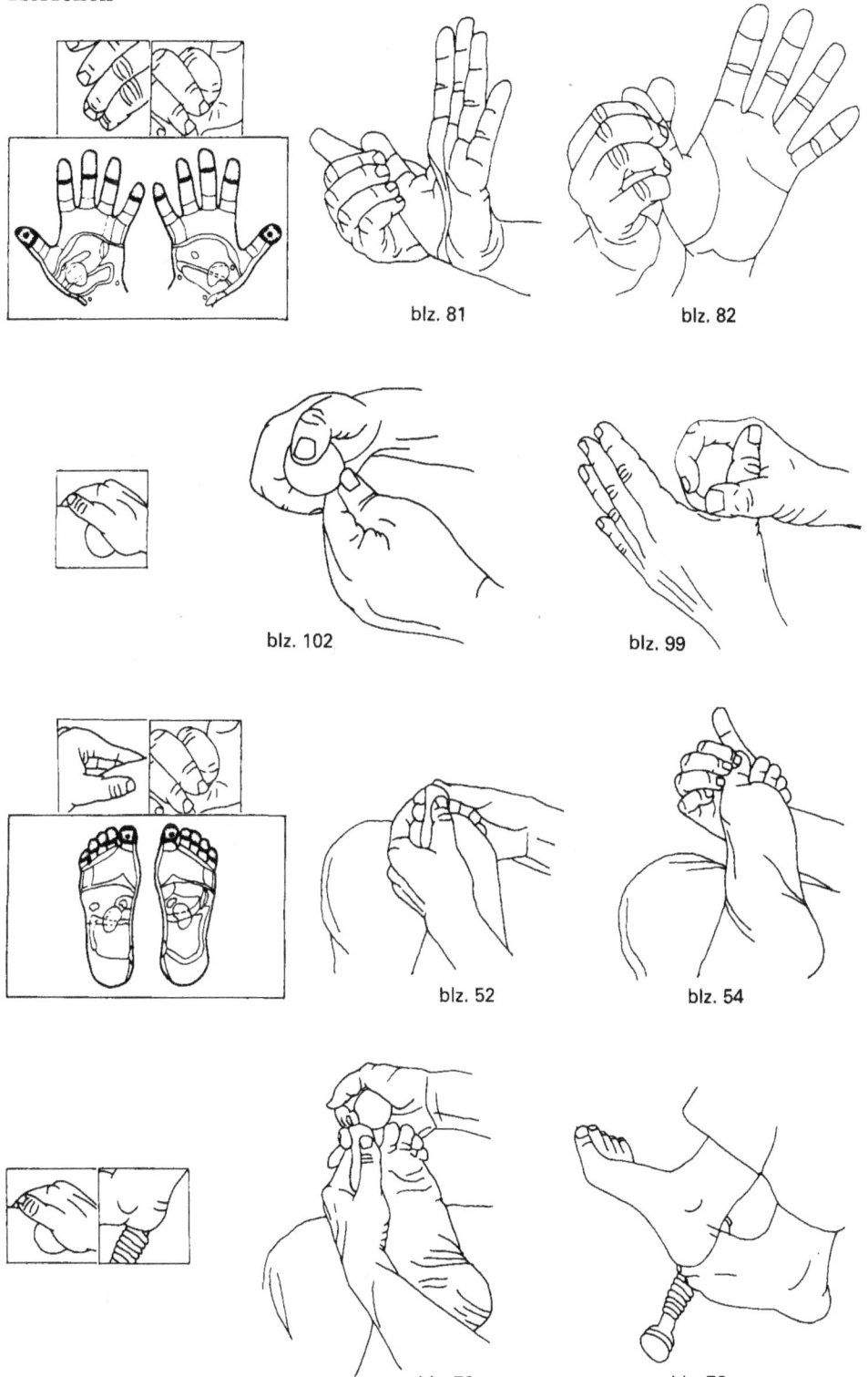

blz. 81

blz. 82

blz. 102

blz. 99

blz. 52

blz. 54

blz. 70

blz. 73

175

Heup/zenuw

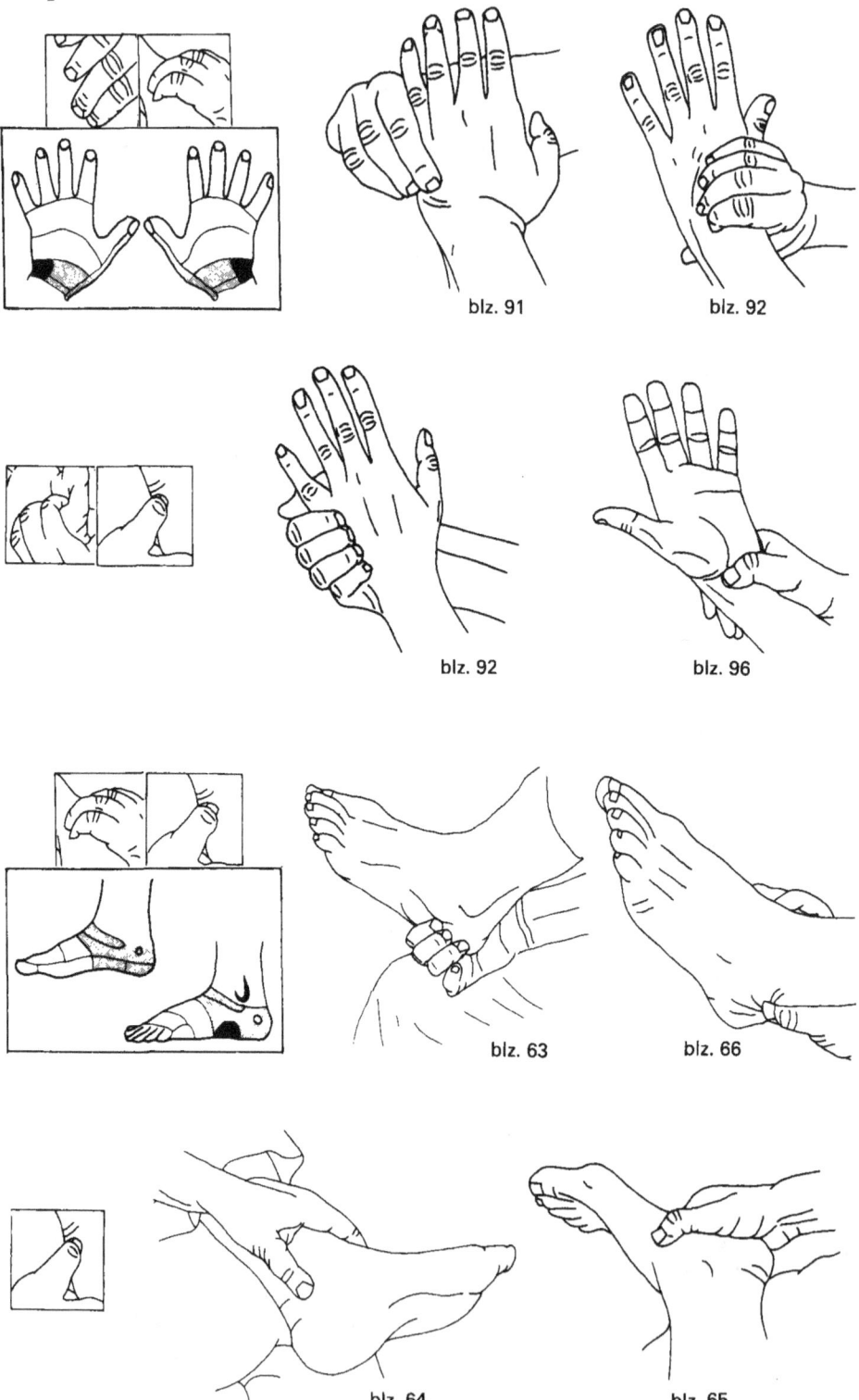

blz. 91

blz. 92

blz. 92

blz. 96

blz. 63

blz. 66

blz. 64

blz. 65

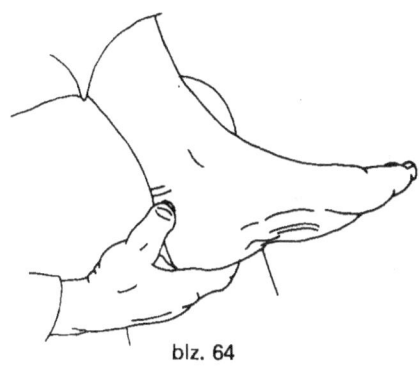

blz. 64

Andere gebieden:
Verwijzingsgebied: schouder.

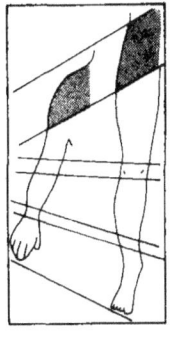 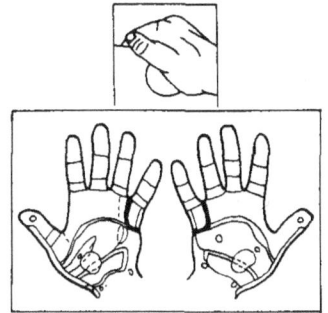 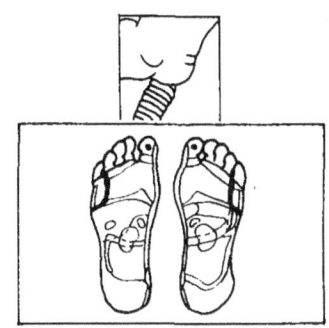

Hoofd

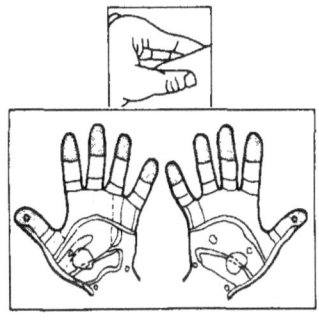 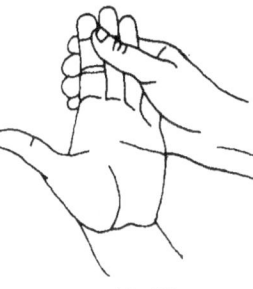 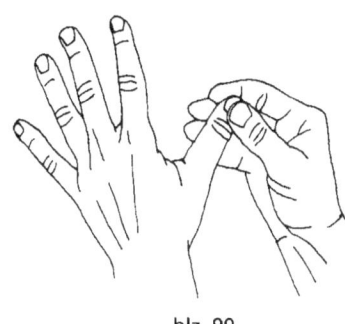

blz. 79 blz. 90

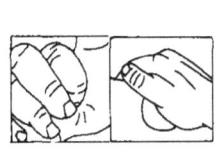 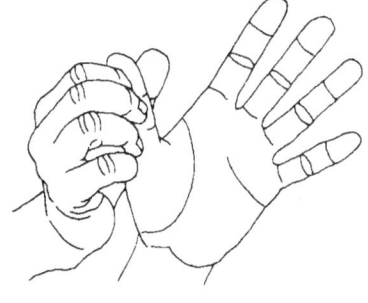 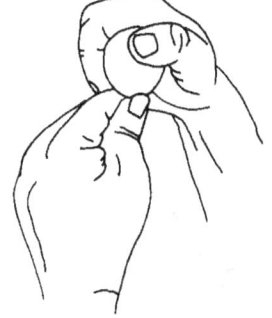

blz. 82 blz. 102

(zie vervolg op bladzijde 178)

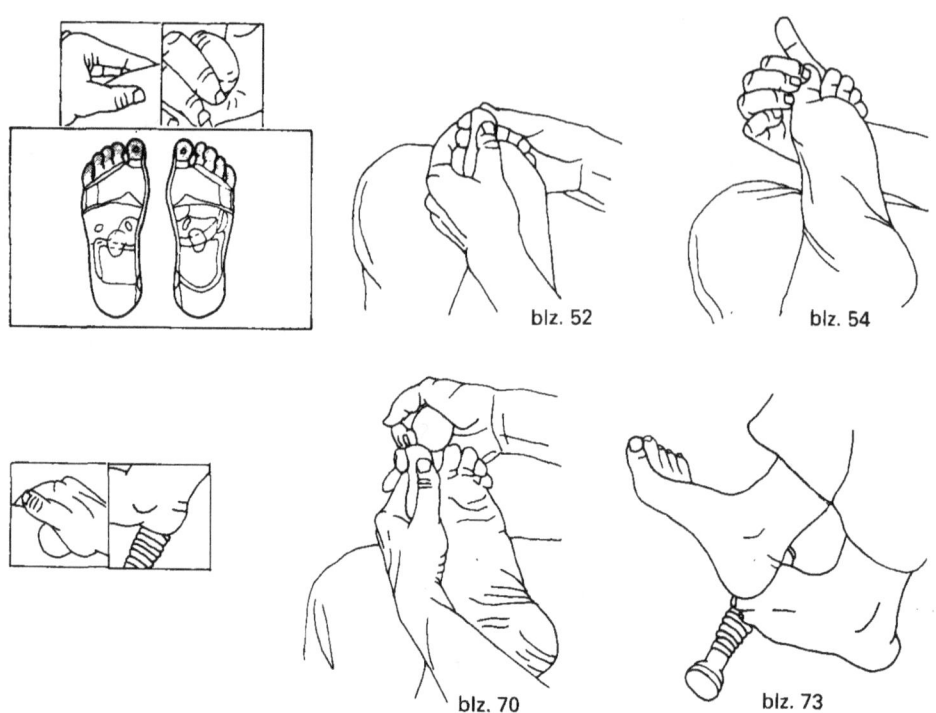

blz. 52

blz. 54

blz. 70

blz. 73

Andere gebieden:
Naburige verbinding: schouder.

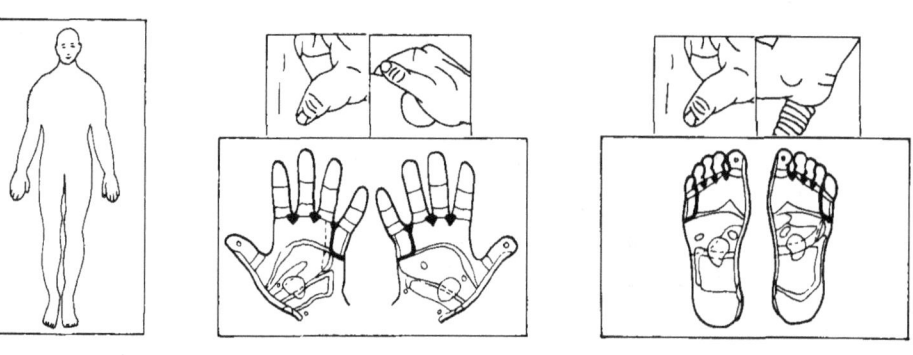

Verbinding van tegengestelden: Stuit.

*N.B. Betrokken
gebieden:*
Hoofd, hersenen,
voorhoofdsholten,
ogen, oren, aange-
zichtszenuwen,
neus.

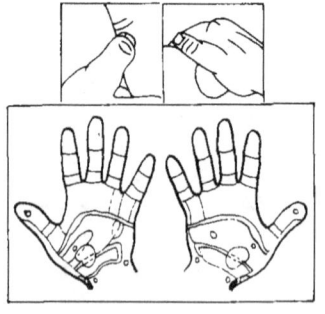

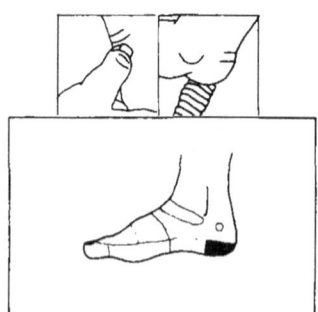

178

Hypofyse

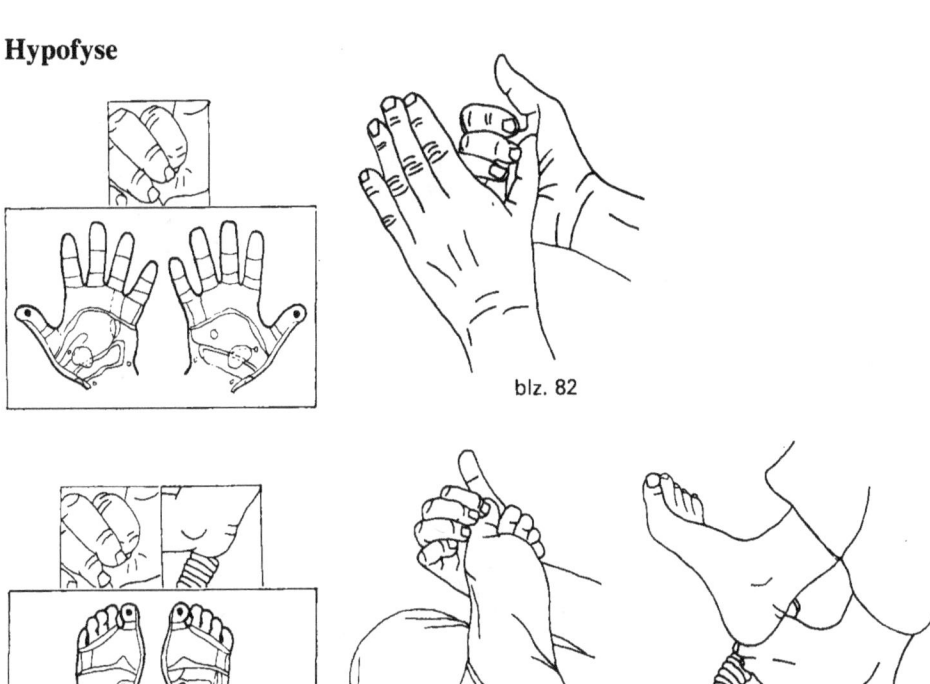

blz. 82

blz. 54   blz. 73

Andere gebieden:
Stelselmatige verbinding: endocriene klieren.

Hersenen, bijnieren, alvleesklier/eierstok/
testikel, baarmoeder/prostaat/schildklier.

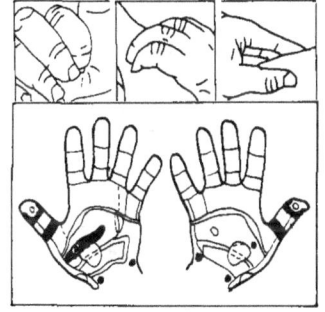

Functie:
Een van de belangrijkste endocriene klieren.

Betrokken bij: groei, stofwisseling, regulatie van andere endocriene klieren,
temperatuurregeling.

Knie/been

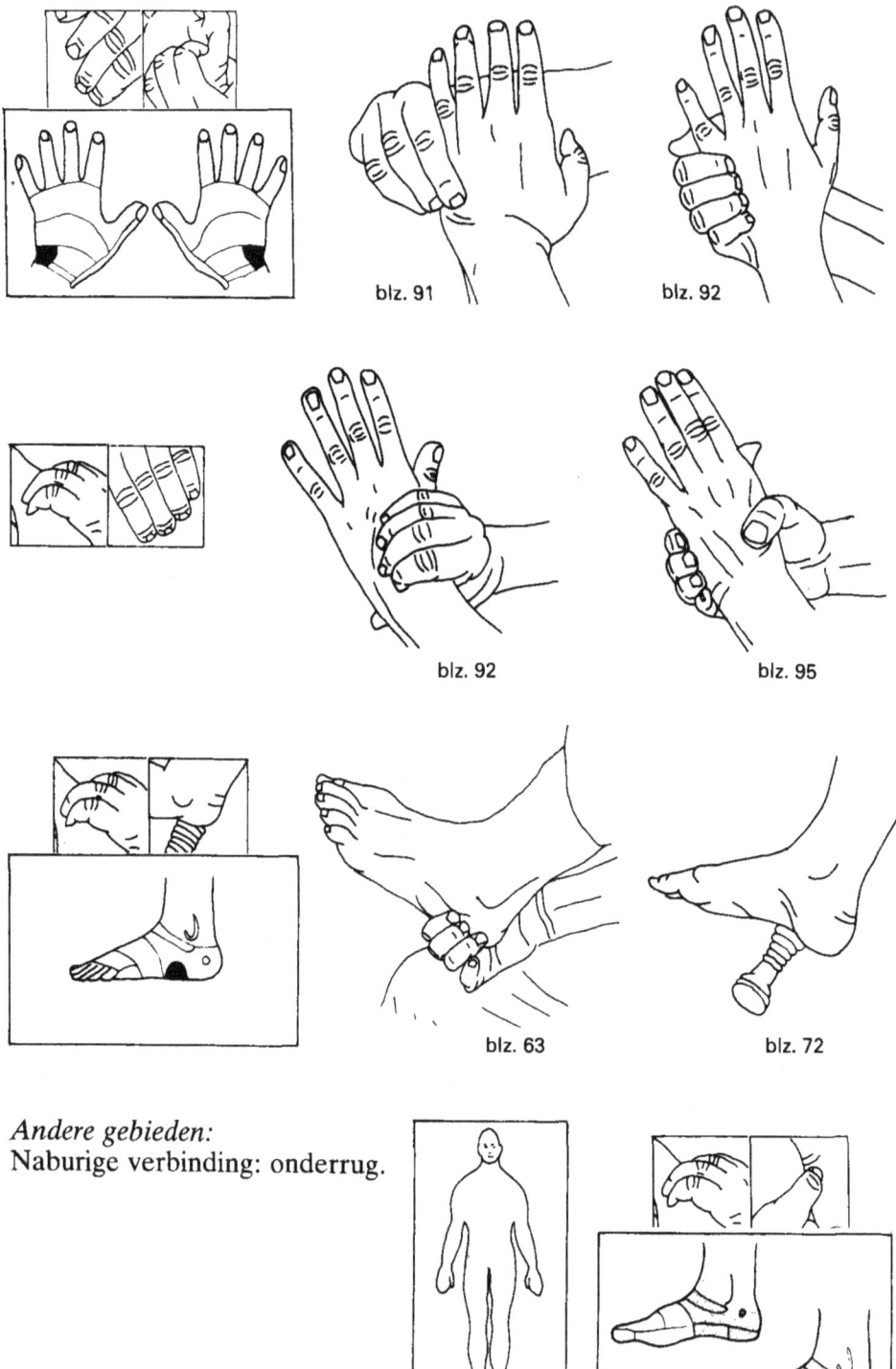

blz. 91

blz. 92

blz. 92

blz. 95

blz. 63

blz. 72

Andere gebieden:
Naburige verbinding: onderrug.

Andere gebieden:
Verwijzingsgebied: elleboog.

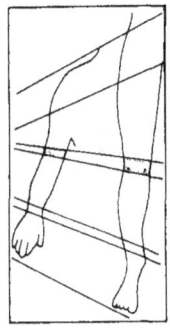

Lever

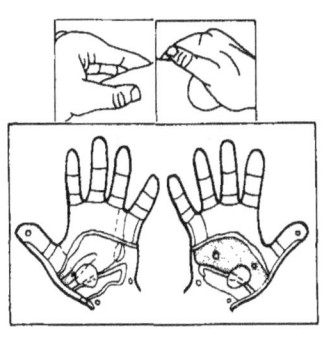

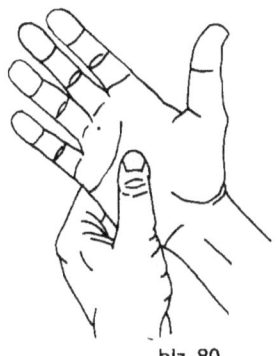

blz. 80

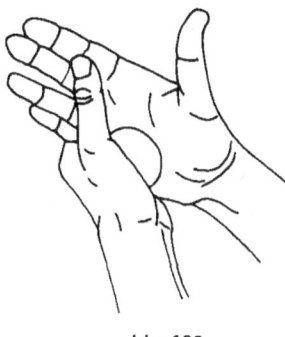

blz. 100

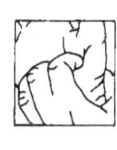

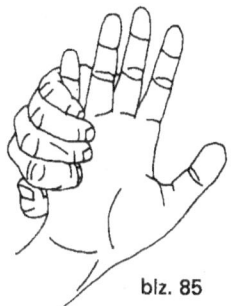

blz. 85

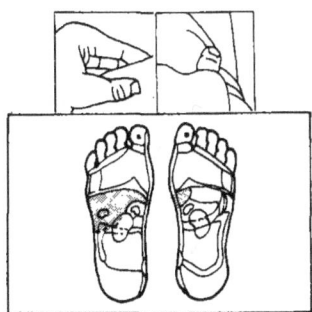

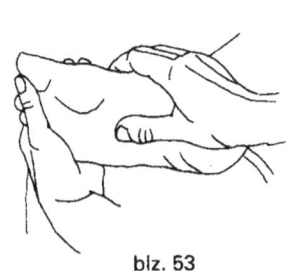

blz. 53

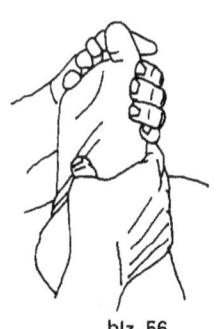

blz. 56

(zie vervolg op bladzijde 182)

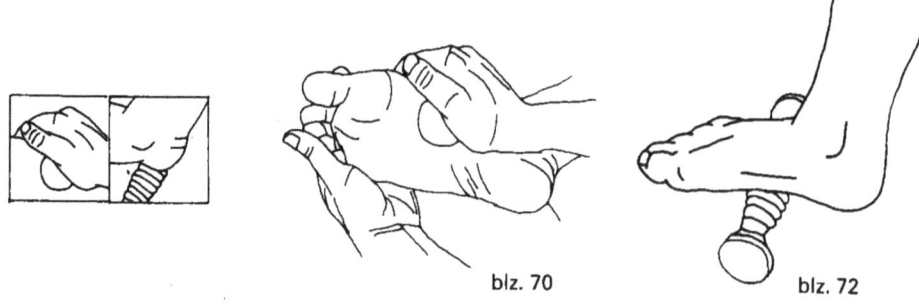

blz. 70

blz. 72

Andere gebieden:
Stelselverwantschap:
spijsverteringsstelsel.

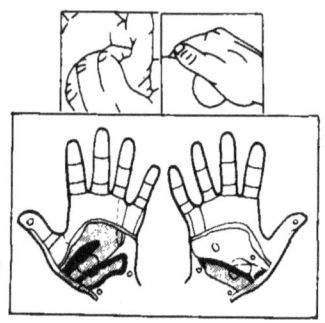

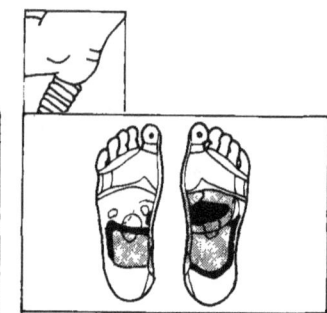

Maag, alvleesklier,
galblaas, dikke darm,
dunne darm.

Functie:
Spijsvertering, stofwisseling, stollingsmechanisme, bloedontgiftiging, op-
slag van voedingsstoffen, produktie van lichaamswarmte, levert bijdrage aan
afweersystemen van het lichaam.

Long/borst/boezem

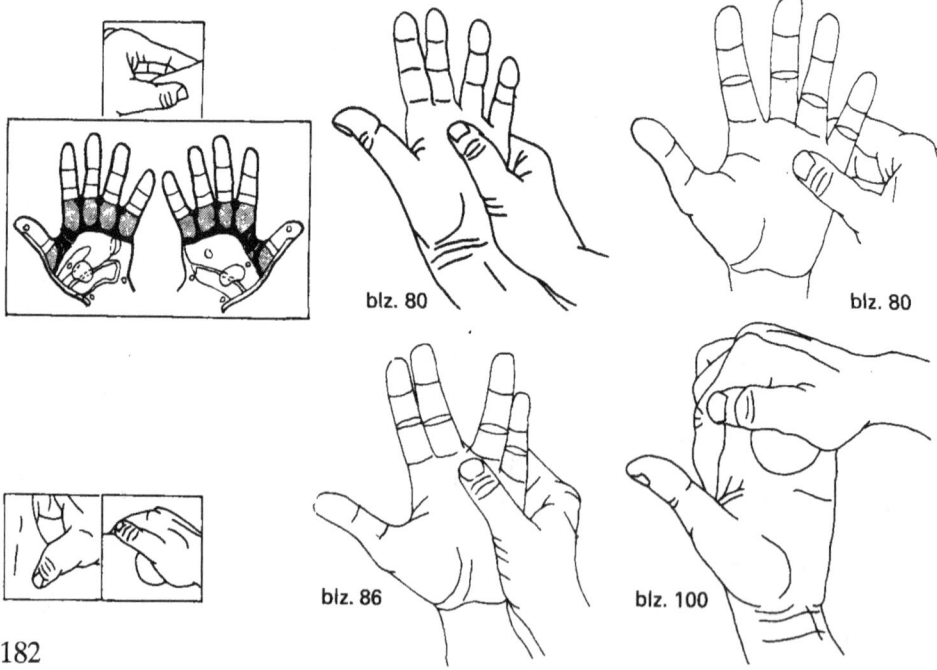

blz. 80

blz. 80

blz. 86

blz. 100

182

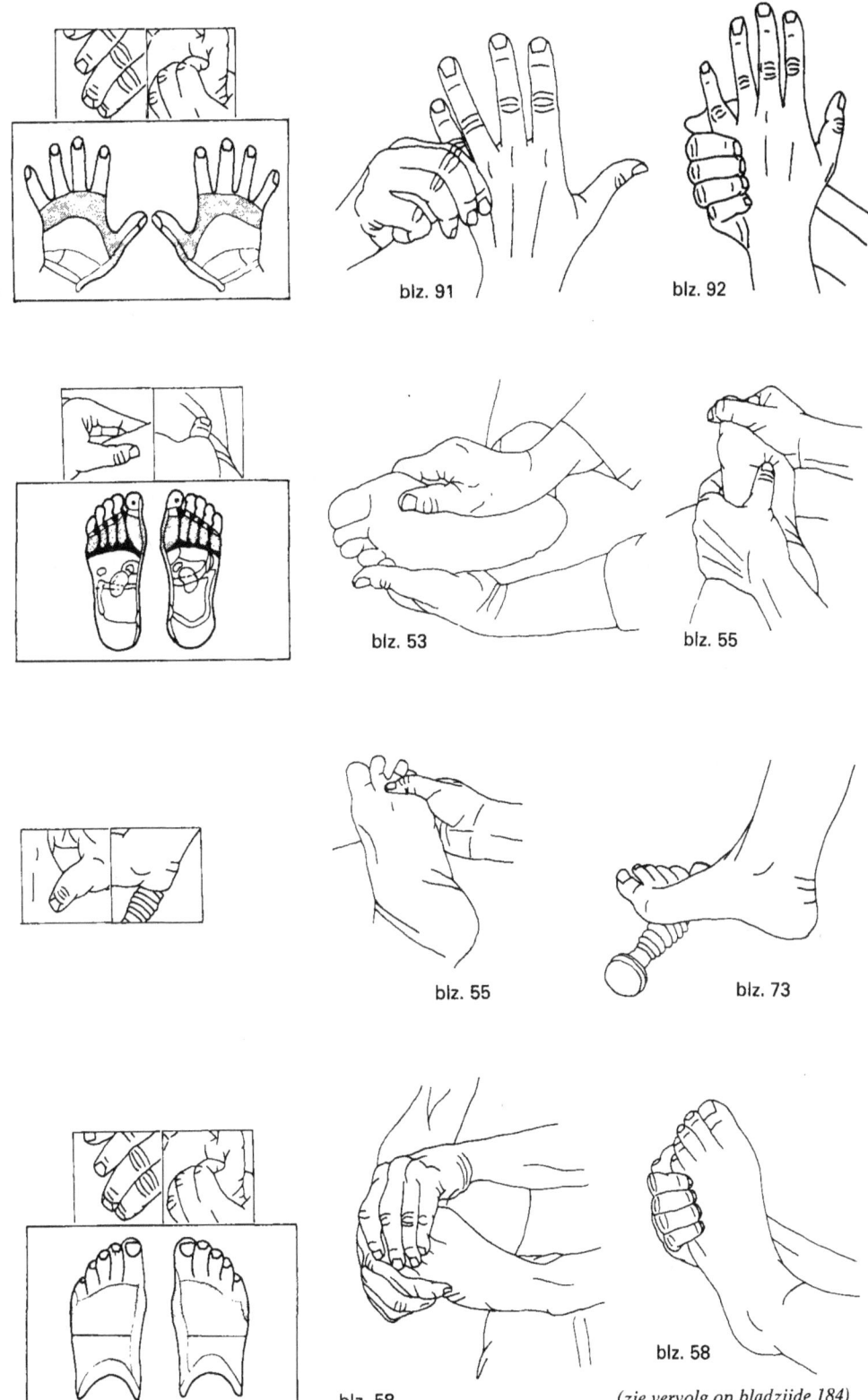

blz. 91

blz. 92

blz. 53

blz. 55

blz. 55

blz. 73

blz. 58

blz. 58

(zie vervolg op bladzijde 184)

Andere gebieden:
Stelselmatige verbinding: boezem, lymfestelsel.

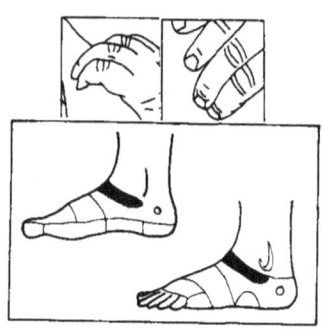

Lymfestelsel

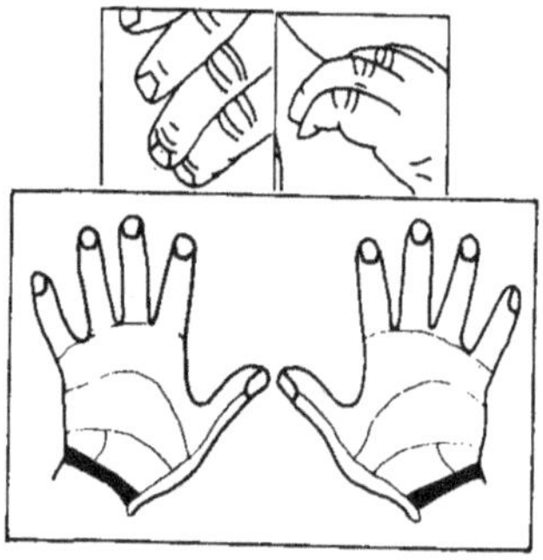

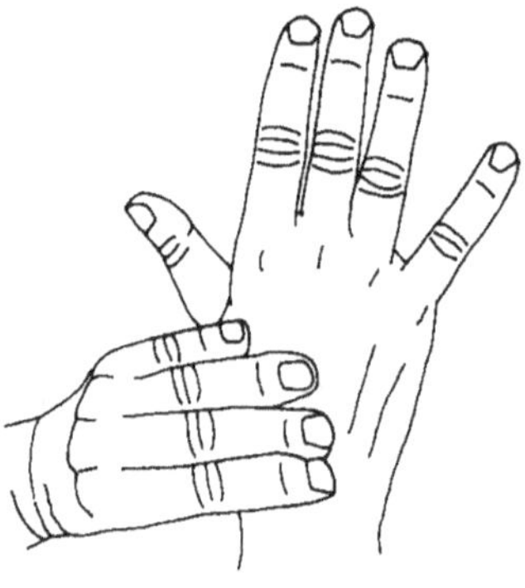

blz. 92

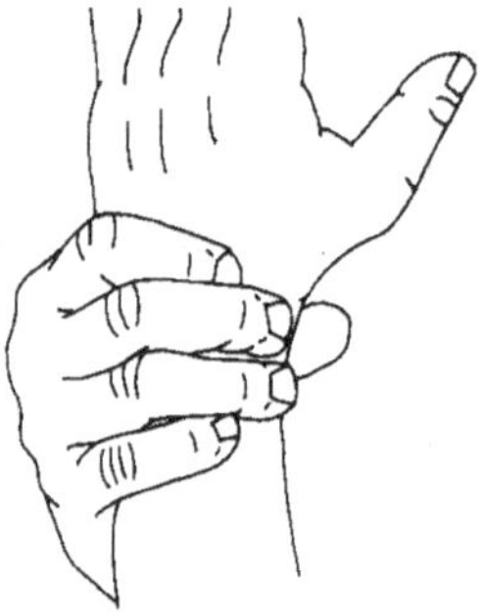

blz. 96

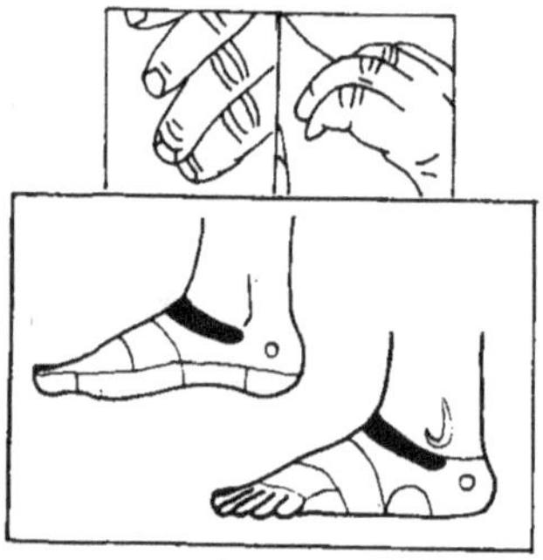

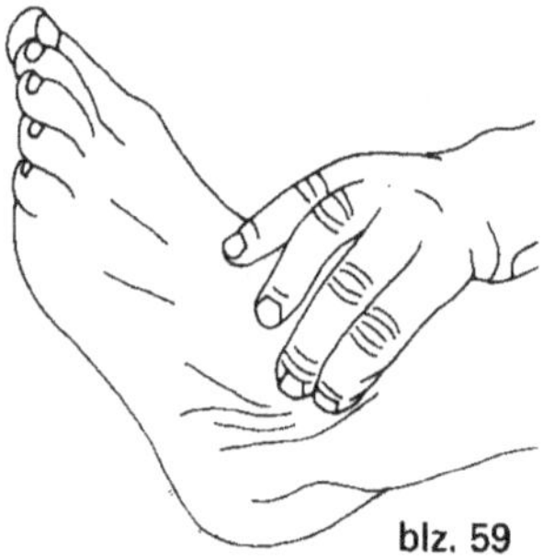

blz. 59

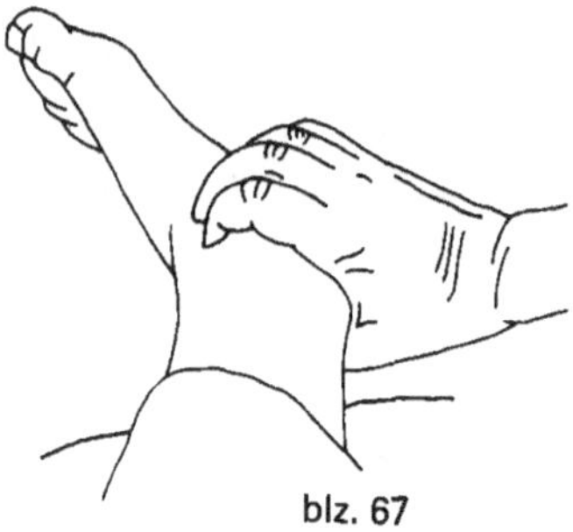

blz. 67

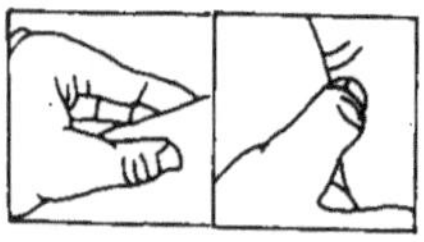

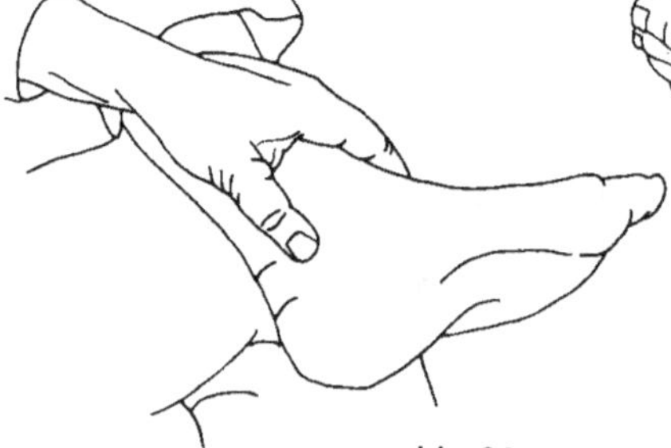

blz. 64

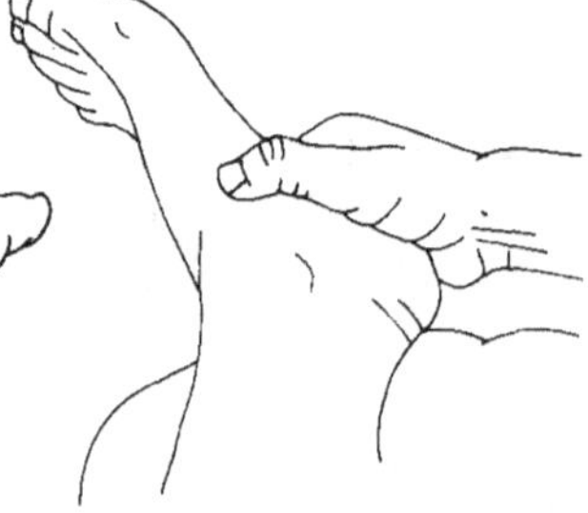

blz. 65

Andere gebieden:
Naburige verwantschap:
onderrug.

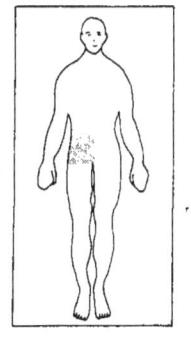
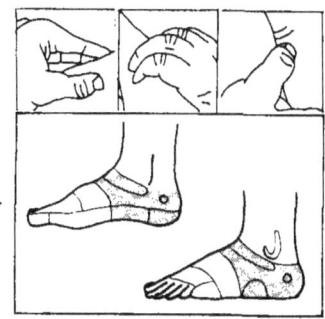

Andere gebieden:
Stelselmatige verbinding: nieren/blaas.

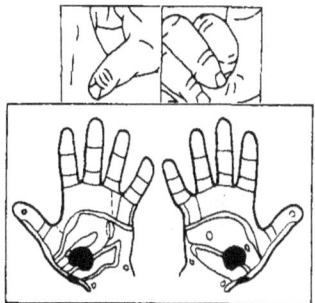

Functie:
Infectie bestrijden, verwijderen van afvalstoffen en vocht, ontgiften.

Maag

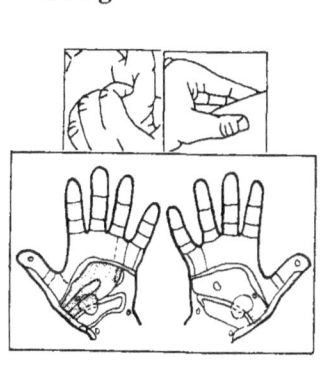

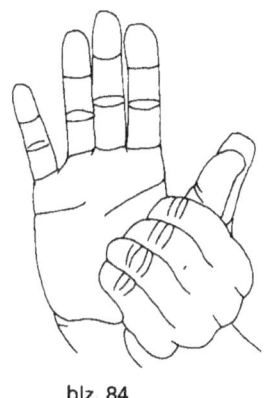

blz. 84

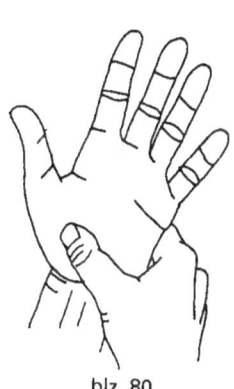

blz. 80

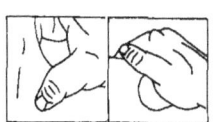

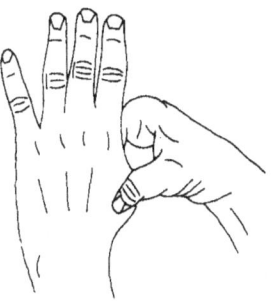
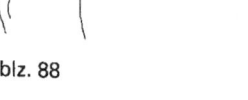

blz. 88

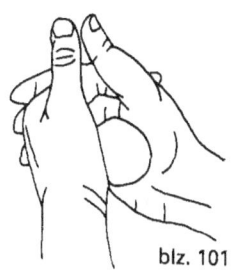

blz. 101

(zie vervolg op bladzijde 186)

185

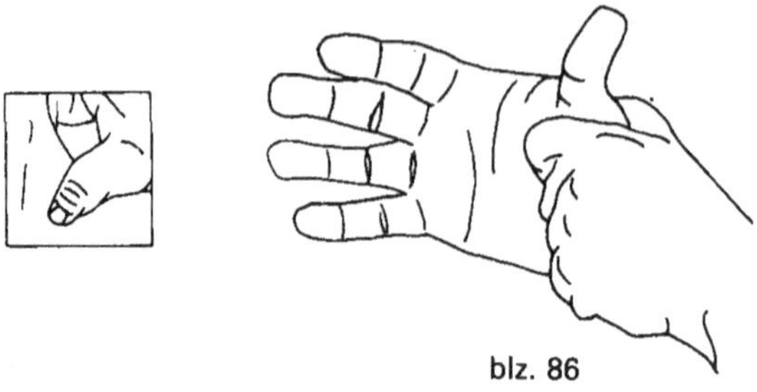

blz. 86

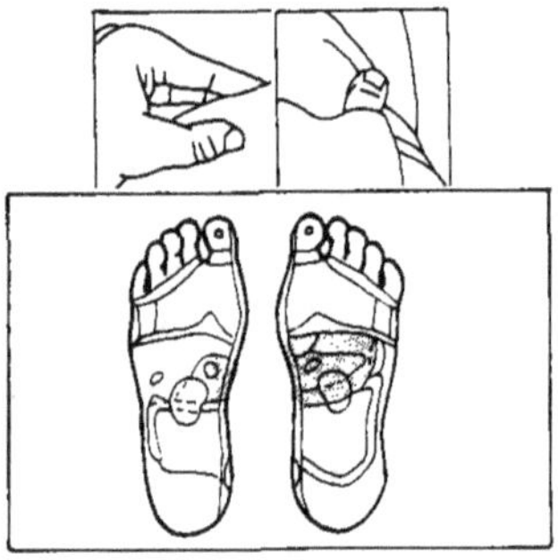

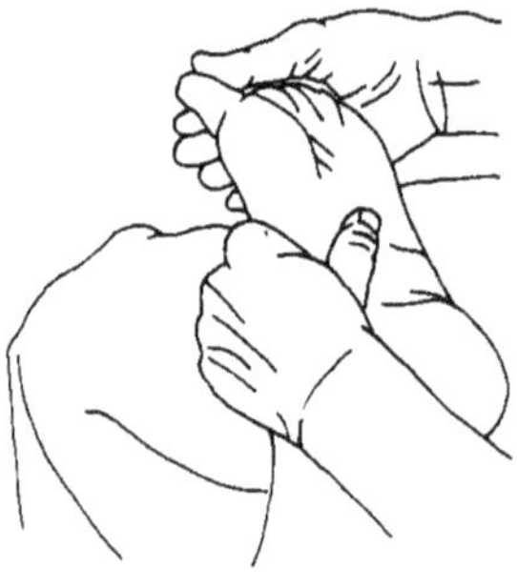

blz. 53

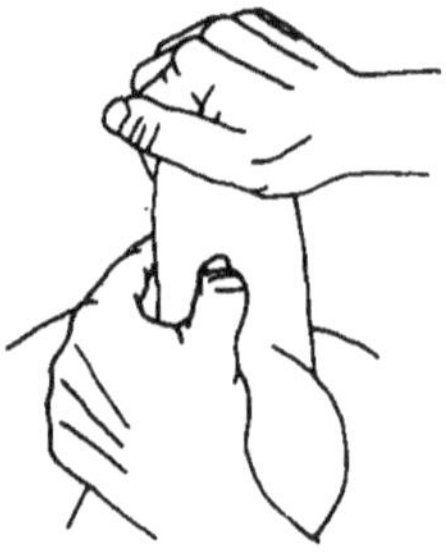

blz. 56

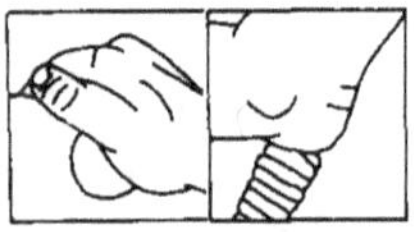

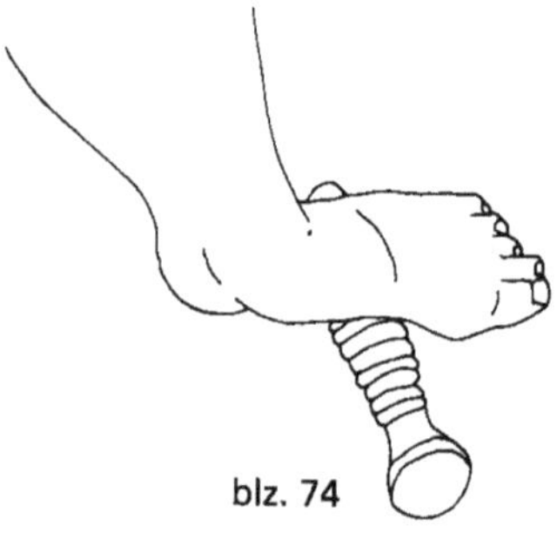

blz. 74

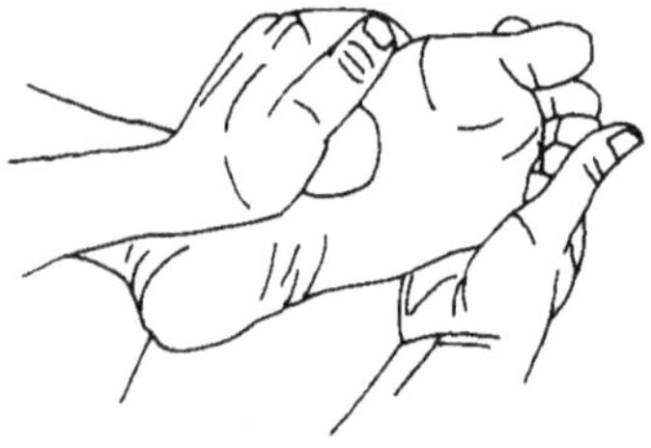

blz. 70

Andere gebieden:
Stelselmatige verbinding: spijsverteringsstelsel.

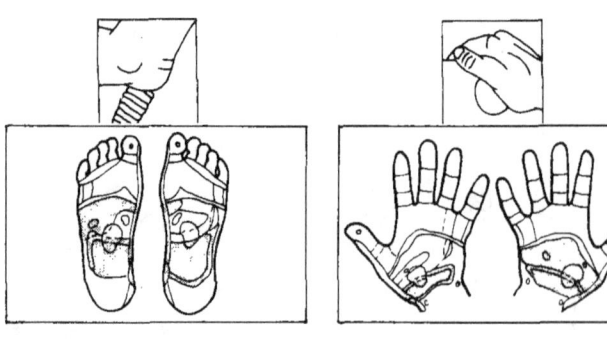

Lever, dikke
darm, dunne
darm, alvleesklier.

Milt

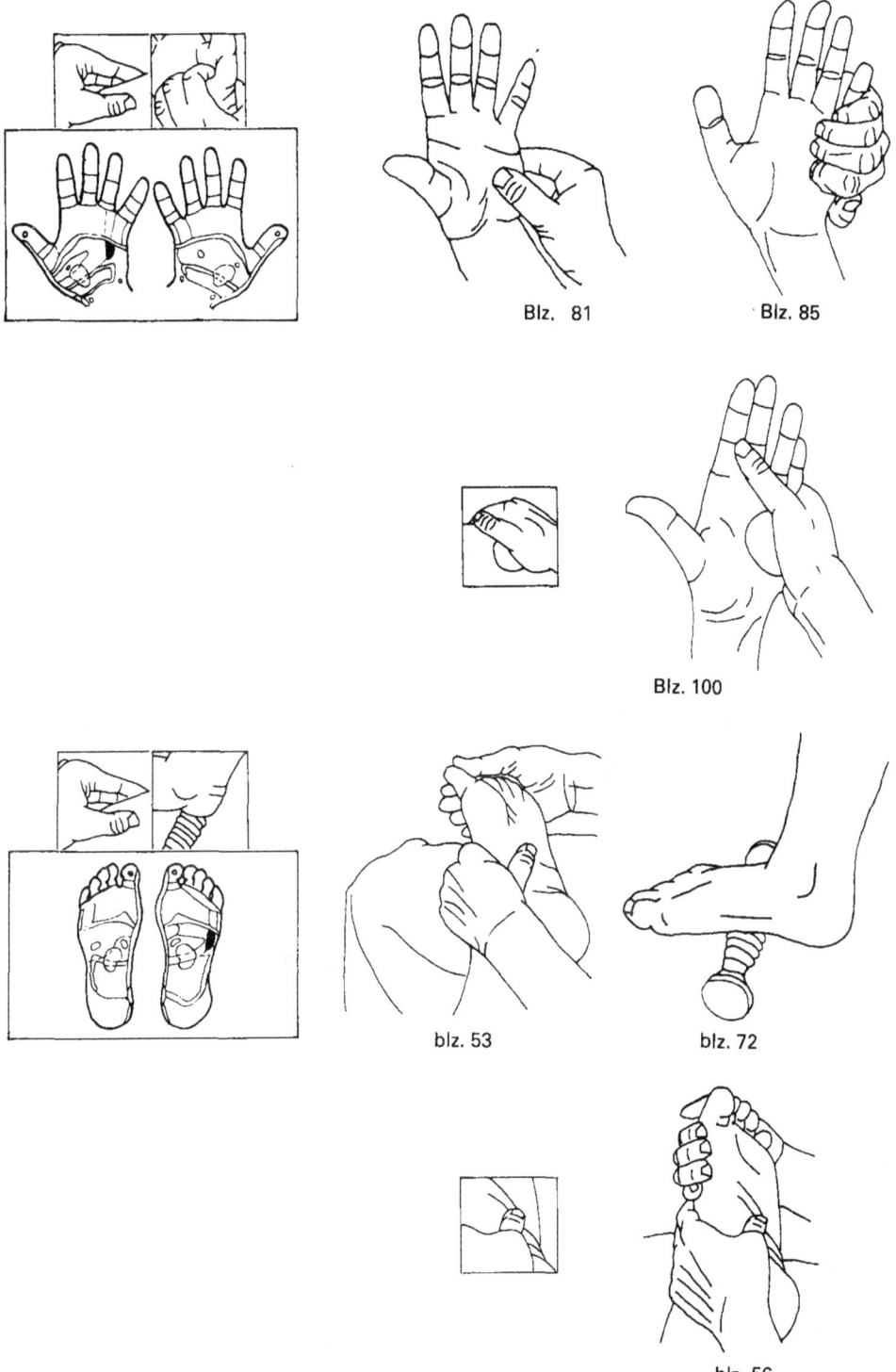

Blz. 81

Blz. 85

Blz. 100

blz. 53

blz. 72

blz. 56

(zie vervolg op bladzijde 188)

187

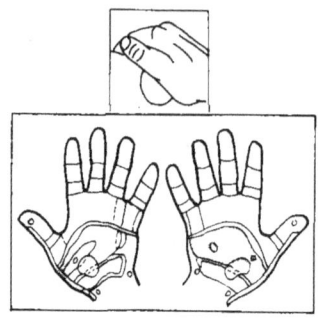

Andere gebieden:
Stelselmatige verbinding: lever.

Betrokken bij: infectie, kwaliteitscontrole
bloedcellen.

Nieren

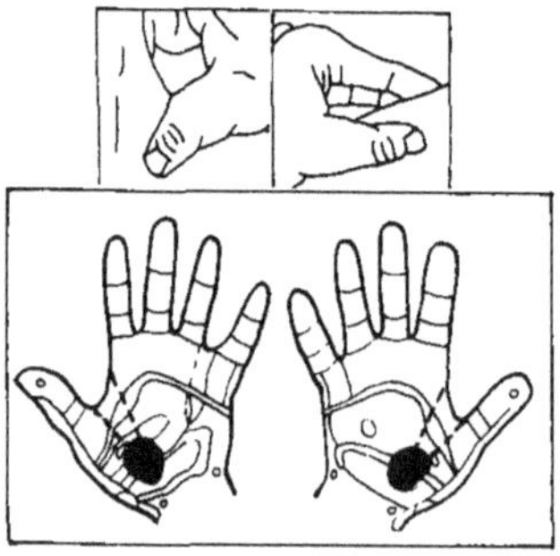

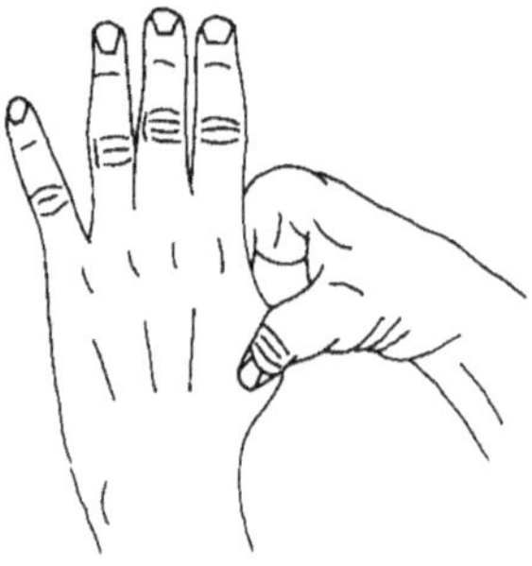

blz. 88 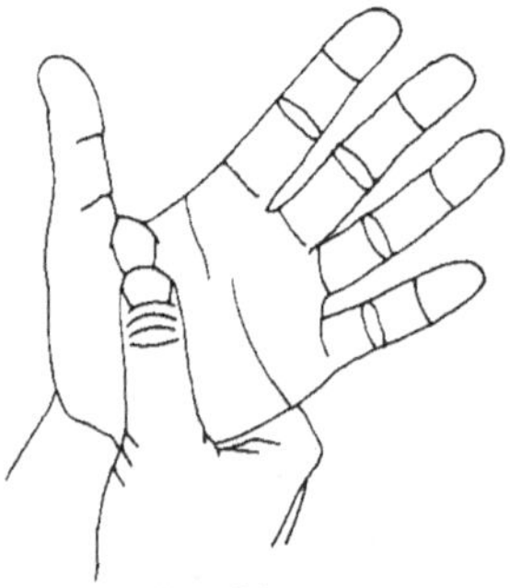   blz. 86

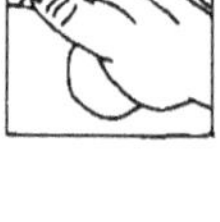

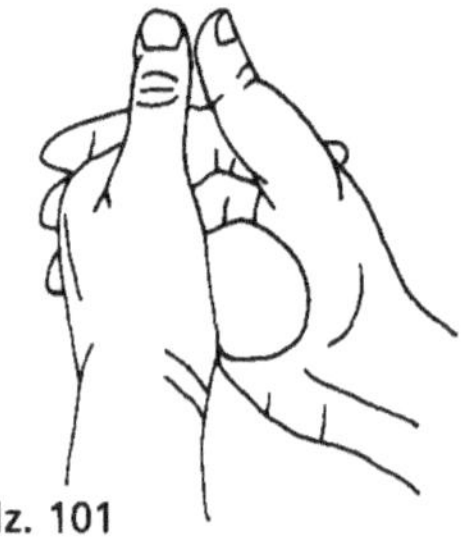

blz. 101

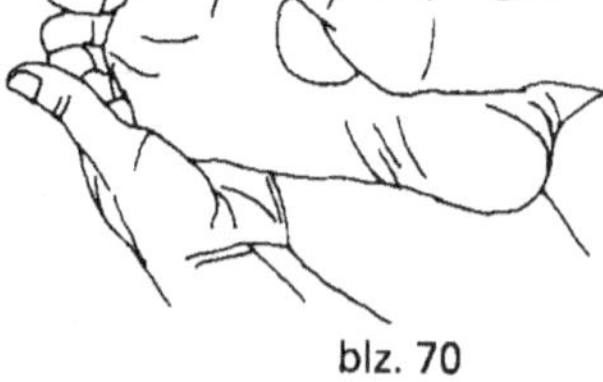

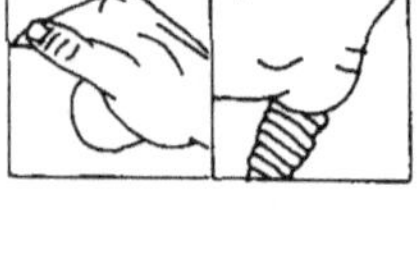

blz. 70 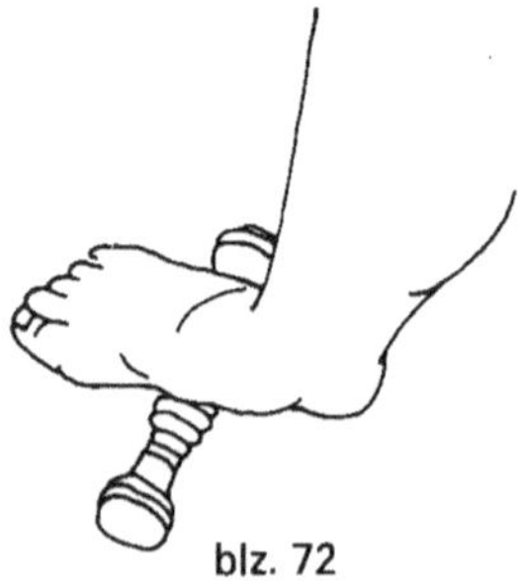   blz. 72

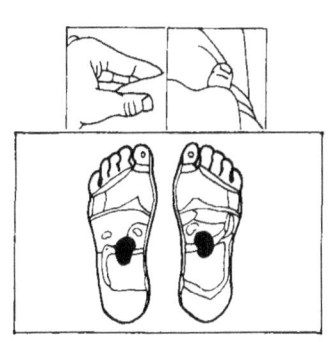

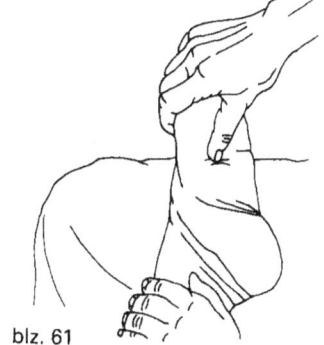

blz. 61

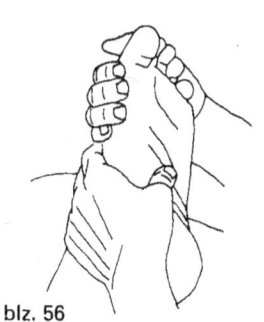

blz. 56

Andere gebieden:
Stelselmatige verbinding: blaas.

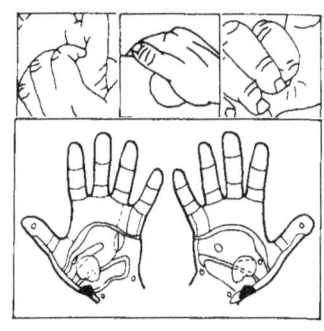

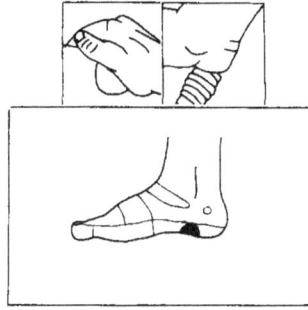

Functie:
Vochtverwijdering,
reguleren van zuur/
base-evenwicht,
zout en andere
stoffen in het bloed.

Oog/oor

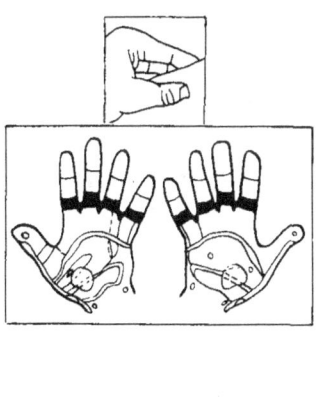

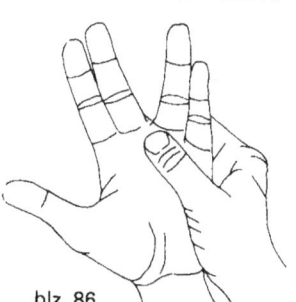

blz. 79

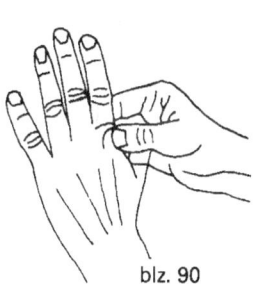

blz. 90

blz. 86

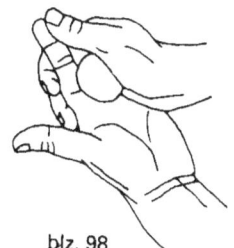

blz. 98

(zie vervolg op bladzijde 190)

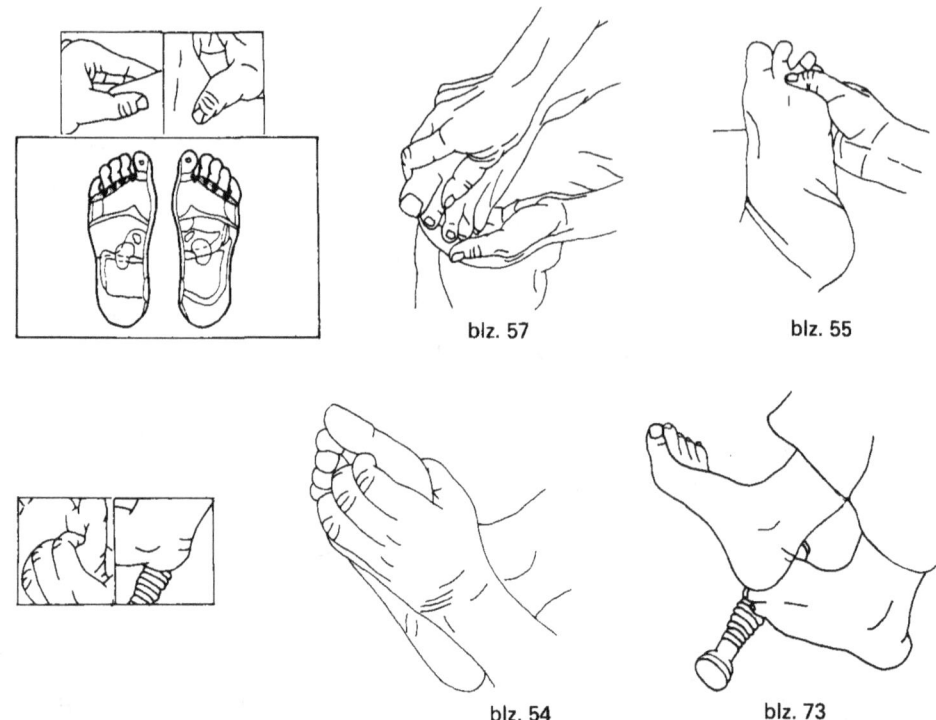

blz. 57   blz. 55

blz. 54   blz. 73

Andere gebieden:
Zonale verbinding: nieren.

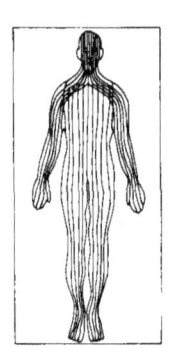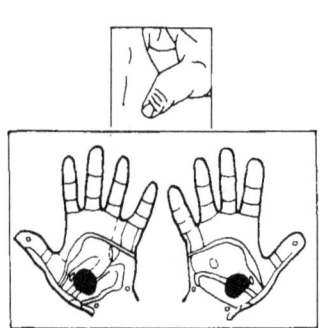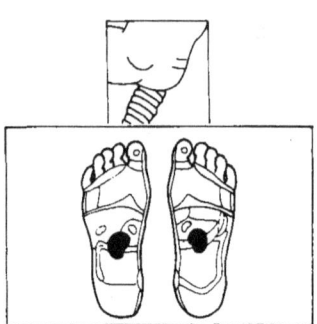

Pols

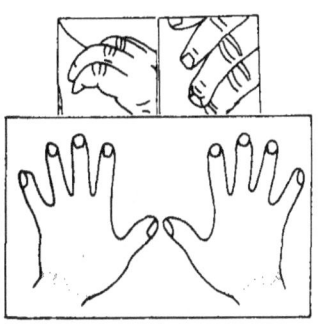
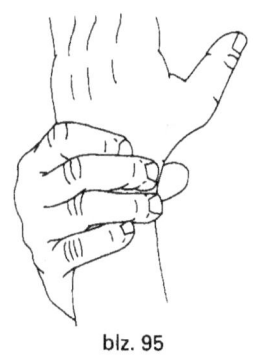
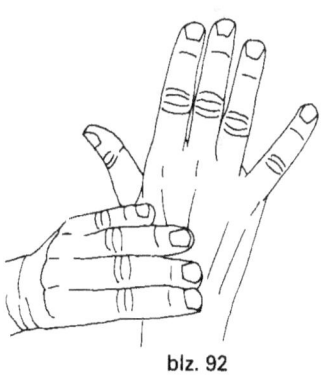

blz. 95   blz. 92

Andere gebieden:
Verwijzingsgebied: enkel.

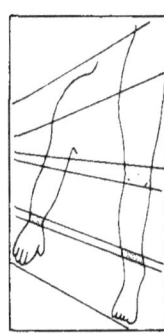
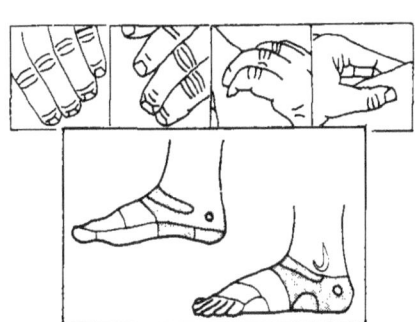

Andere gebieden:
Naburige verbinding: schouder.

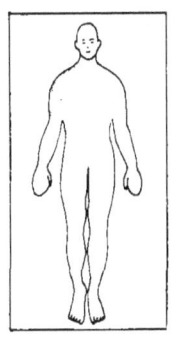
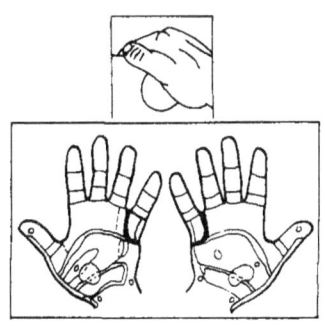
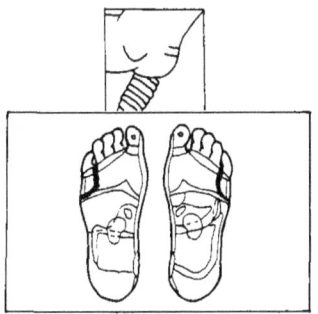

Prostaat
(Zie Baarmoeder/prostaat)

Ruggegraat - Hals/zevende wervel

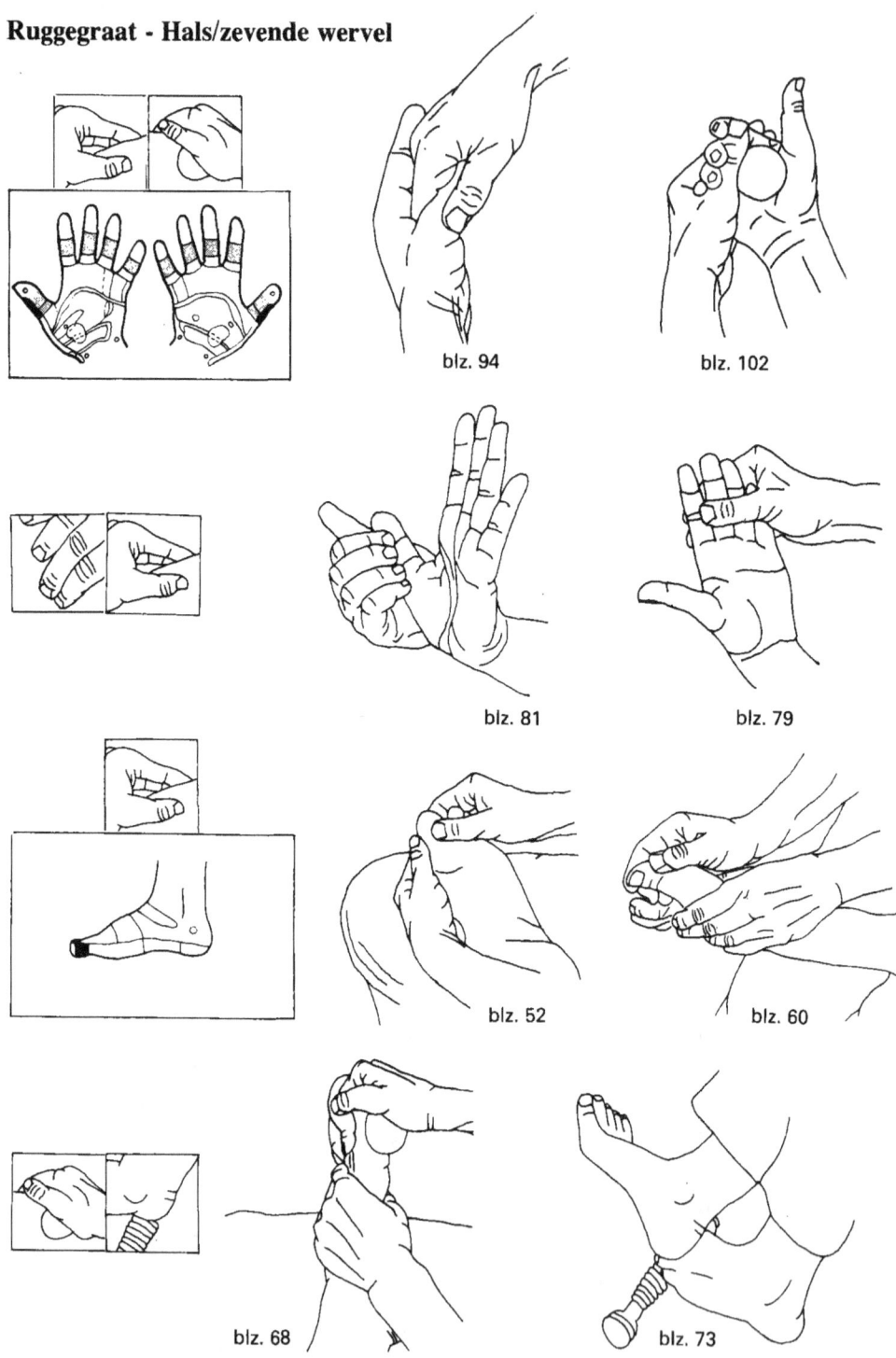

blz. 94

blz. 102

blz. 81

blz. 79

blz. 52

blz. 60

blz. 68

blz. 73

Tussen de schouders

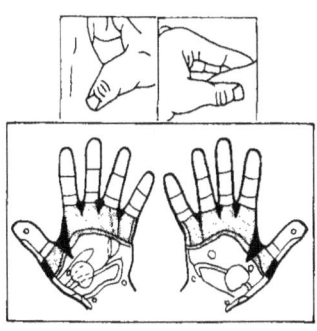

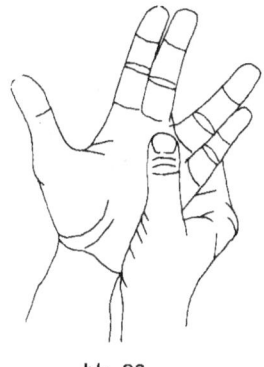

blz. 86

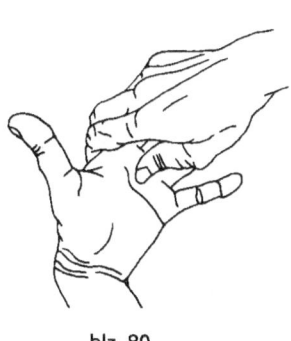

blz. 80

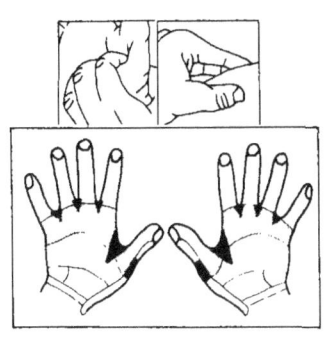

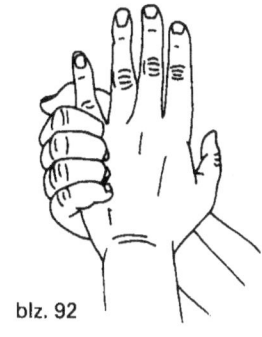

blz. 92

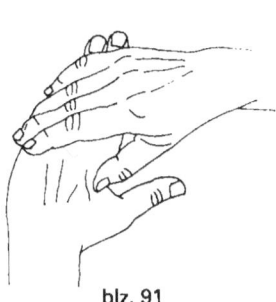

blz. 91

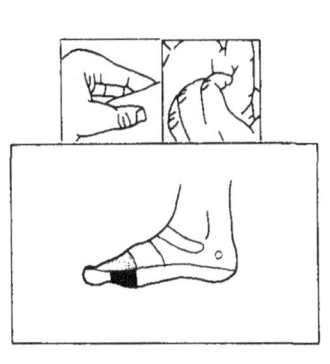

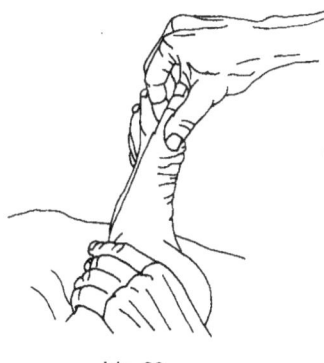

blz. 60

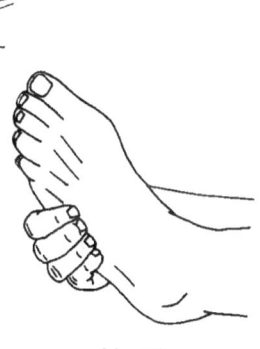

blz. 58

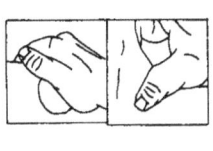

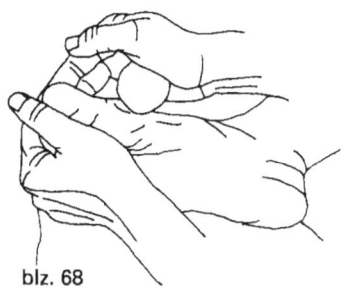

blz. 68

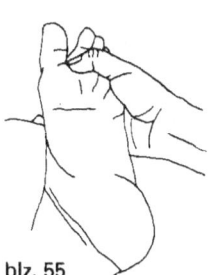

blz. 55

193

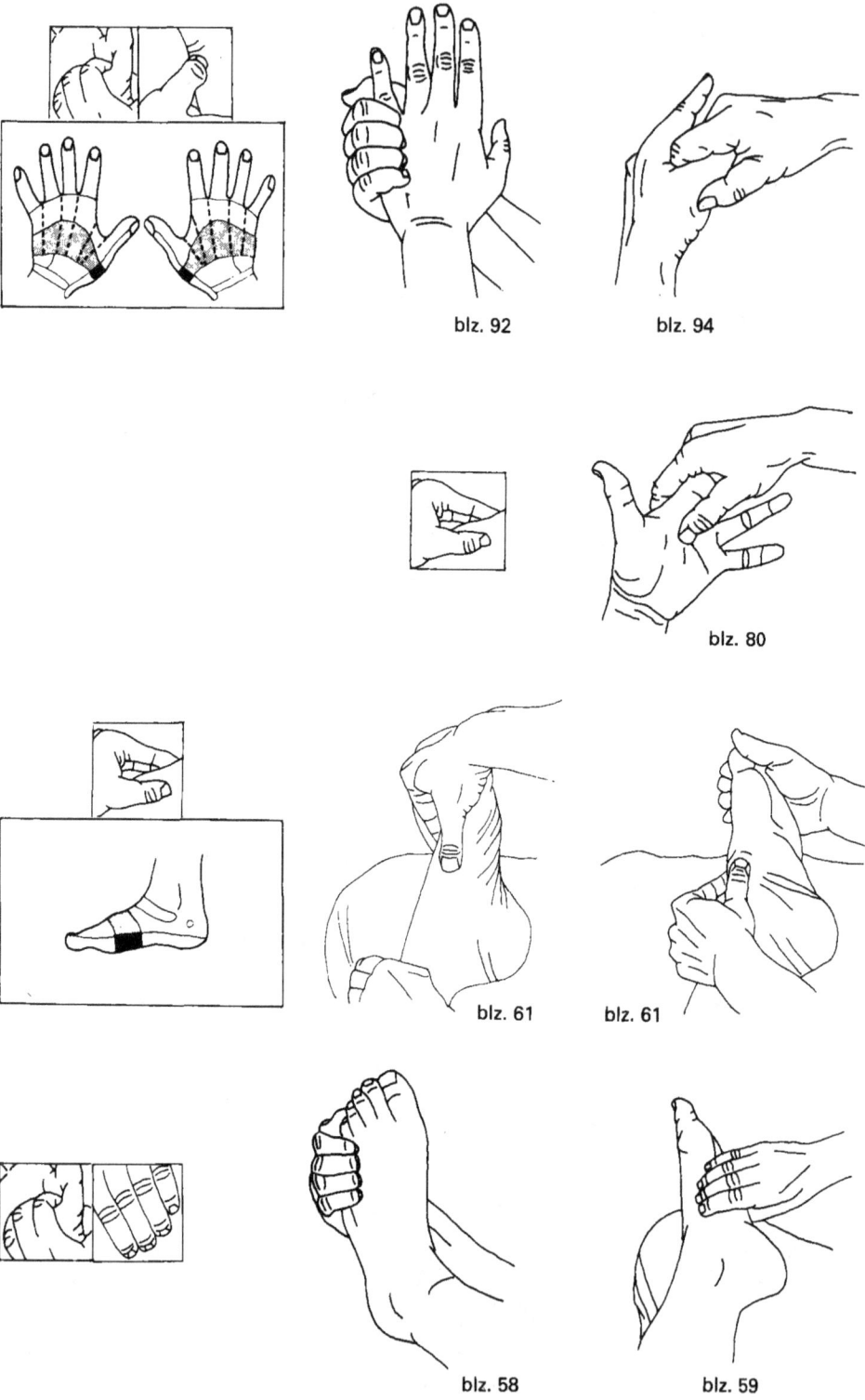

blz. 92

blz. 94

blz. 80

blz. 61

blz. 61

blz. 58

blz. 59

Onderrug

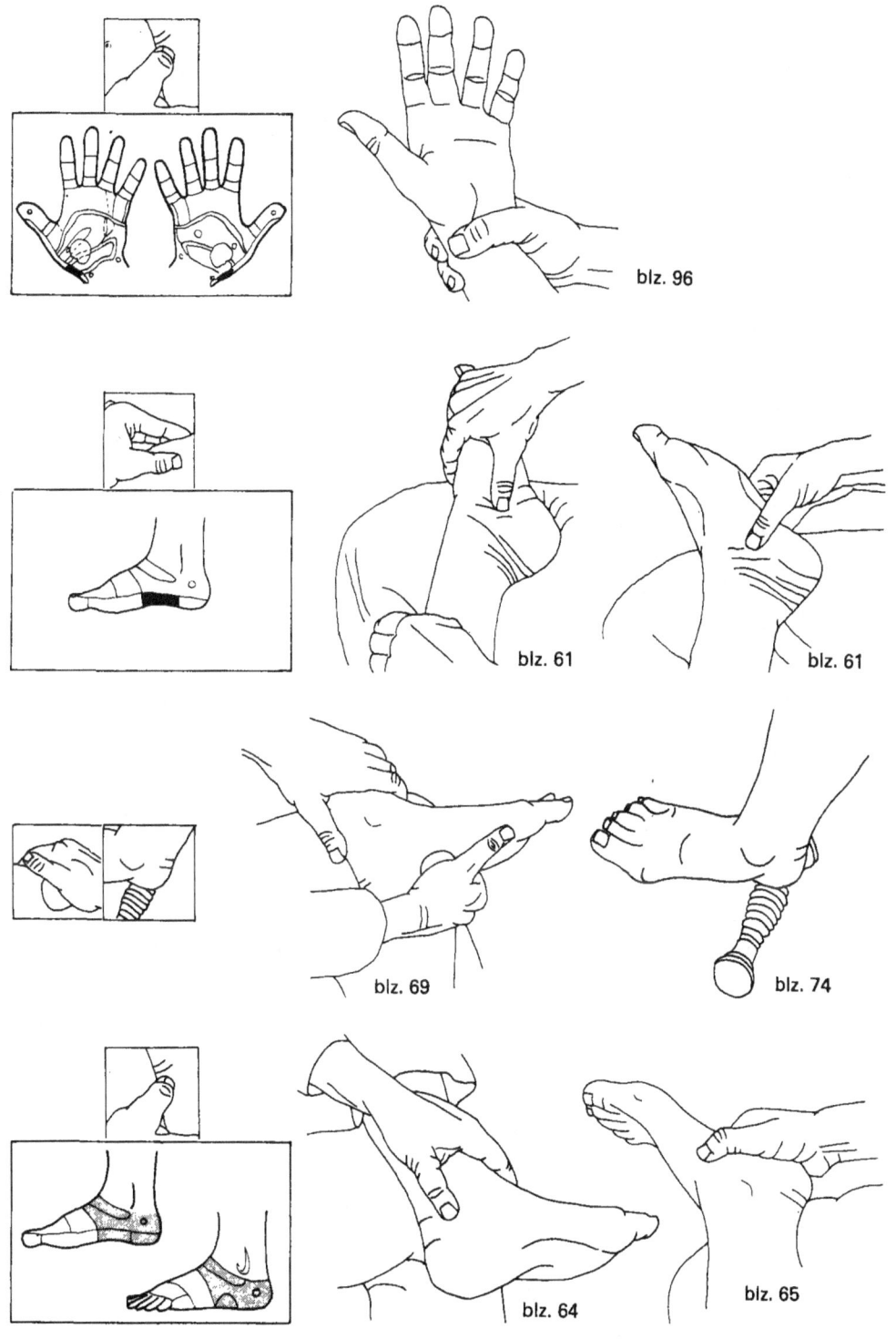

blz. 96

blz. 61

blz. 61

blz. 69

blz. 74

blz. 64

blz. 65

(zie vervolg op bladzijde 196)

195

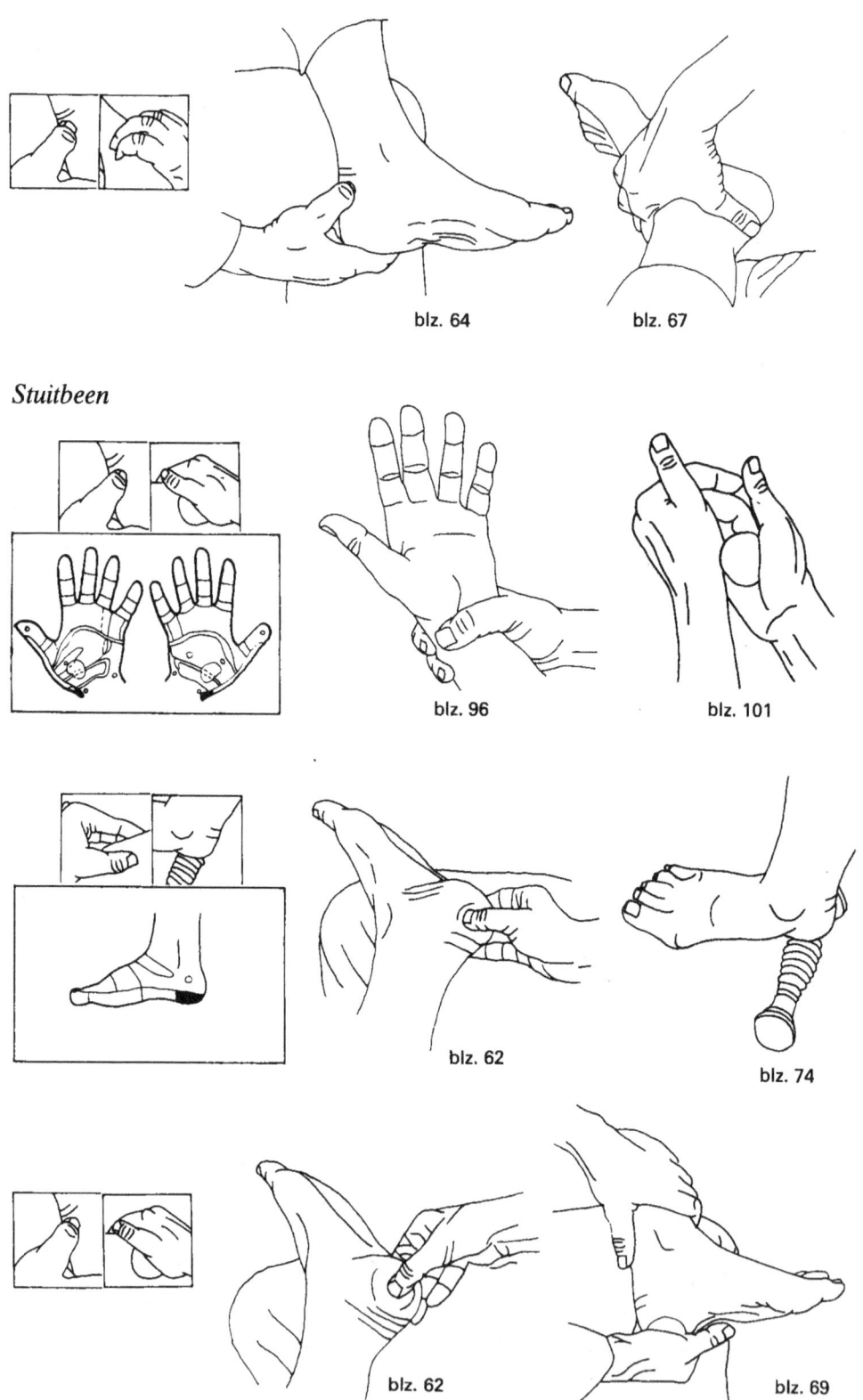

Stuitbeen

blz. 64

blz. 67

blz. 96

blz. 101

blz. 62

blz. 74

blz. 62

blz. 69

196

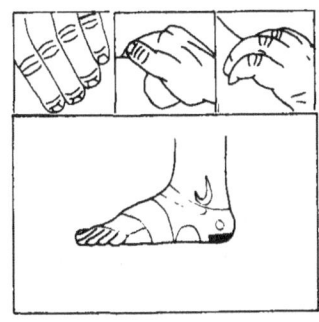

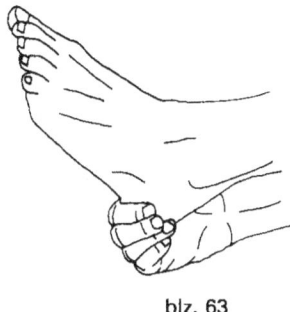

blz. 63

Schildklier/bijschildklier

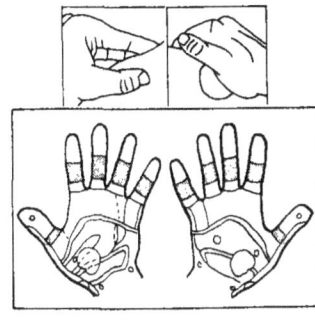

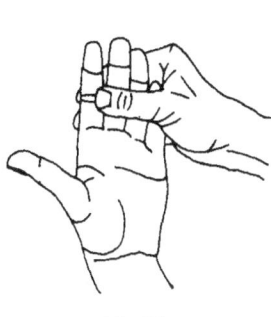

blz. 79

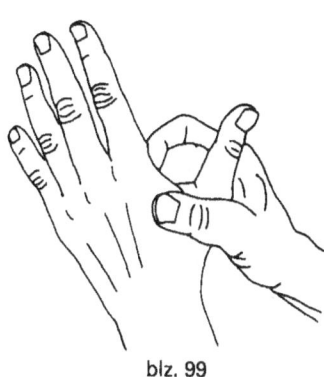

blz. 99

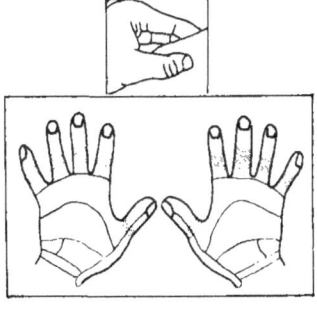

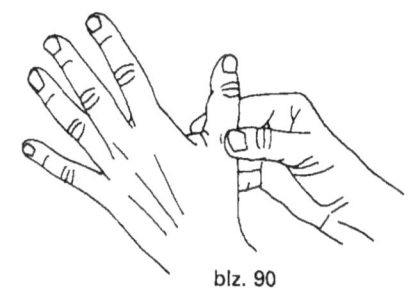

blz. 90

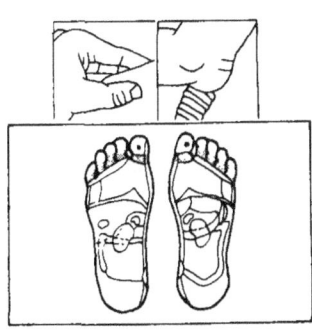

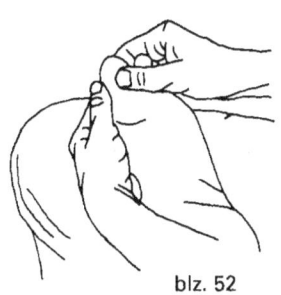

blz. 52

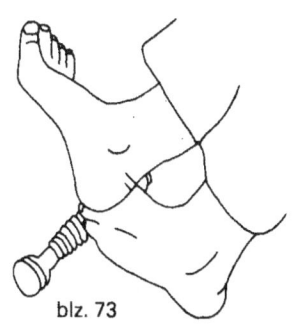

blz. 73

(zie vervolg op bladzijde 198)

Andere gebieden:
Stelselmatige verbinding: endocriene klieren.

Hypofyse, hersenen, bijnieren, alvleesklier/
baarmoeder/prostaat, eierstok/testikel.

Functie:
Een van de belangrijkste endocriene klieren.
Betrokken bij:
stofwisseling, uitdroging huid, cholesterol, verloop van de groei, bij-
schildklier, calciumpeil, krampen.

Schouder

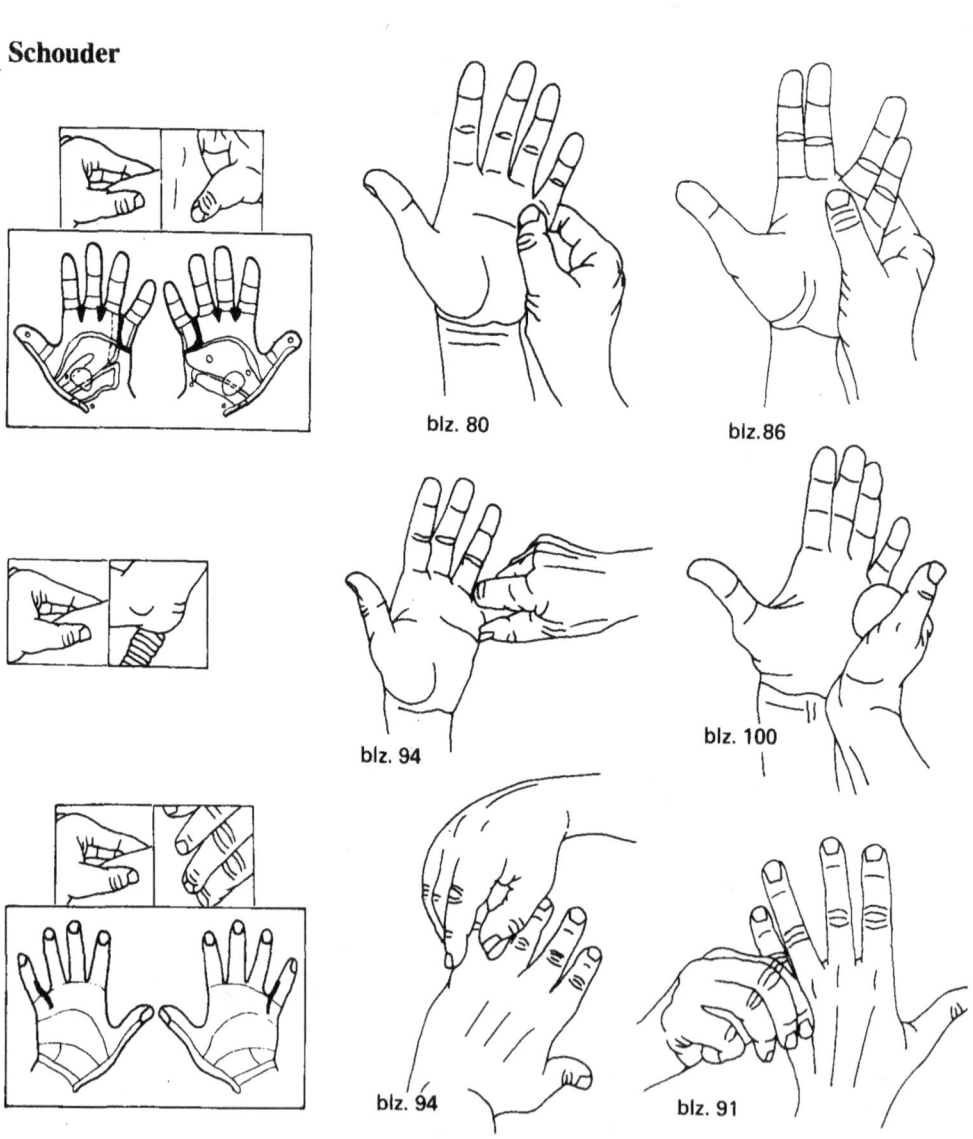

blz. 80

blz.86

blz. 94

blz. 100

blz. 94

blz. 91

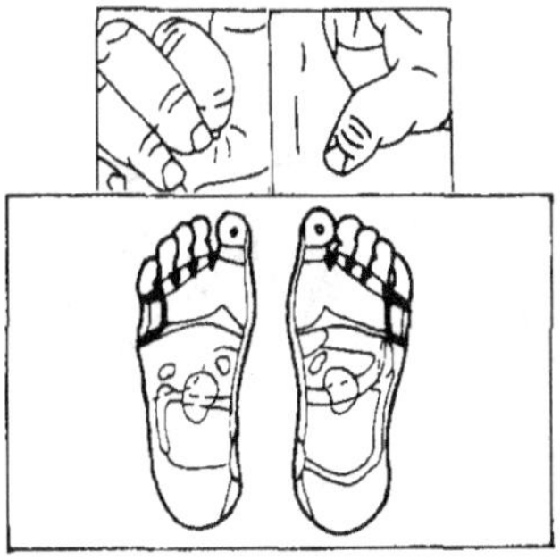

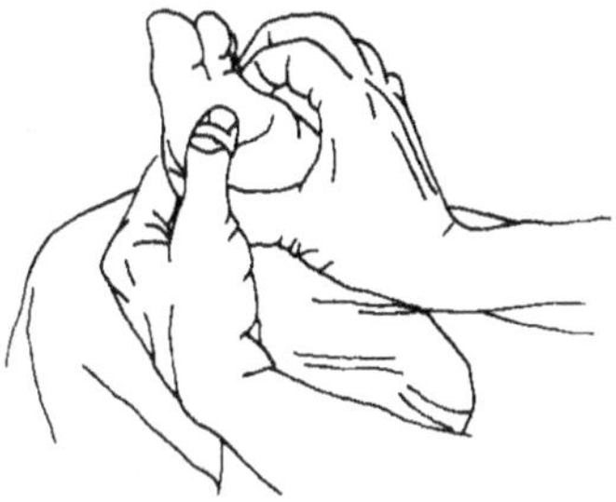

blz. 54

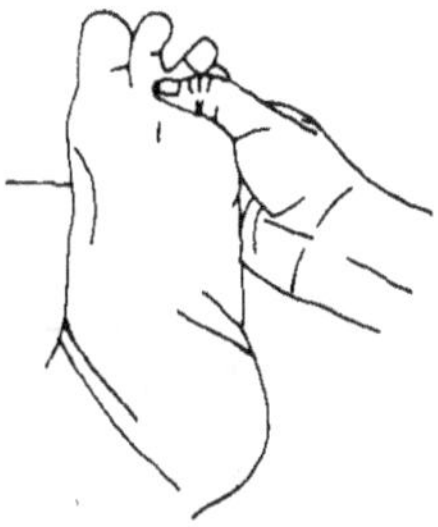

blz. 55

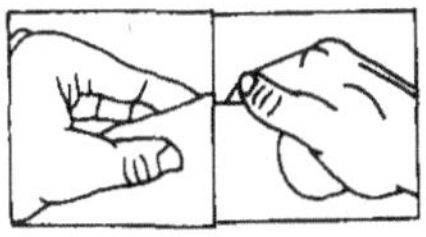

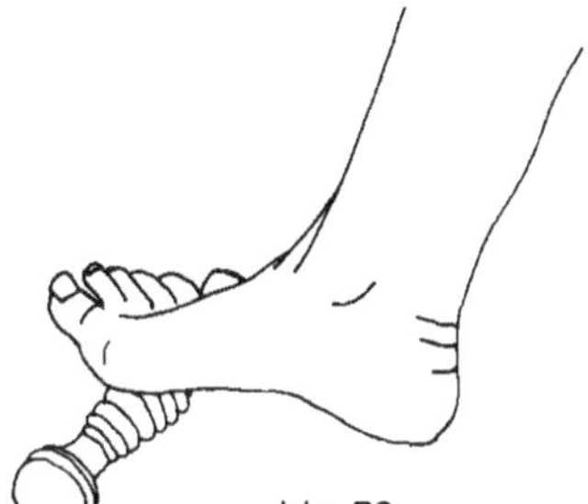

blz. 73

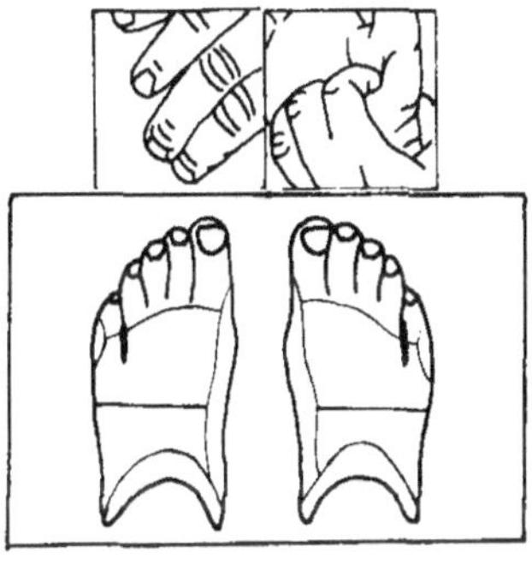

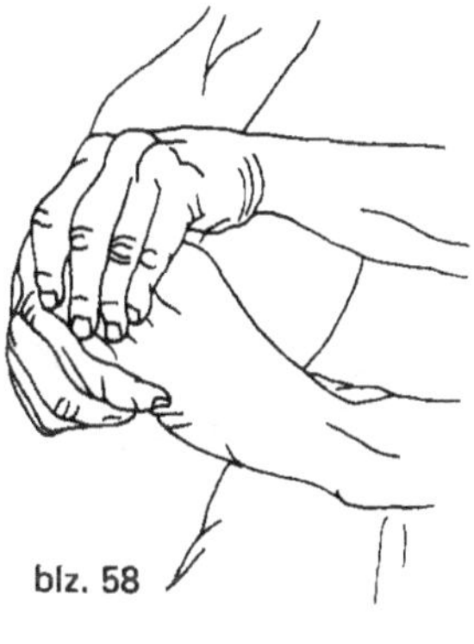

blz. 58

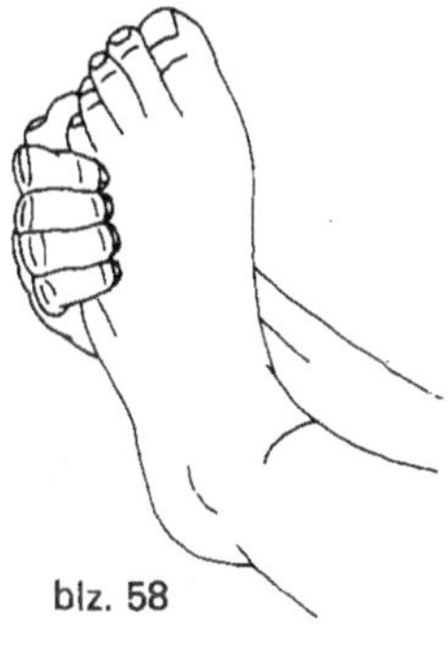

blz. 58

Andere gebieden:
Verwijzingsgebied: heup.

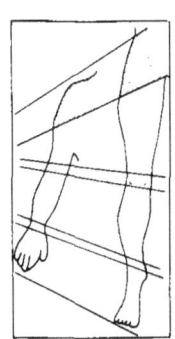

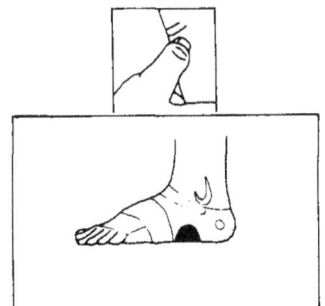

199

Tanden

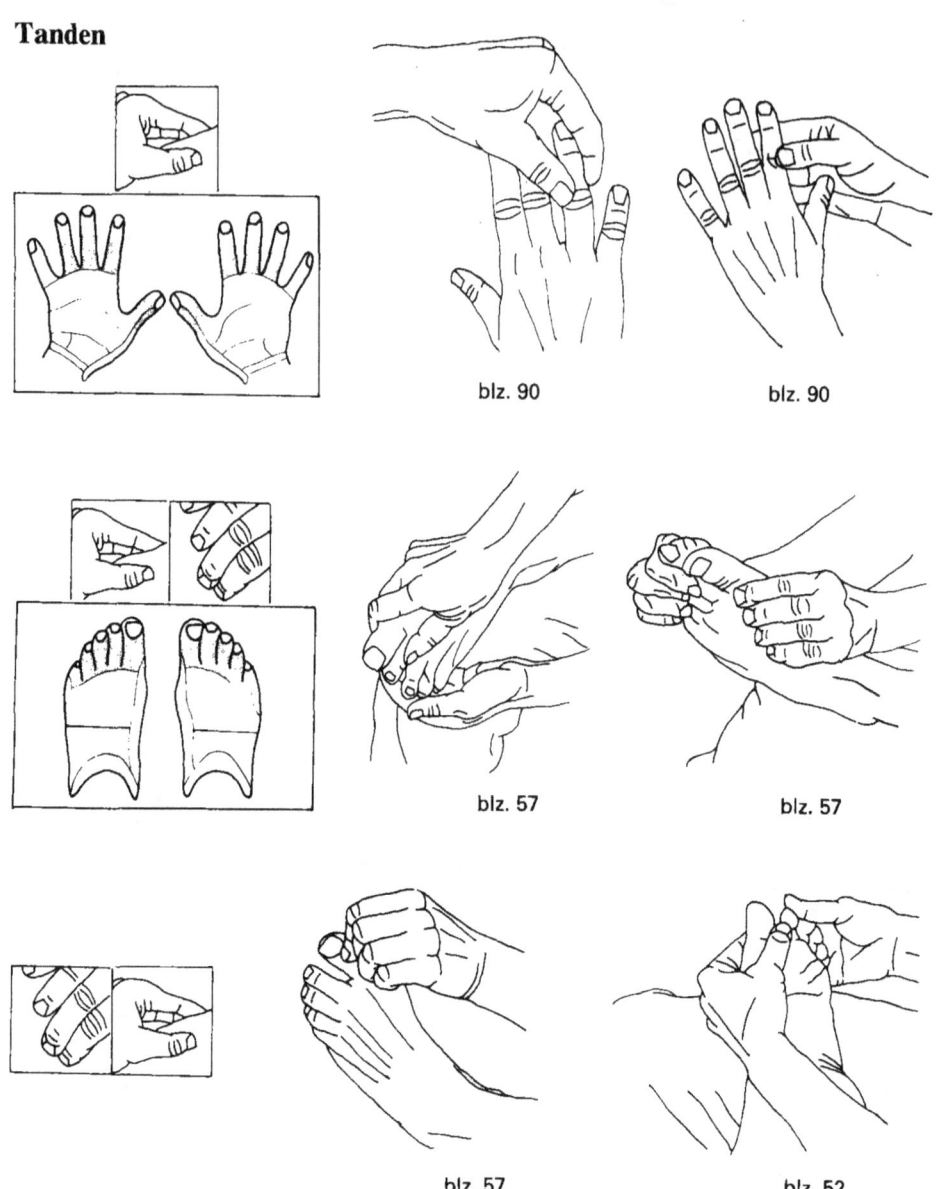

blz. 90　　　　　blz. 90

blz. 57　　　　　blz. 57

blz. 57　　　　　blz. 52

Testikel
(Zie Eierstok/testikel)

200

Voorhoofdsholten

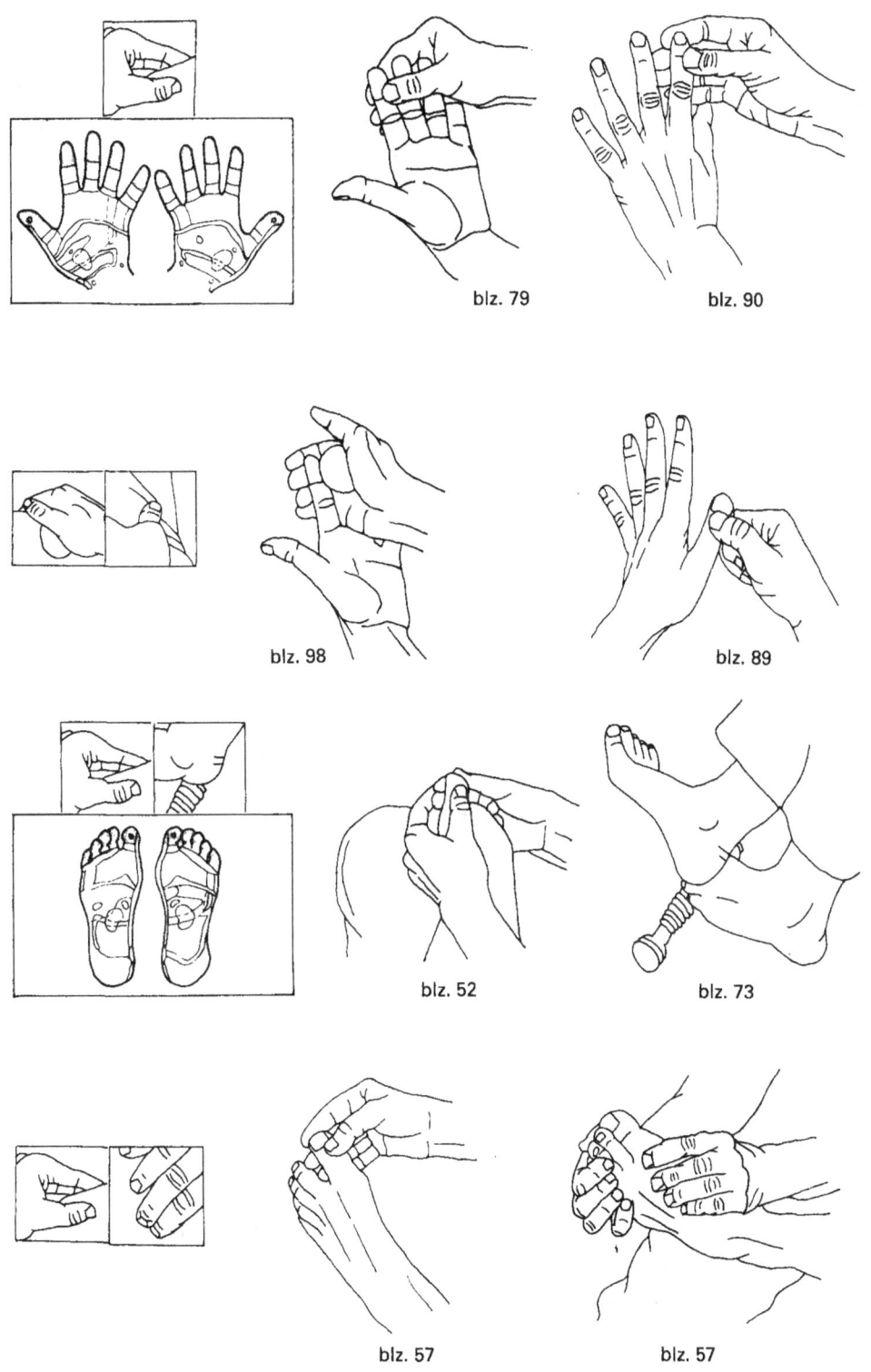

blz. 79

blz. 90

blz. 98

blz. 89

blz. 52

blz. 73

blz. 57

blz. 57

Zonnevlecht

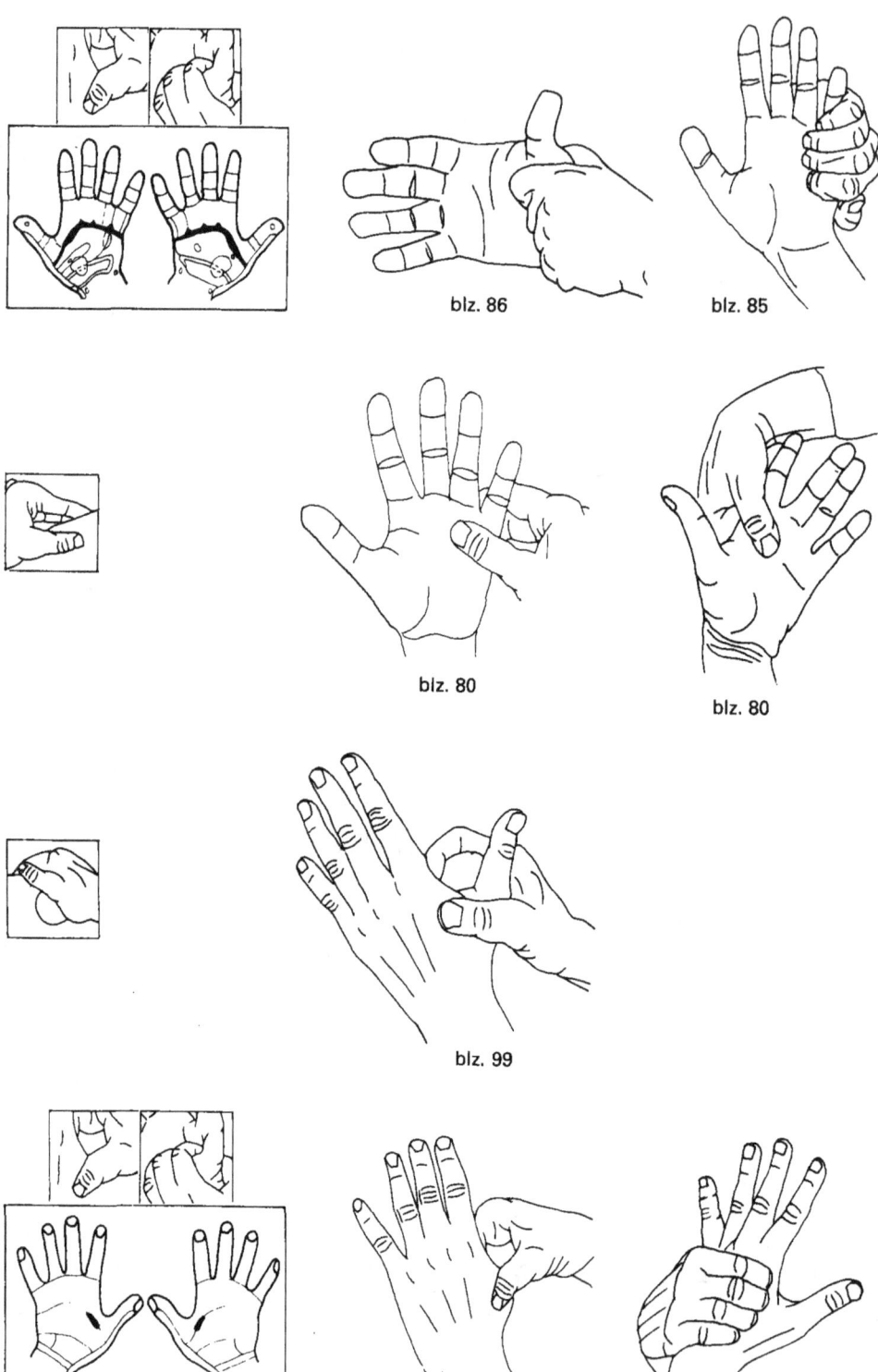

blz. 86

blz. 85

blz. 80

blz. 80

blz. 99

blz. 88

blz. 92

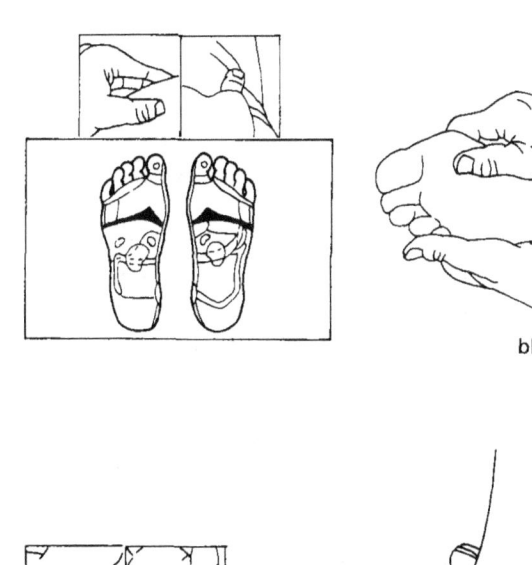

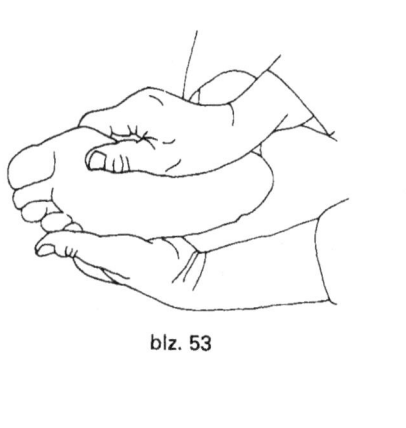

blz. 53

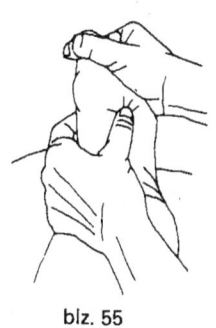

blz. 55

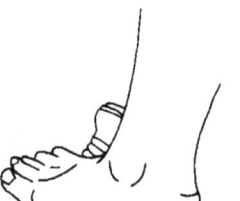

blz. 73

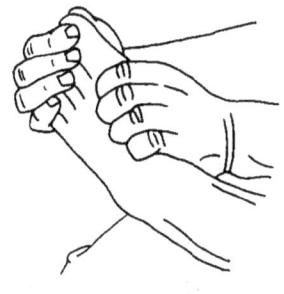

blz. 58

15. Gedachten over zelfhulp

'Wij allemaal hebben te maken met ziekten als gevolg van een combinatie van mentale, fysieke en emotionele factoren. U hebt misschien een redelijk dieet, redelijke oefeningen of rust genegeerd. Misschien bent u lange tijd wel heel gespannen of angstig geweest zonder genoeg te ontspannen. U hebt wellicht onredelijk veel werk op u genomen of u bent zo met andermans behoeften bezig geweest dat u niet aan uw eigen behoeften toekwam. U hebt er misschien gedachten en meningen op na gehouden die u ervan weerhielden om bevredigende emotionele ervaringen op te doen. Kortgezegd, u bent er niet in geslaagd uw eigen fysieke en emotionele begrenzingen te leren kennen.'

> *Getting well again* van O. Carl Simonton, M.D., Stephanie Matthews-Simonton, James L. Creighton, Bantam Books, New York, 1978, blz. 97.

Elk mens is wat zijn/haar eigen gezondheid betreft de beste deskundige. Als ze op het individu zijn ingesteld, kunnen diëten, trainingsprogramma's of stressverminderingstechnieken heel veel goeds doen.

Zelfhulp is een filosofie die de nadruk legt op zelfwerkzaamheid, als zijnde het sleutelelement in een welzijnsbevorderend programma. Zelfwerkzaamheid is een belangrijk onderdeel van het zintuiglijk systeem van het lichaam. Door gebruik te maken van het zelfwaarnemingsvermogen kan men het spanningsniveau doen verminderen en/of kan men tot een meer positieve relatie met een bepaald lichaamsdeel komen. Met andere woorden, u kunt door uw handen en voeten te bewerken:
- een betere communicatie door uw hele lichaam verkrijgen;
- het gevoel krijgen dat het altijd in uw vermogen ligt te veranderen;
- een manier vinden om de schadelijke effecten van stress ongedaan te maken en een methode ontwikkelen om stress om te zetten in een meer constructieve energievorm;
- een andere kijk op uw lichaam krijgen, waarbij de nadruk op handen en voeten ligt omdat zij het lichaam zo mooi in kaart brengen.

Het is mogelijk u in welzijn te trainen. Het bewerken van handen en voeten is één van de manieren om het aangeboren verlangen van het lichaam om zich goed te voelen, te ondersteunen. De mogelijkheid tot interactie is altijd aanwezig.

Dit boek geeft een overzicht van de mogelijkheden tot interactie met handen en voeten. Centrale thema is dat het mogelijk is uw voordeel te doen met de wijze waarop het lichaam werkt en deze informatie te gebruiken voor het verminderen van stress en het bewaren van uw energie.

Het is een eenvoudige, directe methode om u met het complexe van het lichaam te verstaan. Die eenvoud is gelegen in het benutten van zintuiglijke ervaringen. De complexiteit zit hem in de interpretatie die het lichaam aan een ervaring geeft.

'Ik heb nog iets anders geleerd. Ik heb geleerd om de capaciteit van zowel de menselijke geest als het menselijk lichaam om zich weer te herstellen, te onderschatten – zelfs wanneer de vooruitzichten erg somber zijn. De levenskracht is wellicht de minst begrepen kracht op aarde. William James zei dat mensen te ver doorgaan met leven binnen begrenzingen die ze zichzelf hebben opgelegd. Het is mogelijk dat deze begrenzingen ruimer worden wanneer we meer ten volle, de natuurlijke drang van lichaam en geest tot perfectie en herstel, zullen respecteren. Het beschermen en koesteren van die drang zou wel eens de meest verfijnde oefening in menselijke vrijheid kunnen zijn.'

Anatomy of an illness van Norman
Cousin, W.W. Norton Co., New
York, 1979, blz. 48.

Register

Kevin en Barbara Kunz
COMPLETE VOETREFLEXOLOGIE
Derde druk, 158 blz., geïll., gebonden

☆

Mildred Carter
LICHAAMSREFLEXOLOGIE
Genezen van top tot teen
216 blz., geïll., gebonden

☆

Erik de Graaf en Marian de Graaf-Posthumus
MERIDIAANMASSAGE
Tien lessen in Do-in en Shiatsu merdiaanmassage
318 blz., geïll., gebonden

☆

Jack F. Chandu
PRAKTISCHE SPIRITUELE MASSAGE
Pidjet lemboet – tedere massage
152 blz., geïll., gebonden

☆

Henk Goossens
HANDGREPEN VOOR VOETREFLEXMASSAGE
120 blz., geïll., paperback

☆

Joep de Jong
COMPLETE ACUPUNCTUURATLAS
130 blz., geïll., gebonden

☆

Robert St. John
METAMORFOSE
door prenataaltherapie
Tweede druk, 160 blz., geïll., gebonden

☆

Gaston St. Pierre/Debbie Boater
METAMORFOSE MASSAGE
Grondbeginselen en praktijk
112 blz., geïll., gebonden

 Uitgeverij Ankh-Hermes bv Deventer
Smyrnastraat 5, 7413 BA Deventer - Postbus 125, 7400 AC Deventer - 05700-33355 - Fax 05700-24632

www.ingramcontent.com/pod-product-compliance
Lightning Source LLC
Chambersburg PA
CBHW081347280526
45788CB00009B/2797